社区护理学

（第二版）

SHEQU HULIXUE

主　编　张　群　秦素霞

副主编　魏小庆　于　红

编　者（按姓氏笔画排序）

于　红（攀枝花学院临床医学院）

王　颖（黔东南民族职业技术学院）

冉塬钰（攀枝花学院康养学院）

朱冬菊（攀枝花学院临床医学院）

汪　静（黔南州人民医院）

张　群（攀枝花学院康养学院）

张利萍（攀枝花学院康养学院）

秦素霞（黔南民族医学高等专科学校）

魏小庆（攀枝花学院医学院）

四川大学出版社

责任编辑:李思莹
责任校对:龚娇梅
封面设计:墨创文化
责任印制:王 炜

图书在版编目(CIP)数据

社区护理学 / 张群,秦素霞主编. —2 版. —成都:
四川大学出版社,2018.8
ISBN 978-7-5690-2195-0

Ⅰ.①社… Ⅱ.①张… ②秦… Ⅲ.①社区－护理学
Ⅳ.①R473.2

中国版本图书馆 CIP 数据核字(2018)第 180127 号

书 名	社区护理学(第二版)
主 编	张 群 秦素霞
出 版	四川大学出版社
地 址	成都市一环路南一段 24 号 (610065)
发 行	四川大学出版社
书 号	ISBN 978-7-5690-2195-0
印 刷	郫县犀浦印刷厂
成品尺寸	185 mm×260 mm
印 张	14.5
字 数	351 千字
版 次	2019 年 2 月第 2 版
印 次	2021 年 1 月第 4 次印刷
定 价	45.00 元

◆读者邮购本书,请与本社发行科联系。
　电话:(028)85408408/(028)85401670/
　(028)85408023　邮政编码:610065
◆本社图书如有印装质量问题,请
　寄回出版社调换。
◆网址:http://press.scu.edu.cn

序

社区卫生服务是卫生体系的基础，社区护理是社区卫生服务的重要组成部分。社区护理学是综合应用护理学和公共卫生学的理论与技术，以社区为基础，以人群为对象，以服务为中心，将医疗、预防、保健、康复、健康教育、计划生育等融于护理学中，以促进和维护社区人群健康为最终目的，提供连续的、动态的、综合的护理专业服务。在我国，社区卫生服务及社区护理起步于20世纪90年代后期，至今仍处于发展阶段。

医学模式的转变、人口老龄化、疾病谱的改变使慢性病和老年疾病等成为严重的疾病负担，人民的健康需求日益增长等因素导致传统的医疗服务已不能充分满足民众的健康服务需求。推动建立分级诊疗模式、启动家庭医生签约服务、倡导大健康和医养结合、大力发展康养产业等是2018年我国医疗改革的重要内容之一，这给社区卫生服务和社区护理的发展带来了机遇和挑战。

为适应新形势对社区护理的要求，社区护理人才培养需与时俱进，而教材建设是保证人才培养质量的基础，在此背景下，本教材应运而生。

该社区护理学教材集社区护理学理论、技术和公共卫生学理论为一体，参考国外社区护理相关内容，同时结合我国国情，以护理程序为构架，系统地介绍了以下内容：社区护理的基本理论和工作方法、社区护理的新观点和新技术、社区人群的保健护理特点和保健指导、康养机构老年人的社区护理管理、社区灾害和急救护理等。

四川大学华西护理学院　陈　红

2019 年 1 月

前　　言

　　社区护理作为一门将护理学与公共卫生学理论相结合的新兴交叉学科，已成为公共卫生体系的重要组成部分。本教材在吸取国内外社区护理理论与实践经验的基础上，结合我国社区护理现状及发展趋势进行了内容的组织和编撰，力求在教材中客观呈现我国社区卫生服务及社区护理的新理念、新知识和新技术。

　　本教材主要作为护理学专业本科、专科学生的教学用书。在编写过程中严格把握以下原则：①根据护理专业培养目标、就业需要及社区护理课程在教学计划中的地位、作用和规定学时数，确定编写大纲及内容的深度、广度、重点和字数；②保证内容的科学性、启发性、逻辑性、先进性和适用性，做到概念清楚、定义准确、理论有据、名词术语规范；③着重于社区护理基础理论、基本知识和基本技能的叙述，体现护理专业特色，凸显"以预防为导向""以社区为范围""以家庭为单位""以人为本"的社区护理工作理念；④恰当处理与预防医学、基础护理学、临床护理学等相关学科内容上的交叉与衔接，以避免知识点的不必要重复；⑤理论与实践相结合，在教材正文后附上体现社区护士"正能量"的同步情境性案例，既有利于激发学生的学习动机，培养学生的评判性思维能力，又有利于弘扬爱岗敬业和无私奉献的精神；⑥与时俱进，为适应我国近年来出台的家庭医生签约、康养产业、大健康和医养结合等政策，重视以家庭为单位的健康照顾以及社区老年人群的保健指导和管理等内容。

　　在本教材的编写过程中，我们得到了四川大学华西护理学院陈红教授、中南大学湘雅医学院护理学院曾慧教授，以及攀枝花学院康养学院兰玛院长、杨领航书记、刘文全副院长和赵相瑜副书记及各位参编教师的大力支持和帮助，特此感谢。

　　由于水平有限，疏漏和错误在所难免，恳请读者不吝赐教。

张　群

2019 年 1 月

目　　录

第一章　社区护理概述···（ 1 ）

　　第一节　社　　区··（ 1 ）

　　第二节　社区卫生服务···（ 3 ）

　　第三节　社区护理···（ 5 ）

　　第四节　社区护士···（ 9 ）

第二章　社区护理基本理念···（12）

　　第一节　以护理程序为基础的健康照顾··································（12）

　　第二节　以预防为导向的健康照顾······································（19）

　　第三节　以社区为范围的健康照顾······································（21）

　　第四节　以家庭为单位的健康照顾······································（27）

　　第五节　以人为本的健康照顾··（44）

第三章　社区健康档案的建立与应用······································（51）

　　第一节　社区健康档案概述··（51）

　　第二节　社区健康档案的种类和内容····································（53）

　　第三节　社区健康档案的管理与应用····································（58）

第四章　社区健康促进与健康教育··（63）

　　第一节　社区健康促进··（63）

　　第二节　社区健康教育··（70）

第五章　社区人群保健指导···（81）

　　第一节　社区儿童保健指导··（81）

　　第二节　社区青少年保健指导··（89）

　　第三节　社区成年女性保健指导··（93）

　　第四节　社区成年男性保健指导··（101）

　　第五节　社区老年人保健指导··（107）

第六章　社区慢性病患者的护理与管理···································（125）

　　第一节　社区慢性病管理概述··（125）

　　第二节　高血压患者的社区护理与管理··································（129）

第三节　糖尿病患者的社区护理与管理 ·· (132)

第四节　慢性阻塞性肺疾病患者的社区护理与管理 ································ (137)

第七章　社区康复护理与临终关怀 ··· (140)

第一节　社区康复护理 ··· (140)

第二节　社区临终关怀 ··· (146)

第八章　社区传染病的预防与护理 ··· (150)

第一节　传染病概述 ··· (150)

第二节　社区护士在传染病防护中的职责 ·· (153)

第三节　社区常见传染病的预防与护理 ·· (156)

第九章　社区灾害护理 ·· (167)

第一节　灾害和灾害护理 ·· (167)

第二节　社区灾害各阶段的护理与管理 ·· (171)

第三节　社区护士在灾害护理中的职责 ·· (179)

第十章　社区急救护理 ·· (184)

第一节　社区急救概述 ··· (184)

第二节　社区常用急救技术 ··· (188)

第三节　社区常见急症的救护 ··· (196)

配套案例 ··· (200)

相关量表 ··· (220)

参考文献 ··· (223)

第一章　社区护理概述

学习目标

1. 掌握社区、社区卫生服务和社区护理的概念，社区护士的基本条件，社区护士的职责和能力要求。

2. 理解社区的基本要素，社区护理的特点，社区护理的发展过程和现状。

3. 了解社区的功能，社区卫生服务机构的设置。

第一节　社　区

一、社区的概念

"社区"一词来源于拉丁语，原意是"亲密伙伴的关系和共同的东西"。我国的"社区"来源于英文的"community"，20世纪20年代刚引入国内时被翻译为"人群"，后来由费孝通等社会学家翻译为"社区"，沿用至今。费孝通将社区定义为"若干社会群体（家庭、氏族）或社会组织（机关、团体），聚集在某一地域里所形成的一个生活上相互关联的大集体"。

二、社区的基本要素

1. 地域性

社区有一定的区域范围，其大小不定，可按行政区域或地理范围划分。世界卫生组织（WHO）对社区的界定：一个有代表性的社区，人口为10万～30万，面积为5000～50000 km²。在我国，城市的社区按街道办事处管辖范围设置，人口一般为3万～10万，而农村则按乡镇和村划分。

2. 人口要素

人口是社区的主体。人口要素包括社区人口的数量、质量、构成和分布，反映整个社区内部人口关系和社区整体面貌。

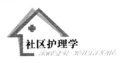

3. 同质性

同质性是指同一社区的成员一般具有相似的文化背景、行为背景和价值观念，比较容易产生相同的社会意识、行为规范、生活方式和文化氛围等。但是，随着社会的发展和生活居住环境的变化，这种同质性逐渐减弱。

4. 生活服务设施

生活服务设施是社区人群生活的基本条件，也是联系社区人群的纽带。社区设施主要包括学校、医疗机构、娱乐场所、商业网点、交通、通信等。

5. 管理机构和制度

管理机构和制度是维持社会秩序的基本。我国社区的基层管理机构为居委会和派出所，两者联合管理户籍、治安、计划生育、环境卫生、生活福利等，以规范社区人群的行为，协调人际关系，帮助解决问题，满足社区居民的需要。

三、社区的功能

1. 资源利用功能

社区居民消费物资，社区也可能从事生产和分配某些物资的工作，以满足居民的需要。

2. 社会化功能

个体在社区生长生活直到实现个体的社会化，个体和社区间相互影响，形成一个社区的风土人情，而这些特有的文化习俗又影响社区的居民。

3. 社会控制功能

社区的社会控制功能体现为保护、服务社区居民的各种行为规范和规章制度，如社区成立物业管理系统。

4. 社会参与功能

社区设立各种组织、团体并举办活动，如成立社区活动中心、老年人协会等，加强居民间的互动，通过社会活动，凝聚社区力量，并使居民产生相应的归属感。

5. 社会支持功能

当社区居民遇到疾病或困难时，社区给予帮助和支援。社区可根据本社区居民的需要与当地民政部门或相关医疗机构联系，解决其困难。

第二节　社区卫生服务

一、社区卫生服务的相关概念

1. 社区卫生服务

社区卫生服务（Community Health Services，CHS）是指社区内的卫生机构及相关部门根据社区内存在的主要卫生问题，合理使用社区资源和适宜技术，主动为社区居民提供的基本卫生服务。1999 年 7 月，卫生部办公厅印发了由卫生部等十部委联合起草的《关于发展城市社区卫生服务的若干意见》，将社区卫生服务定义为"在政府领导、社会参与、上级卫生机构指导下，以基层卫生机构为主体，全科医师为骨干，合理使用社区资源和适宜技术，以人的健康为中心、家庭为单位、社区为范围、需求为导向，以妇女、儿童、老年人、慢性病人、残疾人等为重点，以解决社区主要卫生问题、满足基本卫生服务需求为目的，融预防、医疗、保健、康复、健康教育、计划生育技术服务等为一体的，有效、经济、方便、综合、连续的基层卫生服务"。

2. 初级卫生保健

初级卫生保健是指由基层卫生人员为社区居民提供的最基本的、必需的卫生保健，是实现"2000 年人人享有卫生保健"这一全球社会卫生战略目标的基本策略和基本途径。其基本任务是促进健康、预防保健、合理治疗和社区康复。

二、社区卫生服务的对象和任务

1. 对　象

社区卫生服务的对象包括个人、家庭、群体和社区，其服务的重点倾向于人群，既有健康人群、亚健康人群、高危人群，也有重点保健人群（妇女、儿童、老年人、康复期的慢性病患者、残疾人）以及患有各种疾病的患者。

2. 任　务

社区卫生服务机构担负着社区人群的预防、医疗、保健、康复、健康教育和计划生育技术服务"六位一体"的基本卫生服务任务。具体如下：

（1）社区预防。社区预防的内容：①传染病和多发病的预防，执行传染病的报告、消毒隔离等制度，以便消灭传染病；②卫生监督和管理，抓好基本卫生建设；③慢性病的控制，对社区常见的慢性病建立防治档案，按制度规定执行防治措施，以便评价防治效果。

（2）社区医疗。社区医疗以门诊和出诊为主要形式，是目前社区卫生服务中工作量最大的部分，但不是社区卫生服务的重点内容。其特点是以社区为范围，以家庭为单

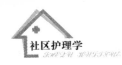

位，进行连续的、个体化的医疗卫生服务。服务内容包括为居民诊治常见病、多发病、慢性病，提供出诊、巡诊、转诊及家庭病床服务，建立居民健康档案，开展临终关怀等。

（3）社区保健。社区保健以优生优育、提高人口素质和人口生活质量为目标。其内容包括提供社区孕产妇的围生期保健、社区妇女保健、儿童保健、老年人保健和精神卫生保健等。

（4）社区康复。社区康复是指患者或残疾者经过临床治疗后，为促进其身心进一步康复，在社区或家庭通过社区康复点或设立家庭病床，采用医学和社会人文科学等综合措施，对患者实施涉及生理、心理和社会适应各方面的帮助，以促进其全面康复。

（5）社区健康教育。健康教育是通过有组织、有计划、有系统的教育活动，促使人们自觉采取有益健康的行为和生活方式，消除和减轻影响健康的危险因素，预防疾病，促进健康，提高生活质量。社区健康教育是社区卫生服务的核心，是初级卫生保健的重要任务之一。

（6）社区计划生育技术服务。计划生育工作是我国的一项基本国策，社区是开展和宣传计划生育的"前沿阵地"。社区护士应为计划生育者提供方便、有效的技术指导和宣传教育。

三、社区卫生服务机构的设置

社区卫生服务机构是开展社区卫生服务的主要场所，包括硬件设施和软件设施两个部分。硬件设施主要指房屋、设备、药品等，软件设施包括人员、档案、规章、制度、信息等。

我国社区卫生服务机构是依据我国的国情和社会经济发展的现状逐步建立的，它是以社区卫生服务中心（站）为主体，以诊所、医务所（室）、老年院、护理院、保健站等基层医疗机构为补充的社区卫生服务网络。一般来说，城市社区卫生服务采用四级网络模式：市级医院—区医疗卫生中心—社区卫生服务中心—社区卫生服务站。

社区卫生服务中心以提供全科医疗为主，解决社区居民 60％～80％ 的健康问题，覆盖人口 3 万～5 万。一般以街道办事处为范围设置社区卫生服务中心，也可由基层医院改造而成，其在上级医院与疾病控制中心、妇幼保健院、健康教育所等机构的指导下开展工作。社区卫生服务中心区域过大的，可下设社区卫生服务站。社区卫生服务站应设置在人口密度大、交通便利、联络方便的位置，同时要考虑居民的意愿与需求。

社区卫生服务中心人员编制的核定原则：每万名居民配备 2～3 名全科医生，1 名公共卫生医生，每个中心在医生总编制内可配置一定比例的中医类别的执业医生，全科医生与社区护士的比例，目前按 1∶1 的标准配备，其他人员不超过总编制的 5％。具体某一社区卫生服务中心的编制，可根据该中心所承担的职责任务、服务人口、服务半径等因素决定。

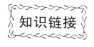

全科医生

全科医生（general doctor）又称家庭医师或家庭医生，是指执行全科医疗卫生服务的医生，是社区健康服务的主要提供者。全科医生具有独特的态度、技能和知识，使其具有资格向家庭的每一个成员提供连续性和综合性的医疗照顾、健康维持和预防服务。全科医生一般是以门诊形式处理常见病、多发病及一般急症的多面手。社区全科医生工作的另一个特点是上门服务。全科医生常以家庭访视的形式上门处理患者的疾病，根据患者的不同情况建立独立的家庭病床和对应的医疗档案。

双向转诊

双向转诊是根据病情和人群健康的需要而进行的上下级医疗机构间、专科医院间或综合医院与专科医院间的转院诊治过程。它可分为纵向转诊和横向转诊两种形式。通过双向转诊，可保证社区居民得到公平的、经济的、综合的、方便的、有效的基本卫生服务，使医疗护理服务与公共卫生服务在社区得到融合，保证居民医疗安全和医疗效果，合理使用医疗资源，提高医疗效率，降低医疗成本，满足人民群众的卫生服务需要。所以，在社区卫生服务机构和医院实施双向转诊具有重要的意义，也是我国卫生事业改革、发展的目标和方向。

"零差率"药品

"零差率"药品是在社区卫生服务机构中，对常见病、多发病使用的基本药品，采取药品按进价销售，不再加价产生利润，让利给社区居民，利润部分由政府给予补贴的方法。过去，药品从生产厂商到销售终端要经过众多中间环节层层加价，进入销售终端（医院）之后，国家允许医疗机构再加价15%销售给患者。而取消加价的药品"零差率"政策，则是探索"医药分家"、化解药价贵的一种积极尝试。

第三节　社区护理

一、社区护理的概念

社区护理（community nursing）作为社区卫生服务的一个重要组成部分，其理论来源于护理学和公共卫生学。美国护士协会指出，社区护理是将护理学与公共卫生学理论相结合，用以促进和维护社区人群健康的一门综合学科。

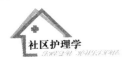

二、社区护理的发展

（一）国外社区护理的发展

社区护理，又称社区卫生护理或社区保健护理。起源于西方国家，追溯其发展历史，可将其发展过程分为四个阶段，即家庭看护阶段、地段访视护理阶段、公共卫生护理阶段和社区护理阶段（表1－1）。

表1－1　国外社区护理的发展史

阶段	护理对象	护理类型	护理内容
家庭看护	贫困患者	以个体为导向	治疗
地段访视护理	贫困患者	以个体为导向	治疗、开始注意预防
公共卫生护理	群体、家庭	以家庭为导向	治疗、预防
社区护理	个体、家庭和社区	以人群为导向	健康促进、疾病预防

（二）我国社区护理的发展

我国的公共卫生护理发展起始于1925年，北京协和医学院在护理教育课程中增设了预防医学课程。1945年，北京协和医学院成立了公共卫生护理系，王秀瑛任主任，当时的公共卫生护理课程包括健康教育、心理卫生、家庭访视与护理技术指导。到20世纪50年代，随着我国护理教育体制的改革，公共卫生护士的培养中断了。

自1997年我国政府在《中共中央国务院关于卫生改革与发展的决定》中明确指出"改革城市卫生服务体系，积极发展社区卫生服务"以来，我国许多城市的社区卫生服务工作得到了较快发展，社区护理也逐渐成为一门独立的学科。2002年1月，卫生部发布的《社区护理管理的指导意见（试行）》，界定了社区护士的定义和基本条件，2005年又对其做了一些修改和补充。2006年国务院发布《关于发展城市社区卫生服务的指导意见》以来，我国的社区护理事业取得了明显进步，逐渐形成了规范的人才培养模式、服务内容和服务形式等。

2009年3月，我国相继发布了《中共中央国务院关于深化医药卫生体制改革的意见》和《医药卫生体制改革近期重点实施方案（2009—2011年）》，党中央、国务院确定深化医药卫生体制改革的总体目标是建立健全覆盖城乡居民的基本医疗卫生制度，为群众提供安全、有效、方便、价廉的医疗卫生服务。到2011年切实缓解群众"看病难、看病贵"问题，到2020年基本建立覆盖城乡居民的基本医疗卫生制度。为了适应我国医药卫生事业的改革，加快我国社区护理事业的发展，我们应开发适合不同地区的社区护理模式，建立健全医疗法制体系，加快社区护士队伍建设，改革医疗保险制度，增强全民的健康意识，加快社区护理科研的步伐。

三、社区护理的特点

社区护理是公共卫生学与护理学相结合的产物，因此，它既具有公共卫生学的特点，又具有护理学的特征。相对于临床护理，社区护理有其不同的角色和业务范畴，一般而言，具有以下特点。

1. 以促进和维护健康为中心

社区护理以促进和维护社区人群健康为主要工作目标。因此，预防和医疗在社区护理工作中同等重要。

2. 以整个社区人群为对象

社区护理的对象包括个人、家庭、团体及人群。其主要服务对象倾向于人群，包括健康人群、亚健康人群、高危人群以及患者人群。

3. 具有高度自主性和独立性

社区护士在社区护理工作中须按照整体护理的思想，以护理程序为依据，通过独立判断、决策来进行各种护理服务，故要求其具备较强的独立工作能力和高度的自主性。

4. 需与其他相关人员密切合作

社区护理的工作内容和服务对象决定了社区护士在工作中不仅要与社区的其他卫生服务人员密切合作，还要与社区居民、社区管理者及相关人员密切合作。

5. 服务内容具有综合性

社区护理的对象非常广泛，社区护理人员所遇到的问题和社区人群的健康需求具有很大的差异，而且影响人群健康的因素又多种多样，这就要求社区护士须从整体、全面的观点出发，对社区、家庭和个人在卫生管理、社会支持、家庭护理、个人防护、心理健康咨询等多方面提供综合性的服务。

四、社区护理的工作范围

社区护理的工作范围非常广泛，可将其工作内容概括为以下六个方面。

1. 社区预防保健护理

社区预防保健护理即为不同年龄阶段的社区各类人群提供预防保健服务，以孕产妇、儿童、学生、老年人、厂矿业劳动者作为重点人群。根据领域及对象的不同，又可将此范畴的护理分为妇幼保健护理、社区儿童护理、学校卫生护理和职业卫生护理。

2. 社区患者护理与管理

社区患者护理与管理主要面向社区的所有慢性病患者、传染病患者、精神疾病患者，为他们提供所需要的护理及管理服务。采取的护理服务方式是家庭护理（home health care），服务内容主要包括各种基本护理操作，如静脉输液、手术伤口护理，以及特殊的护理操作等。

3．社区转诊服务

社区转诊服务即帮助那些在社区无法进行适当治疗的急、重症患者安全地转入适当的医疗机构，确保他们得到及时、必要的救治。

4．社区康复服务

社区康复服务即为社区的伤、残者和慢性病患者提供康复护理服务，帮助他们改善健康状况，恢复功能。主要服务形式包括长期护理、短期护理、日间护理、老年人福利中心的护理等。

5．社区临终服务

社区临终服务即向社区的临终患者及其家属提供他们所需要的各类护理服务，帮助临终患者走完人生的最后一程，同时尽量减少对家庭成员的影响。

6．社区健康教育与健康促进

社区健康教育与健康促进是指以促进和维护居民健康为目标，为社区各类人群提供有计划、有组织、有评价的健康教育活动，从而提高居民对健康的认识，帮助其养成健康的生活方式及行为，最终提高社区人群的健康水平。

五、社区护理的主要工作方法和常用技术

（一）主要工作方法

社区护理工作方法是社区护士对社区中的个人、家庭、团体及人群提供健康护理服务时使用的方法。常用的工作方法有护理程序、家庭访视、居家护理、社区流行病学调查、健康教育与健康促进、健康普查、康复护理、临终关怀、灾害护理以及社区急救等。

（二）常用技术

1．基础护理技术

基础护理技术包括生命体征的监测、静脉输液、注射法、雾化吸入、口腔护理、皮肤护理、物理降温、饮食指导、鼻饲、导尿、灌肠等。

2．专科护理技术

专科护理技术包括高血压、冠心病、脑卒中、糖尿病、恶性肿瘤等慢性疾病患者，儿童、围生期妇女、老年人等社区重点人群，长期卧床患者、残疾人、精神疾病患者等的家庭护理和保健指导，临终患者的临终关怀服务，社区急救和灾害现场灾民的救护等。

第四节　社区护士

一、社区护士的定义和基本条件

根据 2002 年卫生部发布的《社区护理管理的指导意见（试行）》精神，社区护士的定义与基本条件如下。

1. 定　义

社区护士是指在社区卫生服务机构及其他有关医疗机构从事社区护理工作的护理专业技术人员。

2. 基本条件

（1）具有国家护士执业资格并经注册。

（2）通过地（市）以上卫生行政部门规定的社区护士岗位培训。

（3）独立从事家庭访视护理工作的护士，应具有在医疗机构从事临床护理工作 5 年以上的工作经历。

二、社区护士的职责

2002 年卫生部发布的《社区护理管理的指导意见（试行）》规定，我国社区护士有以下九项职责：

（1）参与社区诊断工作，负责辖区内人群护理信息的收集、整理及统计分析。了解社区人群健康状况及分布情况，注意发现社区人群的健康问题和影响因素，参与对影响人群健康不良因素的监测工作。

（2）参与对社区人群的健康教育与咨询、行为干预和筛查、建立健康档案、高危人群监测和规范管理工作。

（3）参与社区传染病预防与控制工作，参与预防传染病的知识培训，提供一般消毒、隔离技术等护理技术指导与咨询。

（4）参与完成社区儿童计划免疫任务。

（5）参与社区康复、精神卫生、慢性病防治与管理、营养指导工作。重点对老年患者、慢性病患者、残疾人、婴幼儿、围产期妇女提供康复和护理服务。

（6）承担诊断明确的居家患者的访视、护理工作，提供基础或专科护理服务，配合医生进行病情观察与治疗，为患者与家属提供健康教育、护理指导与咨询服务。

（7）承担就诊患者的护理工作。

（8）为临终患者提供临终关怀护理服务。

（9）参与计划生育技术服务的宣传教育与咨询。

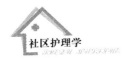

三、社区护士的能力要求

社区护士不仅要具备一般护士所应具备的基本能力，而且还要特别加强以下几种核心能力的培养。

1. 人际沟通能力

社区护士在工作中的合作者主要包括社区的其他卫生服务人员、社区管理者、服务对象及其家属或照顾者。面对这些具有不同年龄、文化、家庭与社会背景的合作者，社区护士必须具有一定的沟通交流技巧，才能更好地开展工作。

2. 综合护理能力

社区护士的护理对象是社区人群，其中包括各类疾病患者和残疾人，社区护士常常需要直接提供护理服务，只有具备了基础护理和专科护理等综合护理能力，才能胜任社区护理工作。

3. 分析决断能力

社区护士在很多情况下需要独立开展工作，而且无论是在社区服务站还是在患者家中，护理条件及设备都不及综合性医疗机构，所以具有独立解决问题的能力和应变能力对于社区护士非常重要。同时，社区护士还有在问题发生之前找出其潜在因素，从而提前采取措施，避免或减少问题发生的责任。

4. 健康教育能力

健康教育是社区护士的重要工作之一，社区护士要能够清楚、准确无误地教给人们必要的知识，改变其对健康的态度，培养其科学的、符合健康要求的行为和生活方式，提高社区群众的自我保健能力。社区人群具有不同的年龄、家庭、文化及社会背景，在实施社区健康教育的过程中，社区护士应考虑社会学、心理学及人际沟通方面的因素，因材施教，以便更好地开展健康宣教工作。

5. 组织管理能力

组织管理能力是社区护士的必备能力之一。社区护士在向社区居民提供直接护理服务的同时，还要调动社区的一切积极因素，开展各种形式的健康促进活动。社区护士有时需要负责人员、物资和各种活动的安排，有时要组织有同类兴趣或问题的机构人员开展学习，如老年福利院中服务员的培训或餐厅人员的餐具消毒指导等，这都需要社区护士有一定的组织管理能力。

6. 科学研究能力

社区护士不仅肩负着向社区居民提供社区护理服务的职责，同时也肩负着发展社区护理事业、完善护理学科的重任，这就要求社区护士具备一定的科研能力。社区护士要掌握基本的统计学知识，具备收集信息、分析和处理信息的能力，能够独立或与他人合作进行社区健康相关问题的研究。

7. 自我防护能力

社区护士常常在非医疗机构场所从事有风险的医疗护理服务，如在患者家中进行静脉输液。社区护士应加强法律意识，不仅要完整客观地记录患者病情，还要在提供医疗护理服务前与患者或家属签订有关服务协议书，以此作为法律依据。同时，社区护士在非医疗机构场所提供护理时，应避免携带贵重物品，并注意加强人身安全防护。

（张　群　秦素霞）

第二章　社区护理基本理念

学习目标

1. 掌握社区预防的对象和内容，家庭的概念、结构和功能，家庭护理评估方法，以人为本的基本概念。

2. 理解社区护理评估内容和方法，家庭生活周期及其发展任务，以人为本的服务模式和服务内容。

3. 了解社区护理诊断、计划、实施和评价方法，预防工作在社区护理工作中的地位和作用，以人为本的医学模式背景。

第一节　以护理程序为基础的健康照顾

护理程序是护士为护理对象提供护理照顾时所应用的工作程序，是通过评估、诊断、计划、实施和评价五个步骤，系统、科学地解决护理问题的一种工作方法。社区护士可应用护理程序对社区的个人、家庭和社区整体健康进行护理。近几年来，护理程序在社区护理实践中应用广泛，尤其在社区健康教育、家庭访视、家庭病床和居家护理等方面收到了良好效果。

一、社区护理评估

（一）社区护理评估内容

1. 个人评估

个人评估主要包括收集社区中患者个人的一般资料、现病史、既往史、护理查体情况、生活自理能力、社会心理状况和近期应激事件等。

2. 家庭评估

家庭评估的内容主要包括家庭基本资料、家庭结构及生活周期、家庭价值观、家庭沟通交流方式、家庭支持系统、家庭应对和适应、家庭健康管理和家庭居住环境等。

3. 社区评估

社区评估的内容：①社区环境。社区的基本资料、社区的自然环境和气候、社区动植物分布情况、社区建筑、居民的居住环境及配套设施等。②人口特征。社区人群的人口数量、人口结构、人口变动和人口健康状况等。③社会系统。社区的保健系统、福利系统、教育系统、娱乐系统、安全系统、交通/通信系统、行政系统、经济系统和宗教系统等。

个人、家庭和社区护理评估比较见表2-1。

表2-1 个人、家庭和社区护理评估比较

	个人	家庭	社区
资料内容	与个人疾病和健康问题相关的资料	与家庭整体健康相关的资料	与社区整体健康相关的资料
收集方法	护理查体、观察法、交谈法	观察法、交谈法	社区调查法、二手资料分析法、观察法
评估工具	戈登的11种功能健康状态评估量表	家系图、Apgar量表、家庭社会关系图等	参考安德逊的"以社区作为服务对象"模式制定

（二）社区护理评估方法

1. 查阅文献法

查阅文献法即社区护理人员可到当地图书馆、派出所、疾病预防控制中心、卫生局、环保局、居委会等处查阅人口普查、健康统计、疾病统计等资料。

2. 实地考察法

实地考察法即社区护理人员进入社区进行实地考察，主观地观察社区中人群的互动、生活形态，了解该社区与周围社区的关系。

3. 参与式观察法

参与式观察法是指社区护理人员以社区成员的角色直接参与社区活动，通过观察和收集社区居民的健康状况资料，了解社区健康活动安排及居民参与情况。

4. 重点人物访谈法

重点人物访谈法即通过对社区中重点人物的访问，了解社区的情况或某个主题。重点人物一般是在社区中居住时间比较长的人或社区的管理者。

5. 问卷调查法

问卷调查法包括信访法和访谈法。信访法主要是把调查问卷以信件的方式投送给被调查者；访谈法是指由经过统一培训的调查员，用统一的调查问卷对调查对象进行访谈来收集资料。

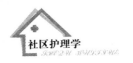

二、社区护理诊断

（一）社区护理诊断概述

1. 社区护理诊断的要素

社区护理诊断的描述一般包含三个要素：问题（problem）、病因（etiology）、症状和体征（symptoms and signs）。

（1）问题。问题即护理诊断的名称，是对社区护理对象的健康状况及需求进行简洁的描述，可分为现存的、潜在的和健康性的三类。

（2）病因。病因即相关因素或危险因素，相关因素主要用于描述存在问题的原因，危险因素用于描述潜在问题的原因。

（3）症状和体征。症状和体征是指问题的具体表现，也常是处理问题的客观依据。

2. 社区护理诊断的分类

社区护理诊断分为四类：

（1）现存的护理诊断，指护理对象确实存在的问题。

（2）潜在的护理诊断，指护理对象尚未发生的问题，但有危险因素存在，如不采取预防措施就一定会发生。

（3）健康的护理诊断，指服务对象表现出某一完好状态，并有潜力达到更高的健康状态，包括个人的、家庭的和社区的，其陈述方式如"母乳喂养有效""社区运动设备良好"等。

（4）医护合作性问题，指服务对象存在的，护士不能独立解决的，需要医生和护士合作解决的问题，如"潜在并发症：心律失常"。

3. 社区护理诊断的陈述

完整的社区护理诊断包括三个要素，但在实际工作中不一定三个要素都具备，所以陈述方式有三段式陈述法、二段式陈述法和一段式陈述法三种。

（1）三段式陈述法（PES）。三段式陈述法多用于现存问题的陈述，如社区婴儿死亡率过高（P），与孕妇营养不良有关（E），婴儿死亡率达26‰（S）。

（2）二段式陈述法（PE）。二段式陈述法多用于潜在问题的陈述，如老年人有潜在性的缺少照顾（P），子女不在身边或住得较远（E）。

（3）一段式陈述法（P）。一段式陈述法多用于健康性的陈述，如社区儿童营养状况良好（P）。

个人、家庭和社区护理诊断比较见表2-2。

表2-2　个人、家庭和社区护理诊断比较

		个人	家庭	社区
诊断对象		有健康问题的个人	家庭整体健康	社区整体健康
诊断举例	问题（P）	床上活动障碍	照顾者角色紧张	社区成年男子高血压发病率高于全国平均水平
	症状和体征（S）	患者不能自立坐起或卧位	照顾者表现出不耐烦的情绪且经常失眠	社区居民中高血压发病率高达11%，且大部分人爱吃咸食、生活不规律、压力大
	病因（E）	与偏瘫导致的活动强度和耐力降低有关	与持续的护理需要有关，续发于残疾（偏瘫）	①对不良生活习惯的危害认识不足②没有主动寻找缓解精神压力的办法③缺乏防治高血压的相关知识

（二）社区护理诊断方法

奥马哈（OMAHA）系统是专用于社区护理实践的护理诊断方法。这是根据社区护理工作者的护理实践而发展的社区护理问题分类系统，包括护理问题分类系统、干预策略系统和结果评定系统三部分。

1. 护理问题分类系统

奥马哈系统将社区问题分为环境、社会心理、生理和健康相关行为四大领域，共44个问题（表2-3）。

表2-3　奥马哈系统的问题分类系统

领域	范畴	问题
Ⅰ	环境	收入，卫生，住宅，邻居/工作场所的安全，其他
Ⅱ	社会心理	与社区资源的联系，社会接触，角色改变，人际关系，精神压力，哀伤，情绪稳定性，照顾/双亲，忽略儿童/成人，虐待儿童/成人，生长与发育，其他
Ⅲ	生理	听觉，视觉，说话与语言，咀嚼，认知，疼痛，意识，皮肤，神经、肌肉、骨骼系统与功能，呼吸，循环，消化，排便功能，生殖泌尿功能，产前，产后，其他
Ⅳ	健康相关行为	营养，睡眠与休息形态，身体活动，个人卫生，物质滥用，家庭计划，健康指导，处方用药，特殊护理技术，其他

2. 干预策略系统

该系统配合问题分类系统，为社区护士提供健康教育、指导和咨询、实施治疗、个案管理和监督四个领域，共63项干预策略。

3. 结果评定系统

该系统以5分记分法评价护理对象在护理过程中的表现，包括知识、行为、症状和体征三方面，可以作为社区护理进行过程评价和结果评价的参考指标。

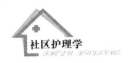

三、社区护理计划

1. 制定社区护理目标

目标是对期望结果的具体陈述。合理的目标有助于计划的顺利实施。社区护理计划常常需要很长的时间才能完成，最常见的需要几个月，长者可达数年。所以在制订计划时常设定长期目标和短期目标，以助于对计划进度的控制。目标的陈述要求：有时间规定，可测量，强调成果，切合实际。

2. 制订社区护理计划

（1）选择具体的合适的措施。目标确定后，社区护理人员要为确定的护理对象选择适当的干预措施。根据护理诊断，护理对象可以是需要护理的人群（所有或某个特殊人群），如社区所有高血压患者、所有母亲或学龄前儿童，也可以是需要改善的环境、设施，如社区污水和垃圾等。

（2）确定所需要的资源及来源，进行工作量和经费预算。针对每项措施确定实施者及合作者（如当地的红十字会、肿瘤协会、疾病预防控制中心等），需要的辅助工具、场所、经费，分析相关资源的可及性与获取途径。

（3）进行具体的时间安排。如一项计划实施时间为一年，要确定一年的什么时候采取措施，一共开展几次活动，什么时间进行评价。

（4）对计划可行性进行评价。计划制订完毕并记录成书面形式后，再对计划进行评价和修改，以使计划能够顺利实施。评价时可参照 4W1H 原则，即计划的内容应明确参与者（who）、参与者的任务（what）、执行时间（when）、执行地点（where）以及执行方法（how）。

3. 常用社区护理措施

（1）评估性措施。社区护士向相关部门提案，促进某些法律法规的制定。评估可以为相关护理措施得以安全有效实施提供保证。事实上，评估是任何措施的一部分，社区护士在执行护理活动前、执行护理活动过程中以及完成护理活动后，都必须评估该活动是否安全适当。

（2）教育性措施。健康教育可以被看作是一种特定的护理活动。健康教育可以是其他某项护理措施的一部分，也可以作为一项独立的、完整的护理措施而存在。通过健康教育，可以增加人们对某一问题的认识。选择适合社区的教育方法，为预防疾病、增进健康、治疗疾病、减少疾病或伤残带来的影响提供参考，如通过绘制社区板报、举办各种学习班等多种形式对社区居民进行健康教育，提高社区成员解决问题的能力并强化其沟通和协作能力。

（3）治疗性措施。治疗通常被看作是处理某一问题的特定方法。通过治疗，可以预防、控制和解决社区护理问题。

个人、家庭和社区护理计划比较见表 2-4。

表 2—4 个人、家庭和社区护理计划比较

	个人	家庭	社区
短期目标举例	3 天后患者诉胸痛缓解，咳嗽减轻	1 周内，父亲能认识到自己应当做些力所能及的事情，这样不仅能促进身体康复，同时可以减少家属的护理负担	一年内社区 70% 的高血压患者能说出不良生活习惯与高血压和并发症的关系
长期目标举例	2~3 周后患者诉无咳嗽和胸痛	1 个月内，父亲能利用残存功能做力所能及的事情	5 年内社区高血压患病率下降 7%
护理措施举例	①严格执行医嘱，准确及时用药，给予抗生素等治疗，观察其不良反应②指导患者咳嗽排痰，咳嗽时用手按住胸部，减轻疼痛③遵医嘱用止痛剂	①进行健康教育②进行保健指导，教家属护理卧床患者的技巧③促进家属参加护理，使他们感觉到参加护理的好处	①制定相关政策②举办各种学习班和讨论会③定期体检，并给予相应的保健指导④制订社区健康规划，并对其进行监督、评价和反馈

四、社区护理实施

1. 实施前

计划制订者要再次确认计划的参与者、所需的资源是否到位，参与者及服务对象对服务的时间、地点是否明确，实施者是否知道服务的方法、预期结果及制订者自己所承担的责任。

2. 实施中

社区护理人员之间要注意维持良好的沟通、分工与合作，及时识别意外情况，提供良好的实施环境等。

3. 实施后

完成社区护理计划后的重要工作是记录。护士应将社区护理计划的实施情况和服务对象对护理活动的反应进行客观、真实、及时和准确的记录，为护理评价和下一步的护理评估提供依据。记录的方式有多种，主要包括：

（1）以问题为中心的记录。用 PIO 记录，即问题（problem）、措施（intervention）、结果（outcome）。这种方式的优点是针对每项问题均有对应的护理措施，实施后可观察或测量其结果，如果与预期目标的要求一致，则此问题解决。出现一个问题，解决一个问题，记录亦随之顺延到问题完全解决。

（2）以护理对象的情况为中心的记录。这种方式的优点是可以把护理对象从有健康问题到问题完全解决的整个过程的变化依序记录，使护士对护理对象整体的变化有所认识。

个人、家庭和社区护理实施比较见表 2—5。

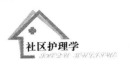

表 2-5　个人、家庭和社区护理实施比较

	个人	家庭	社区
主要方式	居家护理	家庭访视	社区群体健康教育和社区健康管理
实施者	社区护士	以患者及其家属为主，社区护士起指导、协调和辅助作用	社区多部门参与
实施内容	①遵医嘱进行护理技术操作 ②日常生活护理 ③服药指导和保健指导	①家庭成员间关系的协调 ②与其他各部门间的协调 ③相关的保健指导与护理指导	①与社区多部门进行联络和协调 ②社区健康的基础资料调研 ③具有共性健康问题群体的教育及保健指导 ④社区健康档案的管理 ⑤向政府提案和社区整体环境规划等

五、社区护理评价

（一）评价分类

1．过程评价

过程评价也称形成性评价，是在实施措施的过程中，对服务对象健康状态进行评价，或者是对护理程序中各个阶段的质量加以评价，如收集到的资料是否完整、准确，诊断是否根据资料、有针对性及优先次序是否正确等。

2．结果评价

结果评价也称终结性评价，是对执行护理措施后的近期和远期结果进行评价。评价指标通常是目标人群的健康态度和行为改变结果。

（二）评价内容

1．进　展

在过程评价时要评价经过护理活动后服务对象是否离健康目标越来越近，若发现未完成预期的进度，要重新评估，寻找原因并进行纠正，采取正确的护理措施。

2．效　果

效果通常是在结果评价时要评价的内容，要了解护理措施是否对社区人群有促进健康、维持健康、预防疾病的实际效果。

3．效　率

评价时除了注重目标有无实现外，效率也是不可忽视的一方面。将护理活动的投入与所获得的成果进行比较，了解投入与成果是否合理，有无超出计划的成果。

4．影响力

评价护理活动为社区人群带来的社会效益，可从效益的持久性和受益人群的广泛性来判断。例如，通过护理活动，部分社区人群改变了不良的行为习惯（如放弃吸烟）。该结果具有持久性，护理活动的影响力是长久的。

个人、家庭和社区护理评价比较见表2-6。

表2-6　个人、家庭和社区护理评价比较

	个人	家庭	社区
评价指标	个人生理、心理、社会、文化的相应评价标准	①家庭功能状况 ②家庭发展任务完成情况 ③家庭资源的灵活运用情况	①人员的投入 ②设备和物品的消耗 ③与社区健康相关的各种指标，如平均寿命、死亡率、患病率、死因顺位、健康普及率、不良生活行为改善率、健康教育覆盖率、体检率、疾病检出率、离婚率、自杀发生率、就诊率及水质达标率等

第二节　以预防为导向的健康照顾

一、预防工作在社区护理中的地位和作用

1997年1月，中共中央、国务院颁发的《关于卫生改革与发展的决定》中明确指出我国新时期卫生工作的方针是"以农村为重点，预防为主，中西医并重，依靠科技与教育，动员全社会参与，为人民健康服务，为社会主义现代化建设服务"。这一工作方针充分体现了"预防为主"在卫生工作中的重要性。在社区护理工作中，以预防为导向的健康照顾既是社区护理重要的基本的工作内容，也是增强社区人群体质、提高防病能力的基本措施。

社区护理中的预防以人群为研究对象，运用生物医学、环境医学和社会医学的理论，阐明自然环境与社会环境中影响健康的主要因素，揭示环境因素影响健康的规律，提出改善和控制环境因素的卫生要求和预防措施，以达到降低人群中疾病的发病率和死亡率，预防疾病、促进健康和提高生命质量的目标。

二、以健康需求为预防目标

社区卫生服务机构作为国家基本卫生服务的网点，保障国民享有基本公共卫生和基本医疗服务，已成为医疗卫生服务体制改革的突破口和实现人人享有初级卫生保健目标的基础环节。新医改方案中也对社区卫生服务机构的功能和定位提出了明确的要求，将重点倾向于"健全基层医疗卫生服务体系""促进基本公共卫生服务逐步均等化"等领域，充分贯彻"公益性"的医改方针，强调面向基层的特点，以提高基层卫生服务的水平。

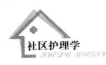

在全球公共卫生发展的实际情况下，面对我国人口老龄化加快、疾病谱改变、医学模式转变、群众卫生服务需求变化以及我国医疗体制改革的需要，为实现"促进健康和预防疾病"的目标，应大力发展社区护理。

三、社区护理中的三级预防

（一）三级预防的定义

公共卫生措施在社区全体居民中按等级执行，统称三级预防。这是贯彻预防为主方针的具体体现。

1. 一级预防

一级预防又称病因预防，即针对致病因素采取的预防措施。它采用宏观性根本措施、有目的的社区干预措施等来预防疾病的发生。目的是使健康人群免受致病因素的危害，防止疾病的发生。它是疾病防控的主干，是最积极、效益最高的预防措施。

2. 二级预防

二级预防又称临床前期预防或"三早预防"，即在疾病早期采取"早发现、早诊断、早治疗"（"三早"）的预防措施，目的是防止或减缓疾病发展。对传染病的二级预防除"三早"外，还应有早隔离、早报告措施，同时早控制传染源、切断传播途径，防止其蔓延。

3. 三级预防

三级预防又称临床期预防，即在疾病的临床期或康复期对患者采取积极的治疗和康复护理措施，目的是防止疾病恶化及并发症和伤残的发生。对已丧失劳动能力的患者或残疾人，给予康复、心理、家庭护理指导，使患者尽早恢复生活自理能力和劳动能力，提高生活质量，延长寿命。

（二）三级预防的工作内容

三级预防在疾病防治过程中是一个有机整体，不同类型疾病三级预防的策略和措施应有所区别、有所侧重。疾病以哪一级预防为主，主要取决于病因是否明确、病变是否可逆。对病因明确的疾病，特别是已造成不可逆病理改变的疾病（如硅肺），尽量采取一级预防为主的措施；对病因尚不明确、危险因素众多且难以避免，或是一级预防效果不佳的疾病（如肿瘤），除尽量做好一级预防外，要重点进行二级预防工作；对所有已患病的患者，尤其是慢性病患者，要尽量做好三级预防，促使患者早日康复。社区护理承担着社区中大多数无症状人群的健康照顾任务，应重点做好一级预防和二级预防工作。详细内容见表2-7。

表 2-7　三级预防的对象和内容

级别	工作内容		
	个人	家庭	社区
一级预防	①政策与组织措施：策略、方针、法律、规章等 ②环境保护措施：职业安全、食品卫生、饮用水安全等 ③机体保护措施：健康教育、预防接种、合理营养、心理卫生、重点人群保护、慎用检查和药物等	①养成良好的生活习惯 ②健康维护：如免疫接种、健康筛查、健康监测等 ③家庭咨询：如婚姻指导、产前保健等	①政策和环境支持：向相关部门提案，促进某些法律法规的制定，如环境保护相关法律法规的制定等 ②提供公共健康信息：选择适合社区的教育方法，如通过绘制社区板报、举办各种学习班等多种形式对社区居民进行健康教育 ③增强社区自助能力：提高社区成员解决问题的能力并强化其沟通和协作能力 ④促进个人技能发展：为社区居民举办各种学习班
二级预防	①早发现：定期检查、自我检查、普查、筛查等 ②早诊断：早期诊断有利于疾病的预后 ③早治疗：早期用药、合理用药、心理治疗等	①与家庭共同监测家庭健康 ②鼓励问题家庭及时找出压力源 ③帮助家庭成员应对家庭压力事件	①监测社区环境情况，如大气、水源、噪声等 ②找出影响社区居民健康的环境因素 ③向社区相关部门提出解决危害社区居民健康问题的建议
三级预防	①防止病残：防恶化、防伤残、防后遗症、防复发和防转移 ②促进康复：功能性康复、心理康复、教育康复、职业康复、爱护病残教育等	①督促家庭成员应对家庭危机，提高生活质量 ②指导家庭成员适应家庭危机所带来的变化 ③协助家庭成员对家庭危机做出调试	①协助社区相关部门控制危害社区居民健康的相关问题 ②实施社区护理干预措施，减少社区环境因素对居民健康的影响 ③开展相关流行病学研究，归纳总结经验，为将来的社区护理干预工作提供依据

第三节　以社区为范围的健康照顾

强调群体健康是以社区为范围的健康照顾最突出的特点。这就要求社区护士掌握和了解流行病学的基本知识，以便在社区护理实践中能够对社区人群的疾病和健康状况进行调查和研究，并据此制订干预策略和措施。

一、社区健康护理的概念

社区健康护理就是为了社区的健康而做的护理工作。要胜任这样的工作，社区护士需要具备社会学、管理学、预防医学的知识和良好的人际沟通能力，熟练运用护理程序来进行工作。因此，社区健康护理的概念可以概括为：社区卫生工作人员以社区为单位，以社会学、管理学、预防医学等知识和人际沟通能力为基础，运用护理程序，对社

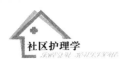
区的自然环境、社会环境及社区人群的健康进行管理的过程。

二、社区健康的影响因素

1. 物理环境与人为环境

社区的地理位置、自然环境或人为环境及社区的资源都会影响社区人群的健康状况。一个健康的社区能合理地利用资源，并做好应对环境中威胁的准备。在评估时，社区护理人员必须了解环境特征对社区居民的生活方式及健康状况所造成的影响：社区居民是否能认识到环境中的危险因素？是否已采取相应的措施？是否能充分利用社区的资源？社区的卫生保健组织是否有应对某些自然灾害的准备？

（1）社区的基本资料。社区的基本资料包括社区的名称、地理位置、东南西北界线、面积等，这是社区护理人员了解一个社区时需掌握的最基本的资料。这就像我们接触患者时，最先评估的必定是他的姓名、年龄和性别一样。

（2）社区的自然环境和气候。评估有无特殊的自然环境，如社区地理范围内是否有河流、山川，它们对健康或生命有无威胁，有无引起地震、洪水、传染病等的自然条件。注意社区的常年气候特征以及气温、湿度变化，评估社区居民有无应对气温骤变的能力。近年来自然环境被人为地破坏，出现了很多天灾，如北京的沙尘暴、美国的龙卷风。

（3）动植物分布情况。了解社区内有无有毒、有害的动植物，该动植物对自然环境是有利的还是会造成污染，居民是否知道该如何防范。

（4）人为环境。现代化社会里，每个社区都会有一些人为建筑，如工厂、桥梁等。要评估这些人为环境是否会破坏社区的自然环境，如工厂是否对空气、水资源造成污染，加油站是否对居民的生命安全造成威胁，是否需要再建设一些人为环境以方便居民的生活。

（5）居民的居住环境及配套设施。了解居民的居住条件，如房屋面积、朝向，是否通风，取暖、供水、照明设备是否齐全，周边绿化情况，以及垃圾处理、噪声污染、污水排放情况等。

2. 人口特征

社区人群是社区护理的核心对象，所以评估社区人口特征是社区评估中很重要的一部分。

（1）人口数量、密度及变化趋势。社区人口的数量决定了社区卫生保健服务的需求。人口过多、密度过大将使社区卫生保健服务人员的工作负荷增加，会影响服务质量及服务的普遍性，同时会增加生活的压力及环境污染的可能性。人口过少、密度太小又会降低社区卫生服务资源的利用率。人口数量的变化趋势也影响社区对卫生保健服务的需求；当人口数量增长时，卫生保健服务的需求会增加；当人口数量减少时，需求会减少。根据人口变化适时调整社区服务机构的人力、物力等资源，既可使社区居民的健康需求得到满足，又不会造成医疗资源的浪费。

（2）人口构成特点。在收集社区的人口资料时，要了解人口的年龄、性别、婚姻、职业、文化程度、籍贯等基本特征的构成情况。根据人群的年龄构成，可以确定社区主要需求，因为不同年龄段有不同的健康需求；根据婚姻构成，可了解社区的主要家庭类型及判断有无潜在的影响家庭健康的因素；根据职业构成，可间接反映社区居民的收入水平，并判断职业对其健康的影响水平；根据文化程度构成，可为制订宣教方案提供参考；根据籍贯，可了解社区中有多少流动人口（满足流动人口的健康需求是社区卫生保健工作的一项挑战）。另外，宗教信仰对社区居民的生活方式、价值观、健康行为有很大的影响，社区护士要评估社区中的宗教类型及信徒人数，并评估其对居民健康的影响。

（3）人口健康状况。人口健康状况包括了解社区居民的主要死亡原因、死亡率、主要疾病谱、高危人口以及影响因素（如生活习惯、烟酒嗜好、饮食习惯等），还要关注居民的职业健康。

3. 社会系统

每个社区都由人组成，人在互动的过程中扮演着不同的角色，如父亲、儿子、丈夫、雇员等，人与人之间的各种社会关系形成了不同的社会系统。作为一个完善的社会系统，它应具备卫生保健、经济与社会服务、交通与安全、信息传递、娱乐、教育、政治等七大功能。

（1）卫生保健功能。评估内容：社区内提供健康服务的机构的种类、地理位置，提供服务的范围、服务时间、费用情况、技术水平、就诊人员特征等；卫生资源的利用率及居民的接受度和满意度；这些保健机构是否能为社区中所有居民（包括患者、高危人群、健康者或特殊人群）提供全面连续的健康服务；社区卫生经费的来源及判断是否充足；社区的转诊程序以及保健机构与其他机构配合的可行性。

（2）经济与社会服务功能。一个社区中居民的经济水平与他们对健康服务的需求有很大关系。经济水平越高，越注重健康服务，社区护理人员在执行计划时就可以有更多的资金来源。社区护士需了解居民的职业类别、收入状况、社区中的贫困户，以制订适合不同人群的计划、社会服务及福利功能。提供社会服务的机构包括商店、饭店、旅馆，以及满足特殊需要的机构，如托儿所、家政服务公司等。这些机构的存在可以弥补家庭功能的不足，使家庭更健康和谐。社区护士还要了解政府所提供的福利政策及申请条件，核定社区居民能否得到所需的福利照顾。

（3）交通与安全功能。评估内容：居民生活中的交通是否便利，尤其要评估去医疗保健机构是否方便；有无交通混乱、道路标识不清、人车混杂的街道；社区里有无安装消防设备，附近有无消防队、警察局、环保所等；社区的治安现状；社区是否为残障者设立了无障碍通道。

（4）信息传递功能。社区的通信功能是否完善直接影响社区卫生工作者能否顺利执行健康干预计划和能否顺利向社区大部分居民提供健康相关知识。社区的通信功能越畅通，提示该社区越成熟。评估时，主要了解社区居民平常获取信息的途径，如电视、收音机、报纸、杂志、电话、公告栏、网络、信件等，为将来制订计划选择合适的沟通途径提供依据。

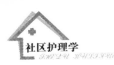

（5）娱乐功能。人在工作之余需要放松，劳逸结合才能保持精力旺盛。社区应该具备娱乐和休闲活动场所，以提高居民的生活质量。评估时应注意有无公共晨练场、公园、儿童活动场等，也要评估有无对健康有影响的场所，如 KTV、网吧等，它们对社区居民的生活有何影响。

（6）教育功能。评估内容：社区中学龄期儿童是否都能得到教育，社区中的家庭是否都有足够能力供孩子上学；社区中有哪些正式与非正式的教育机构，居民的接受度和满意度如何。外来人口子女受教育问题应引起关注。

（7）政治功能。评估内容：社区的政府相关部门对社区居民健康的关心程度、健康保健的相关政策、用于卫生服务的经费。政府对群众健康的态度和政策关系到健康计划的执行和实施。

三、社区健康护理模式

（一）安德逊的"以社区作为服务对象"模式

此模式以护理程序为主线，将压力、社区对压力源所产生的反应以及三级预防的概念纳入护理程序相应步骤中，并强调对压力源的评估。此模式的主要内容：①在进行社区评估时，应以人口为中心，从影响人群健康（社区健康）的物理环境、政治与政府、经济、教育、安全与交通、医疗保健与社会系统等方面收集资料。②从评估获得的资料中确定社区存在的压力源，了解社区对压力源的反应，从而提出相关的护理诊断。③在制订护理计划时应遵循三级预防的护理措施。一级预防以促进健康为目的，是作用于最外层的弹性防御线，目的是强化弹性防御线和预防压力源，如通过居民的各种健康活动增强弹性防御线的作用；二级预防（早发现、早诊断、早治疗）是作用于中间层的正常防御线，是在压力源已超出防御线并刺激社区的情况下，把压力源控制在最小限度；三级预防是（重症化预防）作用于最里层的抵抗线，其目的是改善现存的不健康状态，预防进一步加重或再次发生。通过三级预防，可保证社区中处于各健康水平的人群均能得到护理干预措施的保护。在实施护理计划时，强调社区护理人员需争取社区服务对象的主动参与和相关组织的协助合作，最终进行效果评价，如压力源是否消失，社区是否能有效应对压力源等。此模式比较适合社区护理人员在对特殊人群如老年人、妇女、儿童等进行护理保健时应用。

（二）怀特的"公共卫生护理概念"模式

怀特的"公共卫生护理概念"模式，也叫明尼苏达模式，其概念架构整合了护理程序的步骤、公共卫生护理的范畴与优先次序及影响健康的因素。该模式的内容包括：

（1）强调社区护理人员在进行社区护理时必须全面了解影响护理对象健康的因素：①生物学因素，如个体遗传因素；②环境因素，如有利于或威胁健康的环境；③保健服务因素，如医疗技术水平、健康服务人员的知识水平等；④社会因素，如相关的政策、经济水平等。护理人员在制订计划时应按照预防、促进和保护的层次来确定措施的优先次序。

（2）在执行护理措施时，怀特提出了公共卫生护理常用的三种措施：①教育，提供个案卫生咨询，使个案能主动且正向地改变态度与行为；②工程，以应用科学技术的方法控制危险因子，避免大众受到危害；③强制，以强制的法律法规迫使大众施行，以达到促进健康的目的。

此模式在应用过程中，要求社区护理人员从预防疾病、维护和促进健康的公共卫生角度，对社区群体、家庭、个案进行评估、诊断、计划、实施及评价。

（三）斯坦诺普与兰开斯特的"以社区为焦点的护理程序"模式

此模式主张社区护理人员在运用护理程序对社区对象进行护理之前，必须与对象建立"契约式的合作关系"，使社区民众了解社区护理人员的角色功能与护理目标，所以此模式比护理程序多了一个步骤。另外，此模式还强调社区评价步骤的重要性。

四、社区健康的流行病学研究

社区护士在护理实践中需要应用流行病学方法分析社区现有资料，因此，社区护士有必要掌握一些流行病学的基本知识。流行病学（epidemiology）是研究人群中疾病与健康状况的分布及其影响因素，并研究防治疾病及促进健康的策略和措施的科学。流行病学研究包括三个阶段：揭示现象，即描述分布；找出原因，即寻找疾病的影响因素；提供策略和措施并进一步验证。

（一）研究方法

1. 描述性研究

描述性研究是指根据日常记录的资料或通过特殊调查所得到的资料，按不同地区、不同时间及不同人群特征分组，对某个社区人群的疾病或健康状态的分布情况进行简单描述，根据其结果建立假设的过程。描述性研究常常是流行病学调查的第一步，主要用于描述研究对象的三大特征：地区特征、时间特征和人群特征。

2. 分析性研究

分析性研究是病因研究常用的方法之一。分析性研究包括病例对照研究和队列研究。

（1）病例对照研究。其基本原理是以现在确诊的患有某种特定疾病的患者作为病例组，以不患有该病但具有可比性的个体作为对照组，通过询问、实验室检查或复查病史，搜集既往各种可能的危险因素的暴露史，测量并比较病例组和对照组中各因素的暴露比例，经统计学检验，若两组差别有意义，则可认为某因素与疾病之间存在着统计学上的关联。在评估了各种偏倚对研究结果的影响之后，再借助病因推断技术，推断出某个或某些暴露是疾病的危险因素。

（2）队列研究。其基本原理是选定暴露及未暴露于某因素的两组人群，随访观察一

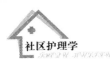

定时间，比较两组人群的某种结局（一般指发病率或死亡率），从而判断该因素与发病或死亡有无关联及关联大小的一种观察性研究方法。

3. 实验性研究

实验性研究是研究者将研究对象随机分为实验组和对照组，将所研究的干预措施给予实验组人群后，随访一段时间并比较两组人群的结局（如发病率、死亡率、治愈率等），对比分析实验组和对照组之间效应上的差别，判断干预措施的效果。

4. 理论性研究

理论性研究是使用数学公式明确地定量表达病因、宿主和环境构成的疾病流行规律，同时从理论上探讨不同防治措施的效果。

（二）主要指标

（1）发病率：表示在一定期间内，特定人群中某病新病例出现的频率。

$$发病率 = \frac{一定期间内某人群中的新发病例数}{同期平均人口数} \times 100\%$$

（2）患病率：指在一定期间内患有某病的患者所占的比例。感染率的性质与患病率相似。

$$患病率 = \frac{一定期间内某人群中某病新旧病例数}{同期平均人口数} \times 100\%$$

（3）继发率：自原发病例出现后，在传染病最短潜伏期到最长潜伏期之间，易感接触者中发病的人数占所有易感接触者总数的百分率。

$$继发率 = \frac{潜伏期内易感接触者发病患者数}{易感接触者总数} \times 100\%$$

（4）病残率：某人群中，在一定期间内，一定人数范围中实际存在的病残人数比例。

$$病残率 = \frac{一定期间内某人群中病残人数}{调查人数} \times 100\%$$

（5）死亡率：表示在一定期间内，某人群中，死于所有原因的人数在该人群中所占的比例。

$$死亡率 = \frac{一定期间内某人群中死亡人数}{同期平均人口数} \times 100\%$$

（6）病死率：表示一定期间内（通常为1年），患某病的全部患者中因该病死亡的比例。

$$病死率 = \frac{一定期间内因某病死亡人数}{同期确诊的某病病例数} \times 100\%$$

（7）生存率：指在接受某种治疗的患者或患某种疾病的人中，经若干年随访（通常为1、3、5年）后，尚存活的患者所占的比例。

$$生存率 = \frac{随访满\ n\ 年尚存活的病例数}{随访满\ n\ 年的病例数} \times 100\%$$

（三）研究原则

1. 随机化原则

在社区干预中，随机化是一项极为重要的原则，即将研究对象随机分配到实验组和对照组，使每个研究对象都有同等机会被分配到各组去，以平衡实验组、对照组已知和未知的混杂因素，提高两组的可比性，避免造成偏倚。

2. 对照原则

社区干预研究常用的对照有空白对照、历史对照、自身对照、交叉对照和安慰剂对照等。

3. 重复原则

重复原则是指各实验组及对照组的例数要有一定的数量，例数太少有可能把个别情况误认为普遍现象，把偶然性和巧合的现象当作必然的规律性现象，以致有偏差的试验结果被推广到群体。例数太少或试验次数太多，又会增加严格控制试验条件的困难，造成不必要的浪费。因此，应该在保证试验结果具有一定可靠性的条件下，确定最少的样本例数。

4. 盲法的应用

社区干预试验往往容易出现偏倚，这种偏倚可能来自研究对象和研究者本人，可能产生于设计阶段，也可能来自资料收集或分析阶段。为避免调查者或调查对象主观因素产生的偏倚，可采用盲法。常用的盲法有单盲、双盲和三盲。

第四节　以家庭为单位的健康照顾

家庭是社会的重要组成单位，是个体生活的主要环境。家庭是社区的基本单位，也是社区护理的基本单位。家庭与健康是相互依存的关系，家庭为家庭成员的生长发育、心理健康和社会适应能力提供物力和智力支持，家庭成员的健康也影响着家庭结构和功能的完善。因此，作为社区护士，必须了解家庭的概念、特点、结构与功能等基本知识，并运用护理程序，通过评估，确定家庭的健康问题和健康需要，以及存在的或潜在的家庭压力或危机，制订完整的家庭护理计划，协助家庭合理地利用资源，采取适当的措施，解决家庭健康问题，促进家庭的健康。

一、家庭概述

（一）家庭的定义

不同学科、不同国家、不同民族，由于受不同的历史条件和不同的思想文化影响，对家庭的认识有所不同。如不同的学科，强调的重点不同，生物学强调生殖及血缘关系，社会学强调血缘和婚姻关系，法律学则注重结婚、离婚或分居以及领养等关系。但一般认为，婚姻、血缘及经济供养是构成家庭的三个基本要素，也是家庭的三大支柱。传统意义上的家庭是指靠婚姻、血缘或收养关系联系在一起的两个或更多的人组成的社会生活基本单位。目前较公认的家庭（广义的家庭）的定义：家庭是一种重要的关系，它是由一个或多个有密切血缘、婚姻、收养或朋友关系的个体组成的社会团体中最小的基本单位，是家庭成员共同生活、彼此依赖的处所。

（二）家庭的特点

关于家庭的特点，伯吉斯（Burgess）强调其有别于其他社会群体的四个共性：①因婚姻、血缘及收养等关系而组成的小团体；②家庭的成员一般都居住在一个他们所认定的家中；③家庭成员分别扮演夫妻、父母、儿女、兄弟姐妹等不同的家庭社会角色，并彼此进行沟通和互动；④家庭成员共同分享所属社会特定的文化及某些独特的家庭特征。

（三）家庭结构

家庭结构是指家庭成员的构成状况及各成员之间的相互关系，分为外部结构和内部结构。家庭结构影响着家庭成员的相互关系、家庭资源、家庭功能及家庭健康等。

1. 家庭外部结构

家庭外部结构是指人口结构，即家庭的类型。

（1）核心家庭。核心家庭又称小家庭，是指由父亲、母亲以及未婚子女（包括领养的子女）组成的传统家庭形式，包括由一对夫妇组成的家庭。核心家庭是现代社会的基本家庭单位。核心家庭具有规模小、结构简单和便于相处的特点，其家庭结构和关系的牢固程度完全取决于夫妻之间的关系，对亲属关系网络的依赖性比较小。但由于可利用的资源少，遇到危机时，得不到足够的家庭内外的支持，容易导致家庭危机或家庭破裂。

（2）主干家庭。主干家庭又称直系家庭，是核心家庭的纵向扩大。主干家庭是由一对已婚子女同其父母（包括单亲）、未婚子女或未婚兄弟姐妹构成的家庭，包括由父亲和（或）母亲、一对已婚子女及孩子组成的家庭，以及由一对夫妇同其未婚兄弟姐妹所组成的家庭。

（3）联合家庭。联合家庭又称旁系家庭，是核心家庭的横向扩大。联合家庭是由两对或两对以上同代夫妇及其未婚子女组成的家庭，包括父母同几对已婚子女及孙子女构成的家庭、两对以上已婚兄弟姐妹组成的家庭等。其特点是人数众多，结构复杂，关系繁多，但是当出现危机时可利用的家庭资源较多，有利于维持家庭的稳定性。联合家庭包括直系家庭和旁系家庭两种形式。

（4）特殊家庭。由于社会的多元化或家庭的变故，涌现出越来越多的特殊家庭，包括单身家庭、单亲家庭、重组家庭、同居家庭、同性恋家庭等。这类家庭由于其家庭结构的特殊性，有可能存在各种健康问题，更需要得到来自社区的关注和支持，社区护士对此不可忽视。

2. 家庭内部结构

家庭内部结构是指家庭成员之间的相互作用和相互关系，表现为家庭中的权力结构、家庭角色、沟通类型和价值观四个方面。

（1）权力结构。家庭中的权力结构是指一个家庭成员影响其他成员的能力。权力影响家庭的决策。家庭权力分为传统权威型、工具权威型、分享权威型和感情权威型四种类型。①传统权威型：这种权威来自传统文化，如我国一般认为父亲为一家之长，其权威性大家都认可，而且不计较其社会地位、职业、收入、健康、能力等。②工具权威型：这种权威来自经济能力，谁掌握经济大权，谁能挣钱养家，谁就具有权威性。③分享权威型：这种权威来自家庭成员权力的平等性，在进行决策时家庭成员平等协商，共同商讨，整个决策过程民主程度较高，每个人的能力与兴趣都得到尊重。这是现代社会所推崇的，也是现代家庭所追求的。④感情权威型：这种权威来自在家庭感情生活中起决定作用的家庭成员，如中国的"妻管严""小皇帝"等。家庭权力结构并不是固定不变的，它会随家庭周期阶段的改变、家庭变故、社会价值观等家庭内、外因素的变化而转化为另一种家庭权力结构形式。家庭权力结构影响着家庭健康卫生决策，社区护士应进行充分的评估。

（2）家庭角色。家庭角色是指家庭成员在家庭中的特定身份，代表着家庭成员在家庭中承担的职能，同时反映家庭成员在家庭中的相对位置、与其他成员的关系。家庭角色随着社会环境、家庭成员是教育程度等因素的变化而变化，如传统的母亲操持家务、父亲挣钱养家的角色行为，现在正在由许多家庭的父母共同承担。家庭角色功能的优劣是影响家庭功能的重要因素之一。一个健康的家庭，其角色功能表现为：①家庭对某一角色的期望是一致的；②各个家庭成员都能适应自己的角色模式；③家庭的角色模式符合社会规范，能被社会接受；④家庭成员的角色能满足成员的心理需要，即家庭成员愿意扮演自己的角色；⑤家庭角色具有一定的弹性，即在必要时发生角色转换，承担不同的角色，这是家庭对压力的适应能力增加、家庭功能良好的表现。

（3）沟通类型。家庭沟通是家庭成员之间进行信息交换、感情沟通和行为调控的有效手段，也是维持家庭正常功能的重要途径。根据沟通内容是否与感情有关，可以分为情感性沟通和机械性沟通。情感性沟通是指沟通内容与情感有关，机械性沟通是指沟通内容仅为传递普通信息或与家居活动的动作有关。根据沟通时表达信息的清晰程度，可分为清晰性沟通和模糊性沟通。根据沟通时信息是否直接指向具体的接受者，可分为直接沟通和间接沟通。了解家庭沟通情况有助于了解家庭功能，如家庭功能不良容易发生情感性沟通障碍，家庭功能严重障碍时家庭成员间的机械性沟通难以进行，模糊性沟通在家庭功能不良的家庭中更易发生。

（4）价值观。价值观是家庭判断是非的标准，是指家庭成员在共同的文化背景下形成的对客观世界的认识观、价值观。家庭价值观决定着家庭成员的行为方式及对外界干预的反应性，如家庭对健康的态度和信念直接影响家庭成员对疾病的认识、就医行为、遵医行为和健康促进行为。社区护士通过了解家庭的价值观和健康观，可判断家庭问题对其家庭的影响程度。

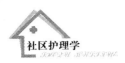

（四）家庭功能

家庭是人和社会的主要连接点，具有满足家庭成员生理、心理、社会基本需要的功能。随着社会的发展，有些功能减弱或消失（如生产功能），有些则强化（如社会功能）。家庭功能具体表现在以下几个方面。

1. 满足情感

家庭使家庭成员产生归属感，家庭成员间相互亲近，情感上彼此依赖，使每个成员都有一定的安全感，情感需求得到满足。

2. 帮助社会化

家庭可提供社会教育，帮助子女完成社会化的进程，依照社会的规范约束家庭成员的语言和行为。同时，社会也为家庭提供法规上的保障，如承认夫妻的合法性、保障婚姻关系、维护家庭利益，使家庭功能在社会环境中得到发展。

3. 满足生殖功能和性需要

生养子女，培养下一代，是家庭特有的功能。同时，家庭满足人对性的需要，并具有调节和控制性行为的功能。

4. 提供经济资源

提供家庭成员的经济资源，满足家庭成员衣、食、住、行、育、乐等方面的需求。

5. 提供健康照顾

保护家庭成员的健康，并在家庭成员患病时提供各种与战胜疾病、恢复健康有关的帮助和支持。

（五）家庭生活周期

家庭生活周期是指人们经历的从结婚、生产、养儿育女到老年的连续的过程。家庭在一个生活周期中要经历不同的发展阶段，每个阶段的家庭具有不同的结构和功能、不同的角色和责任，以及不同的健康需求。

社区护士应根据家庭生活周期变化的规律，掌握家庭不同阶段的特点，提供预防性的家庭健康护理，妥善处理不同阶段的家庭健康问题，使家庭顺利度过生活周期的各个阶段。杜瓦尔的家庭生活周期是目前应用最为广泛的家庭发展模式，共分为八个阶段，每个阶段都分别对应有不同的发展任务，见表2-8。

表2-8　家庭生活周期不同阶段的主要发展任务

分期	发展阶段	发展任务
新婚期	男女结合	建立和谐的婚姻关系，建立新的社会关系，制订家庭生育计划
扩散期	第一个孩子出生	稳定家庭关系，调解成员冲突，增进父母与婴幼儿发展

分期	发展阶段	发展任务
抚养期	学龄前儿童	抚养孩子，注意儿童身心发育及安全防护，帮助孩子社会化
	学龄期儿童	促进孩子社会化，帮助子女学会学习和生活，提高学习成绩
	青少年	加强与孩子的沟通，孩子的性教育及与异性交往、恋爱
收缩期	有一个孩子离家	放手让孩子成为成年人，婚姻的再调试，帮助年迈的父母
空巢期	孩子全部离家	巩固婚姻关系，维持与父母和孩子的关系，计划退休后的生活
消亡期	退休至死亡	适应退休生活，应对收入减少或配偶死亡，性问题的再适应

二、家庭与健康

家庭是个人生活的重要场所，家庭影响着家庭成员的健康信念和价值观的形成，影响着家庭成员的健康行为和个人健康。社区护士了解家庭和健康之间的关系，就可以及时、有针对性地指导家庭预防和解决家庭问题。

（一）家庭对个体健康的影响

家庭是影响个体健康的重要环境，在家庭保健和疾病防治方面起着十分重要的作用。

1. 遗传和先天的影响

某些疾病受家族遗传因素和母体孕期各种因素的影响而产生，如唐氏综合征（又称21-三体综合征）。一些发病率比较高的疾病，如高血压、糖尿病、恶性肿瘤等都与遗传因素有一定关系。

2. 生长发育和社会文化的影响

家庭是人们生活得最长久，也是对其最重要的环境，一个人身心发育最重要的阶段（0~20岁）大多是在家庭内完成的。儿童躯体和行为方面的异常与家庭状况有密切的关系。父母不和、家庭暴力、单亲家庭等家庭状况对儿童的成长和教育极为不利，容易使孩子自卑和抑郁，导致其环境适应力差，发生精神疾病和偏执人格的危险性增大，甚至走上违法犯罪的道路。

3. 疾病发生和传播的影响

家庭成员居住、生活在一起，接触密切，为疾病的传播提供了条件。某些疾病在家庭中有很强的传播倾向，如结核病、性病、病毒性肝炎、肠道寄生虫和皮肤感染。此外，患精神疾病的母亲的孩子更可能患上类似疾病。过分拥挤的家庭环境不仅为疾病传播提供了条件，家庭成员间的活动和交往也无法保持适当的界限和距离，由此引发的心理问题较疾病的传播更为严重。受家庭的影响而形成的不健康的生活方式和生活习惯与许多疾病的发生和发展有关，如癌症、高血压等。

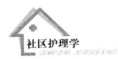

4. 疾病康复的影响

家庭的支持对各种疾病，特别是对慢性疾病、躯体残障的治疗和康复有很大的影响。家庭的支持可以影响患者对医嘱的依从性。有研究表明，糖尿病血糖控制不良与低家庭凝聚力和高家庭冲突度有关，家长的漠不关心甚者可导致儿童血糖控制不良和儿童抑郁症。

5. 家庭生活事件的影响

家庭生活事件是最常见的社会心理因素，对人的健康有着很大的影响。1973 年，霍尔姆斯（Holmes）研究发现，生活变化与健康变化有关，一年内生活变化超过了200 单位，发生身心疾病的概率较高，如果超过 300 单位，来年生病的概率可达 70%。在所有的生活事件中，配偶死亡对人的身心健康影响最大，尤其是老年人。

（二）家庭健康的概念

家庭是影响个体健康的环境，家庭健康是人群和社区健康的基础。不同学科的学者从不同的角度去认识和理解家庭健康。目前，还没有一个统一的家庭健康的定义。护理专家弗里德曼（Friedman）认为，家庭健康指家庭运作有效，是家庭存在、变化、团结和个性化的动态平衡。诺伊曼（Neumann）认为，家庭健康是指家庭系统在生理、心理、社会文化及精神方面的一种完好的、动态变化的稳定状态。总之，家庭健康不等于家庭成员没有疾病，而是一种复杂的各方面健全的动态平衡状态。该状态受家庭成员的知识、态度、价值观、行为、任务、角色，以及家庭结构、沟通类型、权力结构等因素的综合影响。

（三）健康家庭应具备的条件

1. 交流氛围良好

健康家庭中，成员之间能进行有效的沟通和交流，能互相关心，及时化解矛盾和冲突，共同分享成功与快乐，家庭成员和睦相处。

2. 成员发展合理

家庭给各成员足够的自我发展空间和情感支持，成员有健康、快乐成长的机会，能够随家庭的改变而及时调整自身的角色定位和个人的职责与功能。

3. 矛盾解决有效

当家庭出现矛盾时，能有效地利用家庭的各种资源，寻求合理解决矛盾的方法，用积极的心态及时解决存在的或可能出现的问题，从而保持家庭结构和功能的完整和稳定。

4. 居住环境舒适

健康家庭能够为其成员提供安全、卫生、舒适的生活环境，家庭成员能充分认识到居住环境的安全、宽敞、明亮等的重要性，能够自觉地维护和改善共同的居住环境。

5. 生活方式健康

家庭有合理的生活制度和管理方式，能够促使家庭成员自觉采取健康的生活方式和行为习惯，饮食、休闲、娱乐等科学合理。

6. 社会联系紧密

家庭成员性格开朗、活泼，与社会保持密切联系，能有规律地参加各种社会活动，充分运用社会网络和资源满足家庭成员的不同需要。

（四）家庭危机与应对

家庭在其发展过程中必然受到各种压力事件的冲击，造成家庭短暂失衡，甚至进入彻底失衡状态，出现家庭危机，对家庭及其成员产生不利的影响，这就需要充分利用家庭资源，有效地应对家庭危机。

1. 家庭危机的概念

家庭对压力事件的认识以及家庭资源的多寡，决定了家庭对压力的调适能力。当家庭资源不足或缺乏，或者不能有效地利用家庭资源时，家庭就不能有效地应对压力事件，最终导致家庭失衡，称为家庭危机。

2. 家庭危机的分类

常见的家庭危机有以下四类：

（1）意外事件性危机。这类危机是由家庭外部的作用引起的，一般难以预料，是各类危机中不常发生又比较单纯的一种，如严重车祸、意外死亡、火灾、住所被毁等。

（2）家庭发展性危机。这类危机是由家庭生活周期各阶段特有的变化所引起的，具有可预见的特点。一类是无法避免的，如结婚、生育、学习、就业、退休和丧偶等；另一类是可预防的，如青少年子女的性行为、中年离婚等。

（3）照顾相关性危机。这类危机指由于家庭长期依赖外部力量，如依赖福利机构救济或有慢性病患者需要长期照顾等原因导致的危机。一旦家庭想要摆脱这些依赖，或家庭成员希望一次性治好患者，或外部力量发生改变，而家庭并没有做好准备，就会引发危机。

（4）家庭结构性危机。这类危机源于家庭内在结构的改变或调整，造成家庭矛盾的出现与恶化。由于起因在内部，故有反复发作的特点。常见于暴力家庭、酗酒家庭以及反复用离婚、自杀、离家出走等手段来应付普通压力的家庭。

3. 家庭危机的应对

（1）帮助家庭正确认识危机。如果家庭对于危机事件仍在否认的阶段，就要设法协助其接受已发生的事实，让家庭及其成员正视危机，了解危机的危害和相应的处理方法。

（2）评估危机所产生的压力。当危机事件发生时，每个家庭成员对于压力反应不一，所造成的影响也不同。因此，要了解家庭成员对危机事件所产生的生理及心理反应，以评估个别成员所承受的压力。

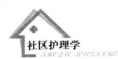

（3）了解家庭应对危机的常用策略。家庭对于任何事件都有习惯性回应的方式，但是有些回应的方式并不理想，最常见的方式如互相指责等。了解家庭常用的压力回应方式，有助于家庭发展好的管理策略，改变以往不合适的处理模式，掌握和运用有效的处理模式。

（4）提升家庭的凝聚力。危机可能是转机，面对重大危机事件，积极、正面的影响可使家庭成员更有向心力、凝聚力。因此，让家庭成员感受到家庭的重要性，有利于提升家庭的凝聚力。家庭的凝聚力可使家庭在面对危机事件时不被社会孤立，能向外寻求有用的资源以应对危机。

（5）提升家庭复原力。每个家庭在面临危机时，即使有压力，仍有复原的可能性。复原力指家庭具有的应对危机、解除压力的能力。寻找家庭所具有的应对危机、解除压力的能力，以及协助家庭提升复原力，是应对家庭危机的重要一环。

三、家庭护理

家庭护理是指为了促进家庭及其成员达到最高水平的健康，以家庭为单位进行的护理实践活动。

（一）家庭护理的目的

1. 协助家庭发现健康问题

社区护士深入社区家庭，运用有技巧的访视、敏锐的观察力、熟练的沟通技巧，做深入的家庭评估，了解家庭环境、家庭结构与功能、成员的身心健康状况及家庭实际的健康行为，发现家庭健康问题并协助家庭解决。

2. 协助家庭实施保健

在家庭评估后，确定家庭的健康问题，找出影响家庭实施保健的障碍，利用家庭资源与社区资源，激发家庭对自己的健康负责的意愿与行动力。

3. 协助家庭成员获得身心健康

社区护士应与家庭成员共同制订计划，执行护理措施并充分利用资源，依序解决家庭的健康问题，使家庭成员获得身心健康。

（二）社区护士在家庭护理中的作用

1. 建立良好的人际关系

良好的人际关系是实施家庭护理的前提，社区护士应尊重家庭成员的想法、行为及隐私，根据家庭的需要与家庭成员达成共识，从而建立双方信任的专业人际关系，以便于护理活动的进行。

2. 提供家庭医疗照护

社区护士在确认家庭健康问题后，应合理、耐心地劝导患者接受早期治疗，并安排患者就医，为家属提供对疾病进行照护的知识与技能训练等，使家庭获得妥善完整的医疗服务，促进疾病的痊愈，维持与增进家庭健康。

3. 帮助家庭成员进行有关心理及社会的适应

社区护士根据家庭每个发展阶段家庭成员的不同社会心理需求提供相应的帮助，使家庭中的每一成员有健康的心理与良好的社会适应，以获得真正的健康。

4. 协助家庭成员建立健康的生活环境与生活方式

社区护士应了解家庭成员的健康信念与健康行为，与家庭成员交换意见，提供所需要的卫生宣教，协助家庭成员按照家庭现有的设备与经济能力改善生活环境与生活方式，使各个年龄层次的家庭成员都能获得安全与便利的生长与生活环境。

5. 协助家庭运用资源

社区护士协助家庭充分利用家庭本身的有利条件、支持性团体、社会福利机构等资源并发挥其潜能，以解决家庭健康问题。

（三）家庭护理程序

护理程序是护士从事家庭护理的工作方法，其指导护士的护理活动。家庭护理程序指护士在家庭护理理论的指导下评估家庭、提出家庭护理诊断、制订家庭护理计划并实施护理、评价护理的效果，从而达到帮助解决家庭健康问题、维持和促进家庭健康的目的。

1. 家庭护理评估

家庭护理中，"评估"是一个具有持续性和需要反复进行的过程。家庭护理评估就是家庭护理资料的收集过程，其重点在于确认家庭存在的健康问题和解决这些问题的优势。家庭护理评估模式及相应的评估表是家庭护理评估的理论依据和工具，社区护士应根据家庭的实际情况和需要选择适当的家庭护理评估模式和相应的评估表。通过家庭护理评估，社区护士可以了解家庭关心的健康问题，增加对家庭健康活动的认识，深入了解家庭组织结构和家庭运作情况，确认家庭的需要，为与家庭合作提供机会。家庭健康问题一般先由家庭、医生、学校保健护士、涉及社会问题的个人或家庭的个案研究者提出，并建议家庭寻求社区护士的帮助，但他们提出通常不是家庭具体的健康问题或主要问题，而只是家庭健康问题的现象。社区护士接触到上述问题或建议后，就应着手对家庭护理进行评估。评估主要通过家庭访谈方式进行。

（1）家系图。家系图是以家谱的形式展示家庭成员及其相互关系，同时也为护理活动提供家庭的历史和健康信息。每个家庭成员的姓名、年龄、出生日期、职业、健康问题、死因、结婚时间、离婚时间、分居时间、同居与再婚时间、受教育程度等可根据需要在图上表现出来，如图2-1所示。

（2）家庭社会关系图。家庭社会关系图展示家庭的概况，它包含了有关家庭及其社区情况的信息，反映了家庭成员间、家庭成员与社区组织和他人之间的关系，可以帮助护士较完整、全面地认识家庭的基本情况。家庭社会关系图由一个大圆和其周围的数个小圆组成，家庭护理的特定对象和他的家庭结构位于大圆中，与各家庭成员发生相互作用的人及组织位于小圆中，家庭成员与其他个体、群体、组织的关系及能量流向由不同的连线表示，如图 2－2 所示。

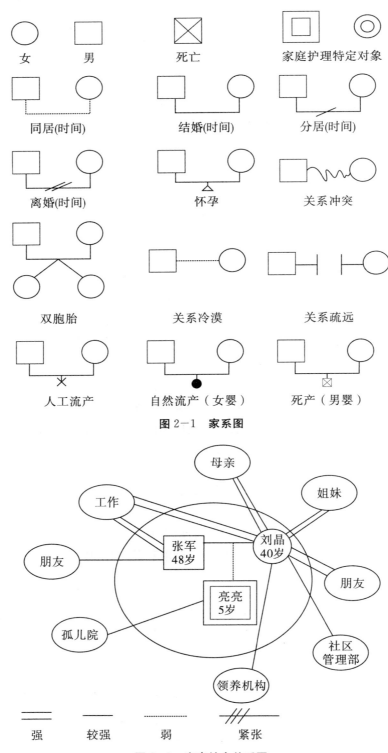

图 2－1 家系图

图 2－2 家庭社会关系图

2. 家庭护理诊断

家庭护理诊断是针对个人、家庭或社区现存的或潜在的健康问题以及生命过程反应所下的临床判断。它是在评估的基础上对所收集的资料进行综合分析，从而确定服务对象存在的健康问题并进行护理诊断的过程。家庭护理诊断可运用 NANDA 诊断系统或 OMAHA 系统。

3. 家庭护理计划

家庭护理计划制订的关键是家庭护理目标的确定。目标的陈述要简单明了、切实可行，服务对象要乐意接受，制定的目标应可被观察和测量，以增进服务对象及其家属的信心。同时，鼓励服务对象共同参与目标的制订，调动其积极性。

4. 家庭护理实施

家庭护理实施是将家庭护理计划付诸行动的阶段，以家庭实施为主，包括以下几点：①帮助家庭应对疾病和各种压力的措施；②教育和指导家庭应对发展中危机的措施；③促进家庭有效地利用资源的措施；④帮助家庭保持有利于健康的环境的措施；⑤针对家庭成员健康状况提供医疗与护理的措施。

5. 家庭护理评价

家庭护理评价的具体内容见表 2-9。

表 2-9　家庭护理评价

		内容
评价方法	过程评价	又称形成性评价，指发生在护士与家庭交往过程中的评价。护士根据阶段性评价的结果，对护理诊断、护理计划和评价标准进行修改和补充
	结果评价	又称终结性评价，指发生在家庭与护士关系终结阶段的评价，主要评价家庭在接受护理措施后是否达到了预期的效果，根据终结性评价的结果决定是否结束家庭护理
评价过程	评估阶段	评价收集的资料是否可靠、全面、完整，是否有利于确定家庭主要的健康问题
	诊断阶段	评价护理诊断是否是围绕家庭健康的主要问题提出，家庭成员对护理诊断的反应
	计划阶段	评价家庭护理计划的制订是否充分考虑到家庭的资源优势，家庭成员是否都赞成所制订的护理计划
	实施阶段	评价家庭护理计划执行是否顺利，是否存在阻碍家庭护理计划实施的因素，家庭护理的结果
评价结果	问题解决	家庭护理需求部分或全部得到满足，不再需要护理干预
	继续执行	通过评价发现所制订的计划实施是有效的，但问题没有得到应有的解决，需要继续执行
	修改计划	为了使家庭护理计划真正符合家庭所需，应根据评价的结果对护理计划进行修改，直到问题最终得到解决

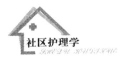

四、家庭访视

家庭访视简称家访，是指为促进和维持个体、家庭的健康，在服务对象的家庭环境中提供的护理服务活动，是开展社区护理的重要手段。社区护士通过家庭访视，了解家庭环境、家庭结构、家庭功能和家庭成员的健康状况，从而发现家庭健康问题，实施护理活动，解决家庭健康问题，维持和促进家庭健康。

（一）家庭访视的目的

家庭访视用科学的方法了解服务对象的情况，明确服务对象的健康需求，发现问题，制订和实施合理的家庭护理计划，以减少影响家庭健康的危险因素，解决健康问题，达到促进服务对象健康的目的。

1. 协助家庭发现健康问题

了解家庭成员的健康状况，了解家庭生活环境中影响家庭健康的因素，及时协助家庭发现家庭成员某些与健康相关的问题。

2. 确认影响家庭健康的危险因素

确认影响家庭健康的危险因素，并逐步消除，确保服务对象的家庭健康。

3. 寻求在家庭内解决问题的方法

收集服务对象家庭的一手资料，直接与服务对象合作，根据现有家庭资源采取适当措施，进行有针对性的家庭护理。

4. 提供护理服务

为缺乏自我护理能力的服务对象提供适当、有效的护理服务。

5. 促进家庭功能

为家庭提供有关促进健康和预防疾病的健康教育，鼓励家庭成员积极参与，提高家庭成员的自我健康管理能力，促进家庭成员掌握与疾病相关的保健与护理知识，有效促进家庭功能，维持家庭健康。

6. 提供判断社区健康问题的线索

通过对社区某些具有共同健康问题的家庭进行分析，可能找出社区存在的健康问题。

7. 促进支持系统的有效利用

建立有效的支持系统，鼓励家庭充分利用有关的健康资源，为家庭护理服务对象提供心理支持，增强其战胜疾病的信心，使其舒心地在家庭中生活。

8. 帮助社区护士与访视家庭建立良好关系

家庭访视工作中，社区护士对服务对象的深入了解，使社区护士与服务对象间建立起融洽的关系，有利于家庭护理计划的实施。

（二）家庭访视的类型

1. 预防性家庭访视

预防性家庭访视可预防疾病和促进健康，主要用于妇幼保健性家庭访视与计划免疫等。

2. 评估性家庭访视

评估性家庭访视常用于有年老体弱患者的家庭和有家庭问题的家庭，目的是对服务对象的家庭进行评估，通常是一次性的。

3. 连续照顾性家庭访视

连续照顾性家庭访视主要用于慢性病患者、活动不便者、康复患者及临终患者等，定期连续性地进行，目的是为其提供连续性的照顾。

4. 急诊性家庭访视

急诊性家庭访视主要解决临时、紧急的情况或问题，如外伤、家庭暴力等。

（三）家庭访视的基本原则和步骤

1. 基本原则

家庭访视的基本原则：①按计划进行家庭访视；②保护被访问家庭的隐私；③熟练掌握人际沟通技巧，获得服务对象的信任；④利用熟练的专业技能，保证服务对象的安全；⑤与服务对象共同完成计划的制订、实施和评价；⑥掌握并充分利用社区的资源。

2. 访视顺序

一般家庭访视活动的顺序：①以群体为先，个体为后；②以传染性疾病为先，非传染性疾病为后；③以急性病为先，慢性病为后；④以生活贫困、受教育程度低者为先；⑤一天访问多个家庭时，先访视没有传染性疾病的患者，后访问有传染性疾病的患者。另外，还要根据访视对象存在的健康问题的严重性决定访视顺序，如首先为新生儿，再为孕妇，最后是结核病患者。

3. 基本步骤

家庭访视一般可分为三个步骤：访视前、访视中和访视后。

（1）访视前。访视前主要是做好家访的准备，主要包括：①确定访视家庭，熟悉访视家庭情况及家庭成员的相关健康信息，明确家访的目的，制订具体的访视计划；②根据访视目的准备和检查访问包，准备必要的记录单、仪器设备和药品、护理用品等；③通过电话确定家庭访视的日期及具体时间，并了解服务对象的态度；④确认地址和路径，准备简单的地图；⑤在工作单位留下家访住户的名称、路线、访问目的、出发时间及预计返回时间。

（2）访视中。访视过程中需要运用护理程序，主要包括：①介绍社区护士所属单位的名称和护士本人，解释访问目的、所需时间等，使服务对象放松，并感觉受到尊重；②与服务对象及家庭建立友好的关系，掌握现有的健康问题或上次访视后疾病的变化情

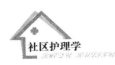

况；③实施护理干预，如健康评估、健康教育、护理操作，并核查是否有被遗漏的健康问题，护理操作过程中，注意周围的清洁，妥当处理医疗垃圾，避免污染；④与服务对象共同制订护理计划，提高服务对象解决问题的能力；⑤及时回答服务对象的提问，必要时介绍转诊单位；⑥简要记录访视情况，与服务对象预约下次家访的时间，整理用物并洗手。

（3）访视后。主要包括：①做好相应的处理，如对服务对象做转诊安排，整理、补充物品和消毒仪器设备；②做好家访中的护理活动的记录，内容包括服务对象的反应、检查结果、现存的健康问题、协商内容和注意事项等；③及时评价访视活动，如达标程度、服务对象的反应、护理效果等，再根据家访中收集的信息，核对或调整护理计划，并为下次家访制订计划；④与其他相关健康工作人员交流服务对象的情况，如进行个案讨论、汇报等。

（四）家庭访视的优缺点

1. 优　点

家庭访视的优点表现在以下几方面：①在服务对象的生活环境中收集可信度较高的资料，有助于获得明确的护理诊断；②可观察家庭环境，明确有碍于家庭健康的因素和支持因素，提供适合服务对象的教育；③可以为服务对象节约时间，提供更方便的护理服务；④可提供综合性的家庭护理，提高家庭的自我健康管理能力。

2. 缺　点

家庭访视的缺点表现在以下几方面：①散漫的家庭环境可能影响健康咨询；②无法与他人共享相关的经验；③不能得到专家的建议或意见；④时间和费用消耗较大。

（五）社区护理人员的安全管理

在家访过程中，尽管影响护士个人安全的问题并不多见，但是不安全的因素始终是存在的。因此，社区护士在家访的整个过程中必须注意自身的安全问题。

1. 家访前

（1）准备充分。家访前与该机构其他人员一起制订和确认行程计划，包括家访的时间和访视家庭的地址、电话等。

（2）寻求陪同。在一些偏僻的地区，社区护士有权要求访视时有陪同人员。访视的对象是单独的异性时，应考虑是否需要一个陪同者同行。

（3）确认信息。访视前尽可能用电话与被访视的家庭取得联系，确认家庭所在位置及访视时间。

2. 家访过程中

（1）适时离开。如果在家访时遇到有情绪异常的服务对象，而且对周围的陌生环境无法控制时，社区护士在提供急需的护理服务后可离开现场；在服务对象的家中看到一些不安全因素，如打架、酗酒、吸毒等，可立即离开。

（2）穿着得体。社区护士按单位规定穿制服和舒适的鞋子，必要时能够跑动。随身携带身份证、工作证及零钱，不佩戴贵重的首饰。

（3）用物安全。家庭访视时，社区护士随身携带的护理箱应在其视野内，不用时把它盖上，以免小孩或宠物好奇玩弄导致不必要的误伤。

（4）家属在场。家访时，尽可能要求服务对象的家属在场。

五、居家护理

居家护理（home care nursing）是在有医嘱的前提下，社区护士直接到患者家中，为居住在家中的患者、残障人士、精神疾病患者提供连续的、系统的基本医疗护理服务。患者在家中不仅能享受到专业人员的照顾，还能享有正常的家庭生活，能减轻家属的负担，节省医疗和护理费用。

（一）居家护理的目的

（1）患者方面：①为患者提供连续治疗与护理；②方便患者生活，增强其自我照顾的意识和能力；③缩短患者住院时间；④控制并发症，降低疾病复发率及再入院率。

（2）家庭方面：①增强家庭照顾患者的意识；②提供给患者及其家属护理相关知识与技能；③减轻家庭经济负担。

（3）专业方面：①增加医院病床利用率，降低患者的医疗费用；②扩展护理专业的工作领域，促进护理专业的发展。

（二）居家护理开展的条件

1. 护理费用纳入保险

护理费用纳入相关保险是居家护理的基本保证。

2. 经营有方

要有明确的经营方向和资源管理方法，这样才能使居家护理得到发展。

3. 制度健全

要有明确的转诊及相关制度，如居家患者病情变化需要住院治疗时如何入院，需要继续治疗和护理的患者出院后如何获得居家护理等。

4. 家庭支持

患者家中必须有能负担得起照顾责任的人，因为护士只能定期到家中进行护理和指导，24小时的照护主要依靠患者及其家人。

（三）居家护理的形式

居家护理主要有两种形式，即家庭病床和家庭护理服务中心。家庭病床是我国常用的居家护理形式，国外如美国和日本等国家通常从家庭护理服务中心派遣社区护士进行居家护理。

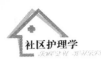

1. 家庭病床

目前我国的居家护理多数以家庭病床的形式存在。

（1）发展历史。家庭病床出现于 20 世纪 50 年代，首先出现的是专科家庭病床，随后，其范围很快扩展到各类疾病。1958 年，卫生部在天津市召开了家庭病床现场会议，家庭病床得到一定的发展，但由于各种原因未能很好坚持。20 世纪 80 年代第二次全国范围内家庭病床的建立是作为一项城市医院改革措施而蓬勃兴起的。1984 年，卫生部在天津市召开了全国家庭病床工作经验交流会，并于同年发布了《家庭病床暂行工作条例》，家庭病床工作在全国迅速发展。目前，家庭病床在全国各地广泛开展，但我国没有统一的要求，各省市根据本地区的特点和需要制定了相应的政策和制度，部分地区把家庭病床列入医疗保险的范围。

（2）积极意义。家庭病床的建立促进了医疗资源的有效利用和重新分配，医院可以加快病床的周转率，患者可以降低住院费用、减轻经济负担、保持治疗的连续性、避免住院造成的交叉感染。但由于到各家庭进行护理需要大量护士、紧急情况抢救受阻、经费支出开销较大等弊端，家庭病床在开展中存在一定的困难。目前多数家庭病床侧重于治疗，而预防疾病、维护健康和促进健康方面的工作还开展得不够。

（3）机构设置。近年来出现了设置在社区卫生服务机构的家庭病床，并有逐渐增多的趋势。综合性医院设立的家庭病床，其患者的诊疗费用由基本医疗保险承担，但其经营费用并非独立核算，一般纳入医院的整体规划。社区卫生服务机构的家庭病床经费多数由服务对象个人承担，部分地区加入当地的医疗保险，诊疗费按医疗保险规定承担，巡诊手续费等由服务对象自理，每次 15~20 元不等，由社区卫生服务中心独立经营。

（4）工作人员。工作人员不固定，由综合性医院或社区卫生服务中心派遣病房或门诊的医生和护士到服务对象家中进行诊疗和护理。

（5）服务方式。门诊就诊或病房住院的患者经医生的判断建立家庭病床。有的地区是本人到特定医院申请，医生到家中进行评估后，经医保部门审批，办理登记手续，就可以建立家庭病床。一般每周进行居家护理 2 次，3 个月为一个疗程。

2. 家庭护理服务中心

家庭护理服务中心是对家庭中需要护理服务的人提供护理的机构。目前我国还没有，但在一些发达国家已有这种机构，美国称之为家庭服务中心，日本则称之为访问护理中心。世界各国正积极推广和利用这种居家护理形式，它是居家护理的发展方向。

（1）机构设置。该类机构一般是由社会财团、医院或者民间组织等设置。其经费独立核算，经费来源主要是护理保险机构，少部分由服务对象承担。

（2）工作人员。其工作人员一般固定，由主任 1 名，副主任 1 名，医生 1~2 名，社区护士数十名，护理员和家政服务员数十名，康复医生数名，心理咨询师 1 名，营养师 1 名组成。中心的主任和副主任多由社区护士担任，也有的地方由医生担任。

（3）服务方式。需要利用该机构的服务时，首先由个人到服务中心申请，接到申请的服务中心派出社区护士到申请者家中进行评估性家庭访视，其评估内容一般包括家庭环境和医疗护理需求等。

（四）居家护理的程序

居家护理程序中的各项内容将记录护士在家庭实施护理活动的全过程，应尽量以表格形式出现。

1. 护理评估

根据我国开展社区卫生服务的现状分析，目前有连续性（长期）家庭护理需求者多为老年人、慢性病患者和部分残疾人。因此，这里将着重介绍对上述人群的护理评估。

（1）目的。全面地评估社区慢性病患者/老年人现阶段的整体健康状况，为延长患者或老年人有活力的预期寿命（无残障生命年）、社区护理干预及长期管理提供依据。

（2）内容。①家庭评估：包括对家庭及其成员基本信息的收集、对家庭结构的评估、对家庭生活周期阶段的判断、对家庭压力及危机的评估、对家庭的评估、对家庭资源的了解等；②确定服务对象、开展护理活动：发现有现存或潜在健康问题的服务对象，根据该服务对象及其家庭需求、护士能力、时间、人力资源、卫生资源利用等情况进行综合分析，以确定重点服务对象及护理活动。

2. 护理计划

制订护理计划应充分尊重患者的自主权并遵循以下原则：①尊重患者及其家属的权利，家庭护理计划制订前先考虑患者及其家属的知情同意和可参与性；②以人为本与个性化相结合；③团队合作；④制订护理计划表。

3. 护理实施

（1）实施内容。居家护理内容一般包括：①帮助家庭应对疾病或功能丧失；②教育和指导家庭正确应对发展中的改变；③发掘、合理利用家庭资源服务于患者；④帮助家庭改善环境以促进健康；⑤提供病情所需的医疗与护理措施。

（2）实施记录。护理措施、病情变化、治疗及护理过程应一并记录在护理病历中。护理计划中的部分内容如胰岛素注射、血压测量等，也可由其家属或患者本人来执行，但必须按照护嘱要求进行记录。

4. 护理评价

（1）评价方法。评价方法包括过程评价和结果评价。

（2）影响因素。影响因素主要包括资料的可得性，可利用资源的多寡程度，家庭期望的高低，家庭与护士的交往状况，护士的态度等。

（3）评价内容。评价内容主要包括目标是否达到，患者护理效果（包括患者知、信、行的改变），患者及其家属的满意度。

（4）评价结果。评价虽然是护理程序的最后一个步骤，但在许多情形下，它也是个开端。评价可帮助护士修改护理计划，从而提高服务质量。

5. 注意事项

在居家护理全程中需考虑以下几个问题：①家庭与健康的相互影响；②家庭生活周期中的健康问题；③适时使用家庭功能评价量表；④家庭护理中的三级预防（如健康教

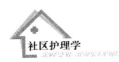

育、指导与咨询）；⑤周期性体检与筛查；⑥服务对象日常生活活动能力的评价；⑦病情观察及治疗与护理；⑧经济上的花费。

第五节 以人为本的健康照顾

以人为本的健康照顾是社区护理的基本原则之一，根据其特点又被称为以患者为中心的照顾、人格化的照顾或个体化的照顾。以人为本的照顾包括两个方面的内容：一是理解疾病，治疗疾病，预防疾病；二是理解患者，服务患者，满足患者的需要。前者是纯技术性的服务，而后者包含更多的艺术性成分；前者是每一名护士必须掌握的技能，而后者体现了社区护士的灵魂。

一、以人为本的医学模式背景

（一）以疾病为中心的生物医学模式

以疾病为中心的诊疗护理模式是建立在生物医学模式基础上的，它着重于识别疾病的特定病因、症状和体征，而且越来越依赖高科技的诊疗护理手段。这种医学模式依靠强大的科学实力，具有理论和方法简单直观、检查结果可得到科学方法确认等优点，在特定的历史阶段对防治疾病、促进人类健康做出了巨大的贡献。同时，由于存在如下的缺点，以疾病为中心的生物医学模式越来越不能满足现代社会人群的健康需求。

1. 过分强调寻找疾病

在生物医学模式下，搜集资料、解释症状和体征以及做处理决定时，都服从于一定的疾病假设，判断患者有无问题及问题是否严重，都以其是否存在生物医学的疾病作为评价标准。而疾病谱的改变使这一模式越来越显得陈旧。美国两位医生（Kroenke 和 Manselsdorff，1989）调查分析了一家内科诊所 3 年中 1000 个门诊患者的记录，发现其中记载了 567 个新的主诉，医生为超过 2/3 的患者做了实验室检查，而仅有 16％的患者发现有一种以上的器质性疾病。在诊断上，用于查找器质性改变的花费相当高，特别是以头痛和腰痛为主要症状的患者，分别为 7778 美元和 7263 美元。

2. 重视疾病忽视患者

这种以疾病为中心的诊疗模式注重疾病的诊治，忽视患者的需要，最终导致诊疗过程的机械化、失人性化。生物医学方法只评价生理疾病，而不评价患者（患者的疾病体验和生活质量等）。

3. 不利于患者遵医

在以疾病为中心的生物医学模式的指导下，护士易于忽视患者的主观能动性，很少对患者解释疾病的原因和采取某种治疗措施的理由；而患者常常是被动地接受护士的检查和处理，很少参与诊疗过程。医疗服务鼓励了患者的依赖性而不是培养其主动性。护士较少关注疾病带给患者的特殊"自我威胁"（诸如功能状态的破坏、控制力的丧失或信心的减少等），有可能造成患者对疾病的体验更加恶化，这必然影响患者的遵医行为。

4. 易于片面封闭

以疾病为中心的生物医学模式趋向于封闭性的思维方式，它把人从其具体的人文社会情景中孤立出来，把人作为疾病的载体来对待。护士将注意力定向于某一种或几种特定的生理改变，片面强调症状、体征的典型意义。对患者的健康照顾，常常局限于处理症状和体征，忽略了患者的心理和社会方面的需求，是一种典型的"只见疾病，不见患者"的不完善的医学模式。

（二）以人为本的生物—心理—社会医学模式

生物—心理—社会医学模式认为，人是通过与周围环境的相互作用和系统内部的调控来维持健康状态的。宏观世界包括了人与家庭、社区、文化、社会、国家和生态环境之间的关系，属于生理学、社会学、经济学、伦理学和人类学的范畴，是复杂的、难以量化的世界。微观世界包括了人与其机体中系统、器官、组织、细胞和生物大分子的关系，属于生命科学的范畴，常常可以精确量化。所以，医学除了关注生命科学领域所研究的人的微观世界，还要关注人文社会科学等领域所研究的人的宏观世界。

进入 21 世纪以来，在生物—心理—社会医学模式的指导下，以人为本的生物—心理—社会医学模式逐渐取代以疾病为中心的生物医学模式而占据主导地位。以人为本的生理—心理—社会医学模式是指一种重视人胜于重视疾病的健康照顾模式，它从生理、心理和社会三个方面去完整地认识和处理人的健康问题，将人看作既具有生理属性又具有社会属性的"完整的"个体，将患者看作有个性、有情感的人，而不仅仅是疾病的载体。这种以人为本的生理—心理—社会医学模式，其照顾治疗的目的不仅仅是要寻找出有病的器官，更重要的是维护服务对象生理、心理和社会三方面的整体健康，满足患者生理、心理和社会三方面的需求。为实现这一目的，医护人员必须从人的整体性出发，全面考虑，将服务对象视为重要的合作伙伴，以人格化、高度情感化的服务调动患者的主动性，使其积极参与自身健康维护和疾病控制的过程，从而达到良好的效果。

二、以人为本的基本概念

（一）疾病、病患和患病

英语中与生病有关的词汇，最常用的是 illness、disease、sickness。现代医学心理学、医学社会学等学科通过对人类患病相关情况的研究，将这三个词汇做如下区分：

（1）"disease"译为"疾病"，指可以判明的人体生物学上的异常情况，可以通过体格检查、实验室化验或其他特殊检查加以确定。

（2）"illness"译为"病患"，即有病的感觉，指一个人的主观感觉和判断，泛指不适的感觉，可能同时存在生物学上的异常情况，也可能仅仅是个体心理和社会方面的失调。

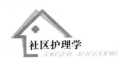

（3）"sickness"译为"患病"，是指一种社会地位或状态，即他人（社会）知道此人处于不健康状态。本人可能有病，也可能是他人（社会）知道此人处于"不健康"状态。

以上三种情况可以单独存在、同时存在，抑或交替存在。如一个人可能有明显的"病患"，如胸闷、心悸，但却查不出是什么"疾病"，他如果因此告诉别人，就被认为是"患病"了，被别人视为"患者"。如一个人有严重的"疾病"，如肝癌，但在早期，并没有不适，即无"病患"，因而未就医，别人也不知情，一旦病情进展，出现症状（病患）而就医，确诊为肝癌（疾病），那么他就"患病"了。

（二）社区护士的"患者"范畴

以疾病为中心的生物医学模式充分强调了 disease（疾病）的地位，却不重视 illness（病患）和 sickness（患病）这两种情况，以人为本的生理—心理—社会医学模式则强调要对三者同等对待。社区护士应具备三种眼光：用显微镜般的眼光检查患者机体的病灶；用肉眼审视患者，了解其当下患病的体验；用望远镜般的眼光观察患者的"身后"，了解其社会情境（背景）。这样，就把护士的"全方位"或"立体性"思维方式表达出来了，并将这种思维模式与患者的三种需求联系在一起。

患者不是各器官、系统或躯体、心理、社会等单一部分的简单叠加。新的医疗框架将是以人为中心的，人的生活质量将作为和疾病同等重要的另一个因素予以考虑。专科护士专门接受基层护士转诊过来的疑难危重患者，他们的任务是救死扶伤，为基层护士释疑解惑。他们采用以疾病为中心的诊疗护理方法，是可以被患者及家属理解和接受的。但在基层工作的社区护士，面对的多数是常见病、多发病、慢性病、轻症患者以及健康人群，这就决定了社区护士必须对人负责，而不仅仅是对疾病负责。由于社区护士所接纳的服务对象包括患者、亚健康人群和健康人群，不同的人群有不同的医疗保健需要，因此社区护士必须根据服务对象的不同需要提供相应的服务。

（三）以人为本的护理原则

1. 无疾病期

理解患者的病患与苦恼，并作相应的咨询、预防保健、关系协调、生活方式改善等整体性照顾。

2. 疾病尚未分化期

护士应能识别问题，早查早治，提供预防性干预，逆转"健康"向"疾病"的发展。

3. 疾病期

疾病发生后，特别是慢性病确诊后，为减少并发症和后遗症，避免残障，社区护士应提供康复和善终服务。护士应充分了解患者的病患和（或）患病体验以及患者的生活态度与价值观，经过医患互动，双方商定其带病健康生存的最佳平衡状态，并制订长期管理计划，在实施计划过程中不断提高其遵医性，从而提高患者管理的质量。

综上，社区护士要发展一种综合性、整体性、持续性和人格化的卫生服务模式，而这种卫生服务模式要求社区护士既要了解疾病，又要理解患者。

三、以人为本的患者照顾方法

（一）进入患者的世界

以人为本的生物—心理—社会医学模式的基本点是护士要进入患者的世界，并用患者的眼光看待疾患。传统的以疾病为中心的生物医学模式则是护士试图把患者的疾患拿到自己的世界中来，并以自己的病理学参考框架去解释患者的疾患。

在我国，加强以人为本的教育培训，使更多的护士能在社区将服务对象视为整体的人而给予更有人情味的照顾，并能以健康代理人的身份为患者提供其他专科的有关咨询与双向转诊，更能迅速得到群众的拥护。

（二）以人为本的服务模式

1. 理解患者

（1）理解患者的整体性。患者是有高级生命的人，不是需要修理的机器，也不是生化反应的容器。患者不等于躯体、精神、社会、疾病的简单相加。了解一个完整的人，必须了解他的背景和关系，了解躯体各个部分的性质和功能，最后应理解患者、精神、社会之间的相互关系、相互作用和结果。

（2）理解患者的感情需要。生命属于人且只有一次，人的生命是无价的，应该受到特殊的尊重和保护。护士的职业性质决定其任务是保护和抢救人的生命。同时，患者作为一个特殊的人，在感情上也有许多特殊的需要，感情支持是患者康复最有效的动力。患者希望得到护士的关心和同情，要求与护士进行感情交流，成为朋友，以增加安全感和战胜疾病的信心。

（3）理解患者的尊严与权利。在医患关系中，护士往往扮演权威和决定者的角色，这不利于患者与护士进行平等的交往，患者的尊严和权利也就难以得到应有的尊重。社区护士只有与患者成为朋友，进行平等的交往，建立互相尊重、互相关心的平等关系，才能充分尊重患者的尊严和权利。

（4）理解患者的主观能动性。在医患关系中，患者往往扮演被动接受者的角色，这种盲目遵医的行为增加了治疗的危险性。患者作为一个有主观能动性的人，有很大的康复潜力。只有充分发挥患者的主观能动性，才能充分调动患者的康复潜力。社区护士的服务理念是通过教育、咨询和帮助，发挥患者的主观能动性，使患者成为能有效解决自身问题的人。

（5）理解患者的个体化倾向。对专科护士来说，疾病都由症状、体征和阳性的实验室检查结果构成，针对某一类疾病的治疗原则也大同小异。而对社区护士来说，每一个患者的问题都是不同的，因为每一个患者及其所处的环境都不一样，同一种疾病在不同的患者身上会有不同的反应和意义。早在1930年就有人认为：一种疾病的治疗（原则）

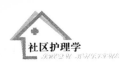

可能是非个体化的，但对一个患者的照顾却完全是个体化的。

（6）理解患者的角色。患者角色是指从常态的社会人群中分离出来的，处于病患状态中、有求医行为和治疗行为的社会角色。当一个人患病之后，他在社会中的身份与角色就开始发生改变，并且表现出与这一角色相符合的行为。患者角色包括两种权利和三个义务。两种权利：①可以解除、暂时免除或减轻日常的责任；②对自己陷入患病状态是没有责任的。三个义务：①寻求帮助的义务，即患者本人积极求医或者请别人代其求医；②有恢复健康的愿望；③与医务工作者充分合作。

2. 了解患者的就医背景

患者的背景资料不可能在一次就诊中就被完整地了解，这一方面需要在连续性服务的基础上不断积累；另一方面，护理人员要与患者建立一种友好的关系，以便不断深入、全面地了解有关的背景资料。

（1）社会背景，包括文化修养、职业、宗教信仰、政治地位、经济状况、人际关系、社会支持网络、社会适应状况、社会价值等。

（2）社区背景，包括团体关系、社区网络、社区意识、社区资源、社区环境及社区影响等。

（3）家庭背景，包括家庭结构与功能状况、家庭的生活周期、家庭资源、家庭角色、家庭关系及家庭交往方式等。

（4）个人背景，包括性别、年龄、气质与性格、需要与动机、爱好与兴趣、能力与抱负、潜意识矛盾、生活挫折及防御机制等。

3. 明确患者的就医原因

是什么促使患者在这个特定的时刻就诊？最近的研究发现，出现症状后，30%～40%的人将不理会这些症状，30%～40%的人会采取自我保健措施（如自己买药吃），10%～20%的人会征询亲戚朋友的意见或寻求民俗治疗，仅5%～20%的人寻求专业性的医疗服务。促使患者就诊的常见原因如下：

（1）躯体不适。躯体方面的不适超过了忍受的限度。

（2）心理焦虑。患者对一些症状或疾患的意义产生了误解，引起了严重的焦虑反应，迫使患者寻求医护人员的帮助。

（3）出现信号行为。患者既没有病痛，也没有严重的焦虑，只是认为一些信息（体征或症状等）可能与某些疾病有关，即患者认为发现了一些可能报告不健康状况的信号，希望与医护人员一起讨论有关的问题或作出诊断。

（4）管理原因。有就业前体检、开病假条、医疗证明、民事纠纷等问题。

（5）机会性就医。患者仅仅因为有机会接近医护人员而顺便提及自己的某些症状。

（6）周期性检查。出于周期性健康检查或预防保健的目的，没有不适。

（7）随访。患者就医护人员的预约来就诊，主要是一些慢性病患者，随访的目的可能出于诊断、治疗、支持的需要，也可能是为了维护良好的医患关系或出于职业兴趣、研究的需要。

4．了解患者的期望

患者总是带着"医好病"的期望来就诊的。患者对医疗的满意度取决于医护人员对其期望的满足程度。而往往是患者的期望值越高，越容易产生不满。虽然患者对医护人员的期望有个体差异，但也有一些期望是共同的。

（1）护士品德。患者希望护士医德高尚。

（2）医疗技术。患者希望护士能迅速作出护理诊断，解除病痛。

（3）服务技巧。患者希望护士能说服自己，让他对自己的问题有一个清晰的印象，并有机会参与讨论，发表自己的意见和看法，最后能参与决定解决问题的方案。

（4）就诊结果。患者不希望护士说"我没有办法"，更不希望护士说"你得了绝症，只能回家休息了"。即使疾病可能是无法治愈的，社区护士仍应为患者服务，对患者负责。

5．了解患者的需要

马斯洛需要层次理论认为，人的需要是有层次的，由低级到高级可分为五个层次：生理需要、安全需要、归属和爱的需要、自尊的需要、自我实现的需要。一般来说，人的需要从低到高，随着下一级需要的满足而产生更高一级的需要。越是低级的需要往往越强烈，而高级需要一旦形成又可以压倒其他低级需要。社区护士在护理服务对象时需要明确层次，分类进行。

6．了解患者的疾病因果观

疾病因果观是指患者对自身疾病的看法，是患者解释自身健康问题的理论依据，受个人文化、性格、家庭、宗教信仰和社会背景等因素的影响。就诊时，患者常根据自己的疾病因果观来叙述病史，常强调支持自己疾病因果观的线索，而忽视其他线索。医护人员若不了解患者的疾病因果观，就无法正确理解患者的真实症状和体征以作出正确的诊断。

7．了解患者的健康信念模式

健康信念模式是人们对自身健康的价值观，反映了人们对自身健康的关心程度。健康信念模式影响患者对医嘱的依从性，影响患者与护士的合作程度，同时也影响患者对疾病的焦虑程度和反应方式。健康信念模式主要涉及就医行为的价值和可能性，它存在两个主要影响因素：一是对疾病威胁的感受，包括疾病对人危害程度（严重性）及个人被侵犯的可能性（易感性）；二是对保健行为带来利益的认识。一般情况下，如果某个特定疾病威胁很大，采取就医行为所产生的效益很高，则个体就可能就医，以获取适当的预防或治疗等措施；反之，则可能不会就医。这两个影响因素又会受到修正因素（包括个人的人口学特性、社会心理因素等）以及他人行动提示（包括护士、家人或同事的告诫，宣传媒介的诱导等）的影响。

（三）以人为本的服务内容

以人为本的服务内容包括两部分：一是针对患者的健康问题进行的服务；二是将患者作为一个人的服务。后者是以人为本的服务模式区别于以疾病为中心的服务模式的主要方面。以人为本就是要充分了解患者的就医背景，理解疾患对患者的意义、患者的患病体验

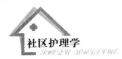

和行为、患者的期望，以便更好地帮助患者、满足患者的需要，使患者及其家属满意。

1. 用心倾听

用心倾听患者诉说表现出护士对患者的接受与关心，诉说对患者来说是一种发泄的行为，具有放松和心理治疗的作用，对于有严重焦虑的患者和老年患者来说更是如此。用开放式的问句引导可以避免对患者造成误导或忽视患者的主观需要。当护士把注意力集中于所假设的疾病时，容易采用封闭式的问诊方式，导致患者只回答护士感兴趣的问题而遗漏一些重要线索。

2. 理解感受

症状是患者对疾患的主观感受，但某些症状与疾病无特异性联系。社区护士必须首先接受患者的主观症状和体验，让患者觉得护士对他的每一个问题都在全面考虑和认真对待，这有利于取得患者的信任，建立良好的医患关系；相反，如果护士直接否认或怀疑患者症状与体验的真实性，会使患者产生不被接纳、不受尊重、不被信任的感受，将严重损害医患关系。

3. 详细解释

患者的不满有时来自对自身问题和治疗方案、治疗过程的不了解，由此导致患者了解自身健康问题和治疗方案的需要变得十分强烈。此时，护士有责任做出详细的解释，对没有树立正确疾病因果观和健康信念模式的患者进行必要的教育。

应向患者解释的内容：①导致疾患的原因及产生的机制是什么，问题有多严重，预后怎么样；②最好的处理方案是什么，需付出什么代价。

应向患者进行教育的内容：①对问题的发生、发展规律应有正确的认识；②执行治疗方案时的注意事项；③患者、护士、家庭分别在解决问题中扮演什么角色。

4. 自己决策

研究表明，不管是身体创伤、精神创伤还是道德创伤，其痊愈和康复都有一个自然的过程，并主要取决于患者本身的自然痊愈能力。护士的工作是提高患者的自然痊愈能力和排除妨碍痊愈的因素。患者本身才是康复的决定性因素，让患者在解决自身健康问题的过程中充当决策者，包括让患者了解自身的健康问题、让患者选择最佳治疗方案、让患者确定最佳健康目标、让患者自己承担适当的责任，最终充分发挥患者的主观能动性，提高患者的自然痊愈能力。社区护士仅扮演解释者、教育者、资料或方案提供者、帮助者、协调者等角色。

5. 全面支持

社区护士可以利用的资源有医疗和非医疗两大部分。医疗资源包括咨询、会诊、转诊等，非医疗资源包括社会资源、社区资源、家庭资源等。社区护士为个人提供服务时，应充分了解各种可利用的资源状况，采用以人为本的服务模式，为患者提供多方面的支持和帮助，使患者作为一个人得以顺利康复，而不仅仅是其疾病被治愈或症状得以缓解。

（张 群 秦素霞）

第三章　社区健康档案的建立与应用

学习目标

1. 掌握社区健康档案的概念，建立社区健康档案的目的与作用，社区健康档案的类型。

2. 理解个人健康档案、家庭健康档案和社区健康档案的内容。

3. 了解社区健康档案的建立、管理和应用，以及计算机在社区健康档案管理中的作用。

第一节　社区健康档案概述

社区健康档案（community health record）是记录社区居民健康有关信息的系统性文件，是社区卫生保健服务中有效的健康信息收集工具。社区健康档案是居民享有均等公共卫生服务的体现，是医疗卫生机构为居民提供高质量医疗卫生服务的有效工具，是各级政府及卫生行政部门制定卫生政策的重要参考依据。科学、完整和系统的居民健康档案，是全科医生和社区护士掌握居民健康状况的基本工具，是为居民提供连续性、综合性、协调性社区卫生服务的重要依据。建立健康档案和动态管理健康档案是社区护士的主要工作之一。

一、建立社区健康档案的目的

建立完整的社区健康档案，即建立包括以问题为向导的社区居民病史记录和健康检查记录、以预防为主的保健卡，以及个体、家庭和社区与健康有关的各种完整的记录，目的是使社区医护人员通过社区健康档案较全面地认识社区居民的健康状况、社区健康问题和卫生资源的利用状况，有的放矢地提供社区卫生服务。

二、建立社区健康档案的作用

1. 为解决居民主要健康问题提供依据

全科医生和社区护士利用健康档案能够全面系统地了解患者的健康问题及健康问题

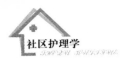

发生、发展的相关背景资料，更好地利用社区的人力、物力及财力资源，使居住地点分散的居民得到连续的、科学的卫生服务，从而为社区居民提供高质量的、连续性的医疗保健服务，满足社区居民对医疗服务的需求。电子健康档案的建立和发展使社区卫生服务的管理更加方便、科学，社区护士可根据病种对其进行分类管理，以便为社区居民提供更方便、优质、科学的社区护理服务，使社区卫生服务走上系统化、程序化、制度化的科学管理轨道。

2. 为全科医疗和社区护理教学、科研提供重要信息

健康档案涵盖了社区居民个体及其家庭的基本资料、健康状况及健康管理等全面、系统的健康信息，可以用于全科医疗和社区护理的教学及社区卫生服务人员的业务培训，以利于培养学生的临床思维能力，帮助社区卫生服务人员提高业务能力、积累工作经验。利用电子健康档案可以实现对健康信息的数据管理，为全科医疗和社区护理科研提供良好的素材和资料。

3. 为社区卫生规划提供资料来源

完整的健康档案不仅记载了社区居民的健康状况以及与之相关的全部健康信息，还包括了社区卫生机构、卫生人力等社区资源的有关信息。一方面，社区健康档案可以为社区卫生服务中心和其他部门提供医疗、预防、保健、计划生育、健康教育、康复医疗等信息；另一方面，可以成为医疗管理机构和政府决策部门收集基层卫生服务信息的重要内容，为确定社区卫生服务计划提供基础资料，对我国社区卫生政策的制定和卫生投入具有重要的参考价值。

4. 为社区卫生服务质量和技术水平提供评价依据

系统的健康档案能够观察社区居民得到持续性、全面性社区卫生服务的情况，可以作为评价全科医生和社区护士服务质量和技术水平的依据。

三、建立社区健康档案的方法

社区健康档案信息是动态的，通常由社区医生和社区护士共同建立，一般采用入户调查与日常医疗、预防和保健工作等相结合的方式来完成。

1. 入户调查建档

至少两名调查人员一组，一人逐项依次询问，另一人记录。入户前和当地居委会做好协调工作，张贴或发放告社区居民书等，告知区域住户调查人的信息，并确定调查时间；入户调查时调查人必须明确身份或佩戴胸卡；调查结束后将取得的资料认真分类、归档。

2. 结合日常业务工作建档

在社区居民到社区卫生服务机构寻求卫生服务的时候，做好建立社区健康档案的宣传工作，取得居民的配合，就地完成健康档案的建立工作。同时，可以结合社区的实际情况，积极开展个案管理工作，如高血压、糖尿病患者管理，儿童保健，孕妇管理等。

3．不断完善社区健康档案

随着社区居民对健康需求的多元化发展和对建档人员信任程度的增加，社区健康档案的内容逐渐丰富，要及时把增加的健康信息添加到居民健康档案中。

四、建立社区健康档案的基本要求

1．资料的真实性

居民健康档案是由各种原始资料组成的，其中如实记载了患者的病情变化、治疗经过、康复状况等详尽的信息。健康档案除了具有医学效应外，还具有法律效应，这就需要医护人员及社区居民保证资料真实可靠。

2．资料的科学性

社区健康档案作为医疗信息，应按照医疗文书的通用规范进行记录。各种图表制作、文字描述、计量单位的使用都要符合有关规定，做到准确无误。

3．资料的完整性

居民健康档案的完整性体现在各种资料必须齐全。一份完整的健康档案应该包括个人、家庭和社区三个部分，且记录的内容完整，包括患者的就医背景、病情变化、评价结果、处理计划等，并能从生物、心理、社会各个层面去反映居民的状态。

4．资料的连续性

社区医疗所采用的是以问题为导向的病历记录方式，把患者的健康问题进行分类记录，每次患病的资料可以累加，从而保持了资料的连续性。同时，通过病情流程表，可以把社区居民健康的动态变化记录下来。

5．资料的可用性

社区医疗是以门诊为主体的基层医疗，健康档案的使用频率很高。健康档案的内容设计要科学、合理，记录格式要简洁、明了，文句描述要条理清晰。

第二节　社区健康档案的种类和内容

一、社区健康档案的类型

根据档案主体，社区健康档案可以分为个人健康档案、家庭健康档案和社区健康档案三个类型。个人健康档案包括以问题为导向的健康记录和以预防为导向的健康记录。家庭健康档案通过对家庭各成员健康资料的总体分析得以建立。社区健康档案通过社区健康调查对社区卫生服务状况、卫生服务资源利用情况以及居民健康状况进行了解、统计、分析后得以建立。经过多年的工作实践，很多地区把家庭健康档案的部分内容纳入

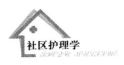

个人健康档案一并记录。

根据记录方式，健康档案可以分为纸质健康档案和电子健康档案。电子健康档案与新农合、城镇基本医疗保险等相衔接，可实现各医疗卫生服务机构间的数据共享，为社区居民跨医疗机构、跨地区就医提供了信息保证。

二、社区健康档案的内容

（一）个人健康档案的内容

个人健康档案包括以问题为导向的健康记录和以预防为导向的健康记录。

1. 以问题为导向的健康记录

个人健康档案除了记录社区居民的健康状况和疾病情况外，还记录影响居民健康的各种相关问题或因素。通常把影响居民健康的问题统称健康问题，包括已明确诊断的疾病、尚未明确鉴别的躯体症状、社会适应等问题。以问题为导向的健康记录（Problem Oriented Medical Record，POMR）包括患者的一般资料、健康问题目录、健康问题描述、重点人群健康管理记录表以及接诊记录表、会诊记录表、双向转诊单等。

（1）一般资料。患者的一般资料包括：①人口学资料，如性别、年龄、文化程度（受教育年限）、职业、医疗费用支付方式、社会经济状况等；②健康行为资料，如饮食习惯、运动、吸烟、饮酒、就医行为等；③既往史和家庭史，如既往所患疾病及治疗情况、外伤史、手术史、输血史及家庭成员所患疾病、遗传病史等；④生物学基础资料，如身高、体重、腰围、臀围、血压等；⑤生活环境，农村地区在建立健康档案时需根据实际情况对厨房排风设施、饮水、厕所、禽畜栏等进行记录。

（2）健康问题目录。健康问题目录记录了过去影响、现在正在影响或将来会影响患者健康的异常情况。健康问题目录中的问题可以是已经确诊的疾病名称，也可以是患者的某些异常症状、体征或是实验室检查结果，以及家庭问题、行为问题等。健康问题目录常置于健康档案的首页，这样便于全科医生和社区护士在短时间内迅速了解患者过去和现在的健康问题，全面知晓患者的健康状况。健康问题目录常分为主要问题目录和暂时（临时）性问题目录。主要问题目录（master problem list）主要记录慢性健康问题、健康危险因素以及尚未解决的健康问题；暂时性问题目录（temporary problem list）主要记录急性、短期或自限性健康问题，有助于全科医生和社区护士及时发现某些疾病的重要线索。

（3）健康问题描述。健康问题描述（health problem statements）指的是对健康问题目录中所列的问题依据编号采用"SOAP"的形式进行逐一描述。SOAP是以问题为导向的健康记录的核心部分，主要包括主观资料（subjective data）、客观资料（objective data）、对健康问题的评估（assessment）及健康问题的处理计划（plan）。①主观资料：患者或家属所提供的症状、病史、社会生活史以及患者对不适的主观感觉等。对于主观资料的记录要求尽量按患者的陈述来完成，避免将医疗卫生人员的看法加入其中。②客观资料：用各种检查、测量方法获得的有关患者健康问题的真实资料，主要包括体格检查、实验室检查、心理测量、行为测量结果以及观察到的患者行为、态度等。③对健康问题的评估：健康问题描述中最重要的环节。一份完整的健康问题评估表应包括健康诊断、鉴别诊断、问题的轻重程度及预后情况等。这种评估不同于临床医疗中以疾病为中心的诊断模式，其评估内容可以是躯体疾病、心理问题或社会问题，也可以是不明原因的异常症状。④健康问题的处理计划：不是以疾病为中心的一维计划，而应是体现以患者为中心，以预后为导向，涉及医疗诊断、制定治疗方案、保健指导、康复及健康教育等多方面内容的多维计划。

（4）重点人群健康管理记录表。重点人群主要包括0～6岁儿童、孕产妇、慢性病患者、重性精神疾病患者、老年人等。①0～6岁儿童的健康管理记录表：0～6岁儿童的健康管理记录表可具体分为新生儿家庭访视记录表、1岁以内儿童健康检查记录表、1～2岁儿童健康检查记录表及3～6岁儿童健康检查记录表。不同年龄阶段健康检查记录表要针对儿童生长发育特点设计，如新生儿家庭访视记录表包括新生儿出生情况、新生儿听力筛查、新生儿疾病筛查、喂养方式、脐带脱落、黄疸部位等内容。②孕产妇的健康管理记录表：包括孕早期、孕中期、孕晚期访视记录表及产后、产后42天访视记录表。通常在孕12周前由孕妇居住地的乡镇卫生院、社区卫生服务中心建立孕产妇保健手册。健康管理记录表的内容根据孕产妇各期临床诊疗及护理特点确定，如产后访视记录应包括恶露、会阴或腹部切口恢复情况、是否存在产褥感染、子宫复旧情况等内容。③慢性病患者的健康管理记录表：常见的有高血压患者随访服务记录表、2型糖尿病患者随访服务记录表等。高血压患者随访服务记录表应记录患者是否有头痛、头晕、心悸、胸闷、四肢发麻等症状，血压、下肢水肿、体重、体质指数等体征，日吸烟量、日饮酒量、运动、摄盐等生活方式，遵医行为、服药依从性、药物不良反应及患者用药情况等内容。2型糖尿病患者随访服务记录表则应记录患者是否有视物模糊、手脚麻木等症状，血压、体重变化、足背动脉搏动等体征及生活方式、空腹血糖、服药依从性、低血糖反应、药物不良反应等内容。④重性精神疾病患者的健康管理记录表：主要针对辖区内诊断明确、在家居住的重性精神疾病患者，对精神分裂、分裂情感性障碍、偏执性精神病、双相障碍、癫痫所致精神障碍、精神发育迟缓伴精神障碍等重性精神疾病患者的感觉、知觉、思维、情感、意志、行为、自知力等精神状况及社会功能情况、患者对家庭社会的影响、服药情况、危险性评估进行记录。⑤老年人的健康管理记录表：应包括辖区内60岁及60岁以上常住居民的基本健康状况，体育锻炼、饮食、吸烟、饮酒情况，患慢性病老年人的常见症状、既往所患疾病、目前用药、生活自理能力、体格检查情况、辅助检查等内容。体格检查包括脉搏、呼吸、血压、身高、体重、腰围的测量，皮肤、浅表淋巴结、心脏、肺、腹部等常规体格检查的结果，以及对口腔、视力、听力和运动功能等的粗测判断。

（5）接诊记录表、会诊记录表、双向转诊单。在社区卫生服务中，有的患者需要接受会诊、转诊治疗。接诊记录表和会诊记录表与医院现行的记录方式基本相同。社区卫生服务中的转诊是双向的，患者在上级医院的治疗、护理、检查情况都应记录在健康档案中。

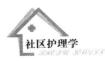

2. 以预防为导向的健康记录

以预防为导向的健康记录主要包括周期性健康检查记录表和免疫接种记录表。以预防为导向的健康记录体现了社区护理以健康为中心，以生物—心理—社会医学模式全方位考虑的工作特点，以达到早期发现、及时干预的目的。

（1）周期性健康检查记录表。周期性健康检查是根据社区主要健康问题的流行状况及社区居民的年龄、性别、健康状况等因素而设计的终身性的健康检查计划。周期性健康检查的目的是早期发现健康问题并能早期诊断、早期治疗。与传统的年度体检相比，周期性健康检查具有个体化、针对性强、连续性好等优点，可以实现对社区居民的健康监测。周期性健康检查记录表的内容通常是在不同年龄段基本检查方案的基础上，根据社区居民既往史、体格检查及实验室检查结果进行选择性调整后确定的。一份完整的周期性健康检查记录表应包括一级预防中的生长发育评估、健康教育以及根据社区居民具体情况而确定的定期检查项目及检查周期，并根据检查结果进行跟踪管理。

（2）免疫接种记录表。免疫接种记录表是根据我国卫生法规对某些特定人群实行的初级卫生保健记录，目前主要针对儿童的计划性或非计划性免疫接种。免疫接种记录表应包括免疫接种疫苗的名称、应接种时间、实际接种时间等内容。

（二）家庭健康档案的内容

家庭健康档案（family health record）是以家庭为单位，对居民家庭相关资料、家庭主要健康问题进行记录而形成的系统性资料。家庭健康档案可以单独记录家庭健康信息，也可以将家庭相关资料归记到个人健康档案中。家庭健康档案通常包括家庭基本资料、家庭评估资料、家庭主要健康问题目录及健康问题描述、家庭成员健康记录等。

1. 家庭基本资料

家庭基本资料通常置于家庭健康档案的首页，主要包括家庭地址，家庭成员数，家庭成员姓名、年龄、性别、受教育程度、联系电话等一般资料，还包括居住环境、厨房及卫生设施、家用设施等物理环境资料。

2. 家庭评估资料

家庭评估资料包括家庭结构、家庭功能、家庭生活周期、家庭资源等内容。目前应用较广泛的家庭评估方法和工具有家系图、家庭生活周期及"PRACTICE"模型等。

3. 家庭主要健康问题目录及健康问题描述

家庭主要健康问题目录主要记录家庭生活周期各阶段的重大生活事件及家庭功能评价结果。对家庭健康问题的记录通常无法利用国际疾病分类来命名，可以参照世界全科医学/家庭医生国立学院、大学和学会组织（World Organization of National Colleges, Academies and Academic Association of General Practitioners/Family Physicians; WONCA）于1997年修订、1998年出版的基层医疗国际分类（ICPC-2）中对社会问题的分类标准。对家庭主要健康问题的描述可按问题编号，以"SOAP"的形式进行问题描述。

4. 家庭成员健康记录

在家庭健康档案中，每一个家庭成员都应有一份个人健康档案，其内容参考个人健康档案部分。

（三）社区健康档案的内容

社区健康档案是记录社区健康问题、评估社区特征及健康需求的系统性资料。社区健康档案将社区作为服务主体，通过记录社区卫生资源、社区主要健康问题及社区居民健康状况，实现为社区居民提供以社区为导向的整体、协调的医疗卫生服务的目的。完整的社区健康档案应包括社区基本资料、社区卫生服务资源、社区卫生服务状况及社区居民健康状况四个部分。

1. 社区基本资料

社区基本资料主要包括社区自然环境和人口资料、社区经济和组织状况、社区动员潜力。

（1）社区自然环境。社区自然环境的主要指标包括社区的地理位置、辖区范围及饮用水状况、垃圾处理设备等。

（2）社区人口资料。社区人口资料的主要指标包括社区总人数、社区居民生育观念、人口自然增长率等。

（3）社区经济状况。社区经济状况的主要指标包括社区居民人均收入、消费水平等，其常与社会总产值、人均国民生产总值等进行对比。

（4）社区组织状况。社区组织状况主要指与社区居民健康相关的社区组织和机构，如居委会、志愿者协会、疾病康复中心等，要了解这些社区组织提供社区医疗协调性服务的态度和水平。

（5）社区动员潜力。社区动员潜力指的是社区中可以动员起来为居民健康服务的人力、物力、财力资源等。通常这些潜力需要全科医生和社区护士主动发现或开发。

2. 社区卫生服务资源

社区卫生服务资源是指社区卫生服务机构及社区卫生人力资源状况。

（1）社区卫生服务机构。社区卫生服务机构是指社区内现有的，直接或间接服务于社区居民的专业卫生机构，如医院、社区卫生服务中心、门诊部、妇幼保健院、福利院等。这些社区卫生服务机构的服务范围、优势服务项目、交通情况都应记录在社区健康档案中，这对患者双向转诊、会诊等工作的开展具有重要意义。

（2）社区卫生人力资源状况。社区卫生人力资源是指在社区各类卫生服务机构中医护人员及卫生相关人员的数量、年龄结构、职称结构及专业结构等。

3. 社区卫生服务状况

（1）门诊利用情况。包括一定时期内（通常为 1 年）的门诊量、患者就诊原因分类、门诊疾病种类及构成情况。

（2）转会诊情况。包括转、会诊率，转、会诊病种构成，转、会诊适宜程度分析及转诊单位和科室的情况。

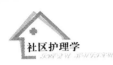

（3）家庭访视情况。包括一定时期内（通常为1年）的家庭访视人次、家庭访视原因，家庭问题分类及处理情况，家庭病床数等。

（4）住院情况。包括一定时期内（通常为1年）的住院率、平均住院时间、住院患者患病种类及构成等。

4. 社区居民健康状况

社区居民健康状况主要包括社区人口数量及构成、社区居民患病资料、社区居民死亡资料、社区居民健康危险因素评估。

（1）社区人口数量及构成。社区人口数量是制订社区卫生服务规划及确定卫生政策的重要依据。全科医生和社区护士可以到当地派出所、居委会、村委会获得辖区内的人口数量资料。人口构成中最基本的是人口的性别、年龄构成，通常利用人口金字塔的形式表示。人口构成还包括家庭构成、职业构成、文化程度构成、负担人口数等。

（2）社区居民患病资料。社区居民患病资料包括一定期间内（通常为1年）的发病率、患病率，社区疾病谱及社区疾病的年龄、性别、职业分布等。掌握社区疾病谱，可以为慢性病的医疗质量评价、医疗设施规划及医疗经费投入提供科学依据。

（3）社区居民死亡资料。社区居民死亡资料包括死亡率、死因顺位、死因构成、粗死因别死亡率、社区死因谱等。死因顺位即根据各种死因死亡数占总死亡数的比例由高到低排出位次，以反映社区居民的主要死亡原因。粗死因别死亡率指的是某种疾病所致的病死率，能够反映各类疾病对社区居民生命的危害程度。社区死因谱是根据社区居民死因构成情况排出的顺位。

（4）社区居民健康危险因素评估。社区居民健康危险因素评估常利用表格的形式，对社区居民生活压力事件、不良饮食习惯、获得医疗卫生服务的障碍因素等进行评估，也可以专门针对社区某部分群体，如冠状动脉粥样硬化性心脏病（冠心病）进行健康危险因素评估。

第三节　社区健康档案的管理与应用

为了使社区健康档案完整地反映个体、家庭和社区的健康状况，建立健全社区健康档案相关制度就显得十分重要。2009年12月1日发布的《卫生部关于规范城乡居民健康档案管理的指导意见》和2011年4月25日卫生部发布的《城乡居民健康档案管理服务规范》，对确定建档对象及居民健康档案管理流程作出了明确规定，对健康档案的建立、管理和应用各环节提出了具体要求。

一、社区健康档案的建立

（1）辖区居民到乡镇卫生院、村卫生室、社区卫生服务中心（站）接受服务时，医护人员负责为其建立居民健康档案，并根据其主要健康问题和服务提供情况填写相应记录，同时为服务对象填写并发放居民健康档案信息卡。

（2）通过入户服务（调查）、疾病筛查、健康体检等多种方式，由乡镇卫生院、村卫生室、社区卫生服务中心（站）组织医护人员为居民建立健康档案，并根据其主要健康问题和服务提供情况填写相应记录。

（3）已建立居民电子健康档案信息系统的地区应由乡镇卫生院、村卫生室、社区卫生服务中心（站）通过上述方式为个人建立电子健康档案，并发放国家统一的医疗保健卡。

（4）将医疗卫生服务过程中填写的健康档案相关记录表单装入居民健康档案袋统一存放。农村地区可以家庭为单位集中存放保管。居民电子健康档案的数据存放在电子健康档案数据中心。

二、社区健康档案的管理

（一）我国建档方式的现状

完整的社区居民健康档案包括个人健康档案、家庭健康档案和社区健康档案。在实际工作中，三种档案并不是完全独立的，许多社区在建立个人健康档案的同时，也收集了对应家庭的资料，个人健康档案亦是家庭健康档案和社区健康档案的基础资料。

1. 个人建档

个人建档即居民去社区卫生服务中心就诊或申请建立家庭病床时建立的健康档案，然后通过诊疗接触、家庭访视和居家护理等方式，个体健康档案和家庭健康档案逐渐完善。这种建档方式对社区居民的健康管理有重要作用，但由于仅限于就诊和申请居家护理者的健康管理，并不能代表社区居民的整体健康状况。

2. 家庭建档

家庭建档即通过全科医生和社区护士在一段时间内访问社区中的每个家庭及其成员，做一次全面调查而建立的健康档案。这种建档方式能收集辖区内所有家庭及其成员的基础资料，能对普遍存在的健康问题及其危险因素开展健康教育、健康检查，并有针对性地开展促进健康等活动。但是需要大量的时间、人力和物力，目前社区卫生服务机构正努力开展这项工作。

3. 社区建档

社区卫生工作者，主要是社区护士每半年或一年将社区居民健康相关资料和数据输入计算机，对社区健康状况进行动态监测和管理。一方面，可以利用个人和家庭的建档数据资料进行统计分析，获得社区群体健康相关资料；另一方面，可以利用居民委员会和街道办事处、派出所、区政府、卫生防疫站和妇幼保健院等搜集相关资料。这样可以节省人力、物力和时间。

确定建档对象的流程如图 3-1 所示。

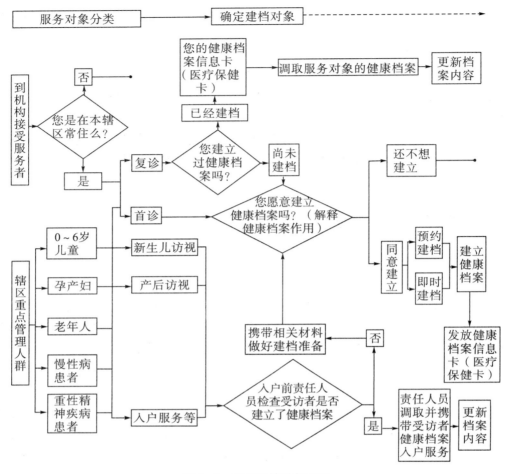

图 3-1　确定建档对象流程

（二）建立健全相关制度

为使档案完整、准确、全面地反映个人、家庭和社区的健康状况，有必要制定健康档案建立、保管、使用及保密的相关制度，完善相应的设备，配备专职人员，妥善保管健康档案。

（三）有效利用健康档案

健康档案建立后社区卫生工作者要定期或不定期地分析有关内容，及时发现个人、家庭和社区的主要健康问题，有针对性地提出防治措施，做到物尽其用，充分发挥健康档案在提高居民健康水平中的作用。建档后，可以实现资源共享，尽量避免重复登记、重复检查造成的资源浪费。

（四）健康档案的保管和使用

健康档案要统一编号，集中放在社区卫生服务中心，并由专人负责保管。档案在装订时，以户为单位，家庭健康档案在前，个人健康档案在后。居民每次就诊时须凭就诊卡向档案室调取个人档案，就诊后迅速归还，换回就诊卡。已实现微机化管理的单位，就诊卡使用的是 IC 卡，患者就诊时只需在打卡机上刷卡，就能调出个人健康档案。社区健康档案由专人填写，档案的借用应有审批制度。

居民健康档案管理流程如图 3-2 所示。

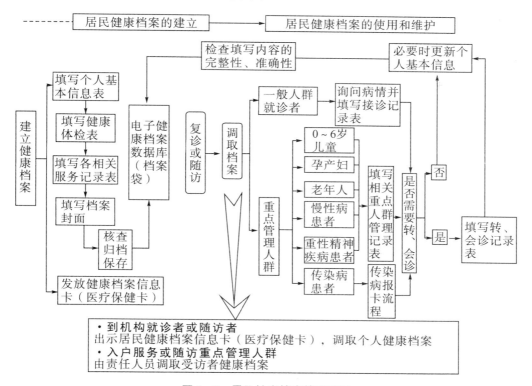

图 3-2　居民健康档案管理流程

（五）计算机在社区健康档案管理中的作用

随着科技信息技术的进步，计算机在医疗卫生领域的应用越来越广泛，目前我国各大医院都建立了不同种类的医疗信息管理系统。社区卫生工作者利用计算机软硬件技术、网络通信和数据库等现代化手段，建立个人、家庭和社区的连续性、全方位计算机健康档案管理系统，并以此系统为基础，开展医疗、预防、保健、康复、健康教育和计划生育"六位一体"的社区卫生服务。同时，信息管理系统对医疗活动各阶段产生的数据进行采集、存储、处理、提取、传送和分类，汇总成各类新的信息，在不断丰富健康档案内容的基础上，实现健康档案的有效管理和信息的综合利用。

1. 计算机健康档案管理系统的优点

（1）操作更简便快捷。灵活的输出功能，让使用者可随时获得所需资料，可供多职能团体使用，资源共享，有效避免重复内容，提高工作效率。

（2）统计分析功能。能方便地进行居民就诊原因分类、居民健康问题分类、医生干

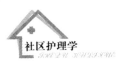

预内容分类，显示社区人口和家庭构成等资料。

（3）决策辅助功能。可以依据个人、家庭和社区健康的相关资料，制订相关服务的内容。

（4）随访提醒功能。可以从健康档案资料中自动检索出需要进行预防保健服务、康复治疗的自我保健指导、慢性病的随访观察等的服务对象和时间安排。

2. 计算机健康档案管理中存在的问题

（1）软件标准不统一。目前，执行健康信息管理的软件类型没有统一标准，给交流和资源共享带来不便。并且电子资料和传统人工资料并存，影响资料的利用和管理。

（2）易造成泄密。健康档案中包含个人隐私，记录内容涉及社会、心理和家庭等方面的信息。电子资料管理不善容易造成泄密和修改。开发该管理软件，应多从技术上加强用户权限和密码管理的设计，使所有使用者在获得认可后才能登录，以确保居民健康信息的安全性。

三、社区健康档案的应用

（1）已建档居民到乡镇卫生院、村卫生室、社区卫生服务中心（站）复诊时，应持居民健康档案信息卡（医疗保健卡），在调取个人健康档案后，由接诊医生根据复诊情况，及时更新、补充、记录相应内容。

（2）入户开展医疗卫生服务时，应事先查阅服务对象的健康档案并携带相应表单，在服务过程中记录、补充相应内容。已建立电子健康档案信息系统的机构应同时更新电子健康档案。

（3）对于需要转诊、会诊的服务对象，由接诊医生填写转诊、会诊记录单。

（4）所有的服务记录由责任医护人员或档案管理人员统一汇总、及时归档。

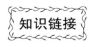

国家基本公共卫生服务规范（2011 年版）

《国家基本公共卫生服务规范》包括 11 项内容，即城乡居民健康档案管理、健康教育、预防接种、0～6 岁儿童健康管理、孕产妇健康管理、老年人健康管理、高血压患者健康管理、2 型糖尿病患者健康管理、重性精神疾病患者管理、传染病及突发公共卫生事件报告和处理以及卫生监督协管服务规范。在各项服务规范中，分别对国家基本公共卫生服务项目的服务对象、内容、流程、要求、考核指标及服务记录表等作出了规定。《国家基本公共卫生服务规范》中针对个体服务的相关服务记录表应纳入居民健康档案统一管理，考核指标标准由各地根据本地实际情况自行确定。

（秦素霞　魏小庆）

第四章　社区健康促进与健康教育

学习目标

1. 掌握社区健康促进和健康教育的定义、内容和方法。
2. 理解社区健康促进和健康教育的相关理论。
3. 了解社区健康促进和健康教育的发展趋势。

第一节　社区健康促进

与临床护理相比较，社区护理最大的特点在于其服务对象是社区人群而非单个的患者，其工作内容既包括针对疾病的护理及指导，也包括针对预防疾病所开展的各类健康人群保健指导。随着健康城市的理念为越来越多的城市管理者认可，以及社区卫生服务工作的不断完善，营造一个有利于健康的环境，将成为社区护理工作者应积极参与的工作。因此，社区护理工作者应掌握社区健康促进和健康教育的一般理论和方法，以更好地指导、开展自己的工作。

一、健康促进的定义

世界卫生组织（WHO）将健康促进（health promotion）定义为"是促进人们维护和提高他们自身健康的过程，是协调人类和环境的战略，它规定个人与社会对健康各种所负的责任"。从这一定义可以看出，健康促进对人类健康和医学卫生工作具有战略意义。著名健康教育学家劳伦斯·格林（Lawernce Green）和马歇尔·克瑞特（Manshall Kreuter）（1991）认为："健康促进指一切能促使行为和生活条件向有益于健康改变的教育和环境的综合体。"他们将健康促进表达为一个指向行为和生活条件的"综合体"："健康教育＋环境支持"。

健康教育与健康促进密不可分。健康教育必须以健康促进战略思想为指导，健康教育想改善人们的行为，需要得到健康促进的支持；健康促进包含了健康教育，而健康教育是健康促进战略中最活跃、最具有推动作用的具体工作方式。

1. 健康教育需要健康促进的指导与支持

健康教育工作的目标是改善人们的健康相关行为。人们的行为表现极其复杂，受到多方面的影响，因此仅靠健康信息的传播不足以实现人群行为的转变，往往还应提供必要的环境条件。健康促进所要求的全社会承担职责、参与健康工作的思想及其五个活动领域、三个基本策略为健康教育提供了指导和支持，为健康相关行为的改善提供了保障。

2. 健康促进需要通过健康教育来推动和落实

健康促进战略及其五个领域活动的开展，不会凭空实现。医务工作者必须依靠健康教育的具体活动，来推动健康促进战略的实施及其目标的实现；离开了健康教育，健康促进就会变成一纸空谈。制定有利于健康的政策、加强社区行为活动、调整卫生服务方向涉及卫生系统成员和管理群体的行为，创造健康支持环境则需要依靠全体社会成员的行为变化。因此，只有通过健康教育在多个领域、各类人群中的具体活动，才能不断实现和完善健康促进的目标，进而促进目标人群健康行为的养成。

健康教育不能脱离健康促进，健康促进也不能没有健康教育。健康促进工作范围广泛，涉及人群众多，因此，要实现所有健康促进的工作目标，不能只靠卫生工作人员单方面的努力，而应通过健康教育活动推动相关行业和广大人群都参与到健康促进项目中来。

二、健康促进的提出及发展

（一）健康促进的发展背景

20世纪70年代以来，一些发达国家的科学研究发现行为与生活方式对健康起着越来越重要的作用。以美国为例，在20世纪70年代，由于死亡率在先进医疗技术作用下仍不能持续下降，结合死因分析和人群随访调查，研究人员发现了行为与生活方式的重要影响。1979年，美国卫生署发表《健康人民》（*Healthy people*），宣告发动"美国历史上的第二次公共卫生革命"。通过健康教育和政策引导，美国人的生活方式发生改变，许多疾病的发病率和病死率也随之明显下降。如1963—1980年，美国居民使用动物油总量下降38％，植物油和鱼类消费各增加57.6％和22.6％，冠心病和脑血管病的病死率分别下降40％和50％。

欧洲一些国家在运用健康教育与政策引导国民改变不健康生活方式、降低慢性病发病率方面也有建树，如芬兰北卡地区于1972年开始在全区实施改变不健康生活方式的全方位干预计划，经过15年的努力，取得明显成效：总吸烟率从52％下降到35％，吸烟量净下降率28％，血清胆固醇水平下降11％，中年男性缺血性心脏病病死率下降38％。如今，"北卡计划"已成为通过健康教育与健康促进解决社区主要健康问题的成功范例。

世界各国的工作实践和经验表明，行为改变是长期的复杂的过程，许多不良行为和生活方式也不是凭个人的主观意愿就能纠正的，要改变行为，必须依赖于有力的健康支持政策、良好的环境条件、适宜的卫生服务等。可见，单纯的健康理论教育已不能满足社会进步与健康发展的新需要，必须有更加突出社会、环境和经济对健康影响的新的理论思维来指导进一步的行动。

（二）健康促进的五个活动领域

1986 年，首届国际健康促进大会通过的《渥太华宣言》明确指出，健康促进涉及五个主要活动领域。

1. 制定促进健康的公共政策

虽然健康促进超出了卫生保健的范畴，但各个部门、各级政府和组织的决策者都要把健康问题提上议事日程。《渥太华宣言》明确要求非卫生部门（政策、法规、财政、税收等）制定并实施健康促进政策，其目的就是要使人们更容易做出更有利于健康的抉择。

2. 创造支持性环境

健康促进必须为人们创造安全的、满意的、愉快的生活和工作环境，系统评估快速变化的环境对健康的影响，以保证社会和自然环境有利于健康的发展。

3. 加强社区行动

确定问题和需求是社区能力建设的最佳起点，社区居民有权决定他们需要什么以及如何实现其目标。提高社区居民生活质量，充分发动社区力量，挖掘社区资源，积极有效地让社区群众参与卫生保健计划的制订和执行，帮助他们认识自己的健康问题，并提出解决问题的办法。

4. 发展个人技能

通过提供健康信息、教授干预措施，帮助人们增强保健意识，提高做出健康选择的技能，以支持个人和社会健康发展。这样，人们就能够更好地掌握自己的健康状况，不断地从生活中学习健康知识，积累经验，有准备地面对人生各个阶段可能出现的健康问题。学校、家庭、工作单位等功能社区和居民社区都要帮助人们做到这一点。

5. 调整卫生服务方向

健康促进要求卫生服务机构不断改革，以适应广大群众新的需求。卫生服务的责任应由个人、社会团体、卫生专业人员、卫生部门、工商机构和政府各部门共同分担。他们必须共同努力，建立一个有助于健康促进的卫生保健系统，在优化资源配置、避免职能重复的同时调整卫生服务类型与方向，将健康促进和预防作为其提供的卫生服务的重要组成部分，让最广大的人群公平受益。

（三）健康促进的基本特征

健康促进具有以下基本特征：

（1）健康促进涉及整个人群的健康和生活的各个层面，而不仅限于某一部分人群或针对某一疾病的危险因素。

（2）在疾病的三级预防中，健康促进强调一级预防甚至更早阶段，即避免暴露于各种行为、心理、社会环境的危险因素，全面增进人群的健康素质，促进健康。

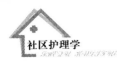

（3）健康教育是以健康为中心的全民教育，它需要社会人群自觉参与，通过自身认知和价值观的转变而自觉采取有益于健康的行为和方式。因此，从原则上讲，健康教育最适宜于那些有改变自身行为愿望的、有自觉性的人群。健康促进在组织、政治、经济、法律上为健康教育提供支持性环境，它对行为改变的作用比较持久，并且带有约束性。

（4）社区和群众参与是健康发展的基础，而人群的健康知识和观念是主动参与的关键。通过健康教育可激发领导者、社区和个人参与的意愿，营造健康促进的氛围。因此，健康教育是健康促进的基础，是健康促进中最活跃的部分。健康促进如果不以健康教育为先导，则是无水之源，无本之木；健康教育如果不向健康促进发展，其作用就会受到极大限制。

（5）健康促进注重调动社会力量，融健康教育、行政措施、环境支持于一体。健康促进不仅涵盖了健康教育信息传播和行为干预的内容，同时还强调促进行为改变所需的组织支持、政策支持、经济支持等环境改变的各项策略。它比健康教育领域更为广泛，是新的公共卫生方法的精髓，充分表明健康促进不仅是卫生部门的事业，更是需要全社会参与和多部门合作的系统社会工程。

（6）健康促进的基本策略是社会动员。运用信息传播、人员培训、管理和市场营销学的基本技术，广泛进行全社会动员。包括领导阶层的动员，社区、家庭与个人的动员，非政府组织（NGO）的动员以及卫生专业人员的动员。通过动员和倡导，促使各级政府把发展卫生事业当作政府的职责，制定正确的方针政策；群众参与的积极性增强，卫生专业人员的服务意识增强，技能更加成熟。

卫生宣传、健康教育和健康促进三者的内涵、方法、特点、效果比较见表4－1。

表4－1　卫生宣传、健康教育、健康促进的比较

比较点	卫生宣传	健康教育	健康促进
内涵	信息＋宣传	知识＋信念＋行为改变	健康教育＋环境支持
方法	大众传播为主	传播与教育结合，以教育为主	健康教育＋社会动员＋营造环境
特点	信息单向传播	以行为改变为核心	政府主责、全社会参与、多部门合作，对影响健康的因素实施综合干预
效果	舆论导向，卫生知识的积累	知识、信念、行为的变化，可带来个体和群体健康水平的提高	个体和群体健康水平提高，创建良好的健康环境，效果持久

注：本表摘自米光明、王彦主编：《护理健康教育学》，人民军医出版社，2007年。

（四）国际健康促进的发展概况

自20世纪70年代以来，发达国家在以行为改变为目的健康教育的基础上，提出了新思维。1974年，加拿大卫生与福利部长拉朗德（Lalonde）最早提出了健康促进。1986年，40多个发达国家在加拿大渥太华召开了第一届国际健康促进大会，试图率先在发达国家实现"人人享有健康保健"的战略目标，会议提出的《渥太华宣言》奠定了

健康促进的理论基础。随后，1988 年在澳大利亚的阿德莱德、1991 年在瑞典的宋斯瓦尔又召开了第二届、第三届国际健康促进大会。第三届国际健康促进大会认识到健康促进对发展中国家的意义，邀请了近一半的发展中国家参会，同时还邀请了各国交通、住房、教育、社会福利、工会等部门的代表。会议通过了以"创造有利于健康的环境"为主要内容的《宋斯瓦尔宣言》，充分体现了把健康与环境两大主题紧密连接起来的思想。这两次大会对全球的健康促进起了很大的推动作用。为落实《宋斯瓦尔宣言》，WHO 在非洲区、西太区、东南亚区召开了一系列地区性健康促进会议，分析和交流本地区健康促进的问题和经验，对本地区健康促进工作提出指导性建议。

1997 年，在印度尼西亚首都雅加达召开了第四届国际健康促进大会，这是一次在发展中国家举行的健康促进会议。会议以"新时期的新角色：将健康促进带进 21 世纪"为主题，发表了《雅加达宣言》。《雅加达宣言》在《渥太华宣言》的基础上，进一步总结有效的健康促进经验，重新审视并明确社会、经济和环境是健康的决定因素，确定了完成 21 世纪健康促进这个艰巨任务所需要的策略和指导方向，指出 21 世纪健康促进的重点内容：①提高社会健康的责任感；②增加健康发展的投资；③巩固和扩大健康领域的伙伴关系；④增强社区能力并赋予个人权利；⑤保证健康促进所需的基础设施；⑥行动起来。

2000 年，在墨西哥城召开的第五届国际健康促进大会的主题为"架起公平的桥梁"。会议重申，为了实现人人健康平等，健康促进必定是各国卫生政策和规划的基本组成部分，要在地方、地区、国家和国际的卫生政策及项目中，把健康促进摆在首要位置。

2006 年，在泰国曼谷召开的第六届国际健康促进大会的主题是"政策与行动伙伴关系：处理健康问题的决定因素"，发表的《曼谷宪章》明确提出：要通过政策制定和伙伴行动解决健康问题，承诺把健康促进作为全球性发展中心，作为国家所有部门的共同实践和各级政府的核心职责，作为社区和社会团体的核心工作。

在健康促进理论的指导下，近年来，不少国家的健康教育正向健康促进迈进，在发展不够充分的西太区的一些国家，健康促进亦各具特色，取得了很大进展。如新加坡已把健康促进纳入全国卫生计划，澳大利亚开展了以烟草税收变化为特点的健康促进活动，其他如韩国、菲律宾、马来西亚等国在制定国家卫生政策、增设机构、确定重点人群方面也都有一些新的举措。

纵观世界健康教育和健康促进的发展，各国很不平衡，但跨入 21 世纪以来，世界各国都进一步开阔了健康促进的视野，深化了从社会、经济、环境全方位解决健康问题的理念，并制订了全方位综合解决健康问题的策略。各国都认识到，人们的行为与生活方式绝非孤立现象，它在很大程度上受社会与自然因素的影响。

随着社会的进步和科学技术的发展，健康促进的内涵、功能以及与其相关的策略乃至立法都日臻丰富和完善。

西太区指出，在迎接 21 世纪挑战的时候，两个中心概念尤为重要：健康促进和健康保护。由此可见，健康促进是未来卫生工作的方向。WHO 已把健康教育与健康促进列为当前预防和控制疾病的三大措施之一，列为 21 世纪前 20 年全世界减轻疾病负担的

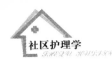

重要策略，这预示着健康促进与健康保护工作将与时俱进，不断创新、发展，在全世界的卫生保健事业中发挥越来越重要的作用。

三、社区护士在健康促进中的职责

在医学模式转变、人们对健康的认识和要求日趋提高，尤其是社区护理越来越重要的新形势下，护理人员的专业角色正在发生变化，其服务范围不断拓展，内容逐步深化，在健康教育与健康促进工作中发挥着越来越大的作用。

（一）社区护士在健康促进中的重要作用

1. 护理与健康教育的关系越来越紧密

"人人享有卫生保健"是 21 世纪最重要的发展目标。这一战略目标要求护理人员在整个护理过程中都要贯穿健康教育，从思想和行动上将健康教育作为护理工作的重要内容之一。护理人员有义务针对患者和一般人群开展健康教育。当前，我国的恶性肿瘤、心脑血管疾病、呼吸系统疾病以及意外伤害已居死亡顺位的前列，这与人们的饮食习惯、生活方式、过度劳累、精神应激以及所处环境等密切相关。要改变或减少上述疾病的危险因素绝非医药即能奏效，需要健康教育与健康促进这类综合性防治措施。此外，针对艾滋病、药物滥用等严重威胁人群健康的疾病与行为，也只有健康教育与健康促进是最佳的防治手段。在这一新形势之下，作为战斗在疾病防治第一线的护理人员必将走向社会，在社会、社区、家庭及个体健康服务中充当健康教育者的角色。

2. 提高社区护理技能的客观需要

传统护理人员的职责是协助医生诊断、执行医嘱，被看作医生的助手。随着科学技术、医学与护理学的进步，护理人员的工作内容正在发生着根本性的变化。整体护理的理念不仅要求社区护理人员全面满足患者身体、心理、社会适应能力等各层次的健康需要，同时还要在学校、医院、家庭、社区、工厂等各类场所履行教育者、咨询者、行为指导者等多种职能。要履行好这些职能，仅有护理学的知识是远远不够的，必须学习健康教育学的理论与实践技能。例如，学习健康传播的理论与人际关系交流技巧，学习收集资料的定量、定性方法以对健康教育需求与效果实施评价等。

3. 护理模式转变体现了健康教育与健康促进的内涵

现代护理要求以人为中心，根据人的身体、心理、社会及文化等的需要，通过护理程序这一科学工作方法，为服务对象解决健康问题，实施有效的整体护理。"整体"，就是把人的生物属性与社会属性看成一个整体，把人的物质生活需要与精神文化生活需要看成一个整体，从人的身体、心理、文化等全面出发考虑人的健康问题和护理措施。系统化的整体护理不仅要以生物医学技术为指导，对各种疾病开展护理，还需要以心理、行为、社会医学、生态环境医学为基础，对患者进行心理护理和健康指导与管理。要在护理实践中实现这一护理模式，必然需要采取健康教育的各项技能，全面考察服务对象在生物、精神、心理、社会各方面的需要，而不是仅对疾病实施保障。护理人员应研究影响服务对象健康的生物因素、生活方式因素、环境因素、文化差异和受教育程度等，再从提供教育和创造支持性环境两方面全方位解决人的健康问题。可以说，整体护理的概念体现了健康教育与健康促进的内涵，也是护理模式今后发展的主要方向。

4. 护理人员是健康教育与健康促进的最佳实践者

长期以来，健康教育活动一直是伴随着诊疗过程进行的。护理人员在临床实践中最能体恤患者普遍存在的受同情、受关爱、受安慰的心理需求，失去了健康的人也更渴求治疗、康复、服药以及预防疾病、保护健康的科学知识。实践证明，医疗卫生机构是对患者进行健康教育针对性最强、效果最佳的场所。护理人员完全可以发挥自身和医疗卫生机构聚集对象的优势，满足患者预防疾病、促进健康的要求，护理人员是健康教育的主力军。

活跃在城、乡社区的护理人员，应以群众的需求为导向，从他们的切身利益出发，鼓励、指导家庭、社区人群摒弃陋习，养成良好的卫生习惯，树立正确的卫生消费观念，重视健康投入，选择科学、健康、文明的生活方式。护理人员应向人们指出，预防医学和自我保健是 21 世纪的世界潮流，并帮助人们树立这样的观念——"预防和保健，人人有责任""健康的钥匙在您手中"。让群众形成自我保健的意识并掌握相应能力，需要全社会的努力，而人数众多、分布广泛的护理人员是最佳的实践者。

（二）社区护士应具备的健康促进能力

健康教育是一门实践性很强的专业，护理人员在从事健康教育时，虽然不能要求达到健康教育专业人员的高度，但亦应具备如下几项技能。

1. 熟练掌握人际沟通技巧

健康教育提供者和接受者之间是一种人际关系，这种人际关系如何，往往是健康教育能否获得成功的关键因素之一。护理人员在健康教育过程中向患者传播健康信息、帮助患者减轻痛苦和心理压力、取得患者对治疗和特殊护理的知情同意、建立良好的护患关系等，都有赖于良好的人际沟通。因此，护理健康教育人员必须熟练掌握人际沟通技巧。

2. 掌握评估患者、个人和社区健康相关需求的技能

健康教育和健康促进的针对性和有效性，是建立在对目标群体健康相关需求的准确、全面掌握基础上的。因此，护理健康教育人员应能在医疗卫生机构、居民社区等不同的环境和社会条件下，运用多种评估方法，对目标人群存在的行为问题、健康问题，以及影响健康的主要因素，做出基本的客观诊断与评价，为制订健康教育干预计划提供科学素材和依据。

3. 基本掌握制订健康教育和健康促进计划的原则与方法以及组织实施计划的基本要求

健康教育和健康促进的计划是在获取与分析目标人群有关健康问题及其特征信息的基础上，制订干预教育、社会、环境、资源等的具体策略并评价的完整过程。计划是否设计得周密严谨，组织实施是否有效，是决定计划成败的关键。因此，作为具体参与设

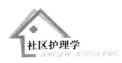

计与执行的护理人员，应基本掌握健康教育和健康促进计划的制订原则、实施要点。

4. **基本掌握评价健康教育效果的能力**

有效掌握各种评价方式，对计划的效果做出科学、定量和定性的评价，总结成功经验与不足，不仅对该项目十分重要，对后续的项目计划也具有指导意义。撰写评价报告并通过适当渠道向该项目的资助者、相关领导和目标群众及时准确地反馈，既可以赢得领导的认可、重视与支持，也有助于增强群众的信心。对健康教育计划和项目的评价既是健康教育与健康促进的重要环节，同时也是提高护理人员健康教育业务能力与水平的重要一环。

5. **基本具备组织合作与协调能力**

护理健康教育人员在整个健康教育过程中既是组织者、合作者又是参与者，既是计划管理者又是协调者。他们要善于同领导对话，加深领导对健康教育与健康促进重要性的理解，争取政策、经济和舆论上的支持。护理健康教育人员要做各个层次人群的鼓动家，营造健康教育与健康促进的氛围。在医院内要与医生、营养师、康复师等密切合作，动员患者与家属积极参与；在社区要与目标人群、家庭及健康教育专业人员密切合作，达成共识，实现社会协调。在任何情况下都要以处理好人际关系的各项原则要求自己，为推动护理健康教育与健康促进的发展做出自己的努力和贡献。

第二节　社区健康教育

一、社区健康教育的基本概念

1. 健康教育

健康教育（health education）是指通过知识和技能的传播，帮助人们自觉地采纳有益于健康的行为和生活方式，从而预防疾病、促进健康、提高生命质量的系统的传播活动。目前，卫生宣教仍是健康教育的主要形式。虽然健康教育是在卫生宣教的基础上发展起来的，但健康教育有别于卫生宣教：健康教育较卫生宣教更具目的性——改善健康相关行为；健康教育是有计划、有组织、有评价的系统的社会活动，而卫生宣教计划性不明显，且工作方向单一；健康教育融合了医学科学、行为科学、传播学、管理科学等学科知识，形成了一套完整的理论和方法体系，其严谨程度远超卫生宣教。

2. 社区健康教育

社区健康教育（community health education）是指以社区为单位，以社区人群为对象，以促进社区健康为目标，有组织、有计划、有评价的健康教育活动和过程。其目的是发动和引导社区居民树立健康意识，关心自身、家庭和社区的健康问题，积极参与健康教育促进计划的制订与实施，养成健康的行为和生活方式，提高自我保健能力和群体健康水平。

二、社区健康教育的基本原理

（一）知信行模式

知信行（Knowledge，Attitude，Belief，Practice，KABP 或 KAP）模式多年来被广泛应用于我国基层健康教育工作，其基础是认知理论和动机理论等。该模式中，"知"是知识和学习，"信"是正确的信念和积极的态度，"行"是指行动。知信行理论认为，知识是基础，信念是动力，行为改变过程是目标。"知"，掌握和理解新的信息、客观证据的经过，动摇或消除错误的或不正确的观念，树立新的目标，培养新的技能。"信"，在学习和掌握知识的基础上逐步形成新的信念并转化为相应态度，以之影响其行动。"行"，将已经掌握并且相信的知识付诸行动，促成有利于健康的行为形成。

该理论模式认为行为的改变有两个关键步骤：确立信念和改变态度。以预防艾滋病为例，健康教育工作者通过多种方法和途径帮助人们了解艾滋病在全球流行的趋势及其严重性、传播途径和预防方法等。人们接受了这些知识，通过思考加强了保护自己和他人健康的责任感，确信只要杜绝与艾滋病传播途径相关的危险行为，就一定能预防艾滋病。在这样的信念支配下，人们通过对行为结果的评价等心理活动，形成愿意采纳预防艾滋病行为的态度，最终可能摒弃艾滋病相关危险行为。

（二）健康信念模式

健康信念模式（Health Belief Model，HBM）于 1958 年由霍克巴姆（Hochbaum）提出，其后经贝克（Becker）、罗森斯托克（Rosenstock）等社会心理学家的修订逐步完善，是指导健康教育工作的主要理论模式之一。

健康信念模式认为，人们要接受医学建议而采取某种有益于健康的行为或放弃某种危害健康的行为，需要具有以下几方面的认知。

1. 知觉到威胁

知觉到威胁（perceived threat）包括知觉到严重性和知觉到易感性。

（1）知觉到严重性。知觉到严重性（perceived severity）指行为者对罹患某种疾病、暴露于某种健康危险因素或对已患疾病不进行治疗的严重性的看法，包括死亡、伤残、疼痛，以及经济负担、工作问题、家庭矛盾、社会关系受影响等。行为者对自己所面临的疾病、健康危险因素等的严重性的估计不足或过度都是不好的。例如，面对艾滋病，如果行为者认为艾滋病"不可怕""只是一般疾病"，他就不会采取针对性保护措施；而如果行为者对艾滋病过度恐惧，则可能出现对艾滋病病毒感染者和艾滋病患者的疏远甚至排斥。

（2）知觉到易感性。知觉到易感性（perceived susceptibility）指行为者对自己罹患某种疾病或陷入某种疾病状态的可能性的判断。虽然行为者知道该疾病严重，但如果认为自己绝无罹患可能，他不会采取相应的预防保护措施。在艾滋病防治工作中，经常出现这样的情况：某些高风险行为者已经知道艾滋病是一种严重疾病，但不知道艾滋病病

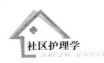

毒传播的隐匿性，因而认为"我周围没有艾滋病患者，我根本没有可能患艾滋病"，故对相应预防措施嗤之以鼻。

2．知觉到益处

知觉到益处（perceived benefits）指行为者对于实施或放弃某种行为后，能否有效降低患病的危险性或减轻疾病后果的判断。只有当人们认识到自己所决定采纳的行为有益有效时，才会自觉地采取行动。

3．知觉到障碍

知觉到障碍（perceived barriers）指行为者对采取医生所建议行为的困难的认识，包括有形成本和心理成本。例如，有些预防行为可能花费较大、带来不良反应、不愉快感，与日常生活的时间安排有冲突，不方便等。只有对这些困难有足够的认识，并且相信克服这些困难、采纳医生建议的行为值得时，才有可能改变行为并巩固持久；否则，行为者极有可能维持原来的危害健康的行为。

4．自我效能

自我效能（self-efficacy）指行为者对自己实施或放弃某行为能力的自信，即对自己的行为能力有正确的评价和判断，相信自己一定能通过努力成功地采取一个导致期望结果的行动。决定自我效能的因素不仅来自行为者的内心和能力，有时也来自客观条件，如经济地位和家庭支持等。

健康信念模式假设一个人是否采取或放弃某种行为取决于这个人是否具备以下条件：①认识到某个负面结果对自己的健康和利益（经济、家庭、社会地位等）是严重的威胁，而且这种威胁是现实的；②有一个正向期望，即通过采取一个推荐的行动，他将能避免某负面性健康结果；③清楚意识到采取该行动需要克服一些困难，但确信自己能成功克服困难。如果健康教育能针对性地在上述几个方面帮助对象，就有可能促使其实现预防保护行为。

健康信念模式基于对一次性的行为的研究而建立，但目前与慢性非传染性疾病和慢性传染性疾病相联系的多数行为危险因素的作用时间长，且多能给行为者带来某种"收益"，因而健康信念模式近年发展出了保护动机理论（protection motivation theory）。其在健康信念模式基础上增加了两个因素：①内部回报（intrinsic rewards），即实施有害健康行为所带来的主观的愉快感受，如吸烟所致的快感；②外部回报（extrinsic rewards），即实施有害健康行为所带来的某种客观"好处"，如吸烟带来的社交便利。它能更好地指导健康教育工作者全面审视行为改变所要面对的成本。

（三）创新扩散理论

创新扩散（Diffusion of Innovations，DI）理论指一项新事物（新思想、新工具、新行为模式）通过一定的传播渠道在整个社区或某人群内扩散，逐渐被社区成员或某人群成员所了解和采用的过程。该理论由埃弗雷特·罗杰斯（E. M. Rogers）于20世纪60年代提出，目前在卫生领域应用广泛。

该理论认为，新事物在人群中的扩散过程包括如下几个步骤：创新形成、传播、采用、实施、维持。在面对新事物时，人会分为五个类型：先驱者、早期接受者、相对较早的大多数接受者、相对较晚的大多数接受者、迟缓者。对于早期接受者，重点在于提高其认识；对于相对较早的大多数接受者，重点应放在通过典型示范活动激发其动机；对于相对较晚的大多数接受者，重点在于帮助他们克服接受新事物所遇到的心理障碍和客观障碍。因此，在社区开展健康教育活动时，应首先找出先驱者和早期接受者，通过正确的传播策略、渠道和方法，尽快打开工作局面，继而通过典型示范作用吸引更多目标人群的加入。

三、社区健康教育的基本内容

（一）城市社区健康教育的基本内容

1. 健康观念教育

健康观念是指个人和群体对健康的认知态度和价值观。健康观念教育主要包括现代健康概念，健康对人类生存与发展的重要性，政府、社区、家庭和个人有能力维护个体和社会的健康等内容。

2. 卫生法规普及

为了更好地维护社会和个人的健康，国家及各级政府颁布了一系列法律法规，包括《中华人民共和国突发事件应对法》《中华人民共和国食品安全法》《公共场所卫生管理条例实施细则》《关于 2011 年起全国医疗卫生系统全面禁烟的决定》《关于进一步加强学校控烟工作的意见》等一系列法律法规。大力宣传这些法律法规，有助于城市居民道德观念的形成和法制意识的提高，有助于养成社会公德、健康的生活方式和文明行为。

3. 健康素养知识教育

（1）公民健康素养教育。包括：①合理营养与平衡膳食教育；②日常保健常识教育，如饭前便后洗手、早晚刷牙、按时作息、生活规律等；③心理健康教育，主要包括心理与健康、疾病的关系，心理调节与人际关系的处理能力；④生殖健康教育，包括优生优育、计划生育、孕产妇保健及性生活知识等。

（2）疾病防治知识教育。包括各种常见病的预防、早期发现、早期诊断、早期治疗的知识，家庭急救与护理等。

（3）环境卫生与保护知识教育。包括生活垃圾的分类与处理，噪声、空气污染的危害及预防方法，"四害"传播疾病的方式、途径及防治方法等。

4. 社区常见病的预防和控制教育

（1）慢性病的社区防治教育。高血压、脑卒中、糖尿病、癌症、精神疾病等已经成为我国城市居民致死、致残的重要原因，预防和控制最有效的措施就是开展慢性病社区健康教育工作。主要内容有倡导健康生活方式，控制行为危险因素；普及慢性病防治知识，提高社区居民的自我保健能力；增强从医行为，提高对社区卫生服务的利用率。

（2）城市新、老传染病的防治教育。包括针对性病、艾滋病、乙型肝炎、结核病、手足口病、甲型病毒性流行性感冒等疾病的预防和教育。

（3）加强安全教育，预防意外伤害。交通事故、劳动损伤、煤气中毒、溺水、火灾、自杀、他杀等是当前引起幼儿及青少年伤残和死亡的最常见原因，应教育青少年加强自我防护意识，提高意外发生的自救能力。

（4）应对突发性事件的教育。自然灾害无法避免，如云南旱灾、汶川地震、舟曲泥石流等重大灾害；人为灾害突发性强，损伤巨大，如伊春"8·24"特别重大飞机坠毁事故、温州"7·23"特别重大铁路交通事故等。因此，加强应对突发事件知识的普及，增强公共安全意识，提高应急避险和自救互救能力非常必要。

5. 创建健康城市的宣传与教育

健康城市是城市文明的重要内容，只有动员全体居民参与，才能推进健康城市的建设。

（二）农村社区健康教育的基本内容

在我国，农村是指县（旗）以下的乡、镇和自然村。农村人口占我国总人口的一半以上，且我国地域广阔，教育文化、风俗习惯千差万别，不健康的观念和行为普遍存在，农村拥有的卫生资源相对薄弱，因此，要高度重视农村地区的健康教育工作。目前农村有些疾病的发病率、病死率仍高于城市，这些疾病的发病危险因素往往与农村居民的行为与生活方式有关。所以，在农村社区普及一般健康知识，农村常见病、多发病的防治知识，帮助农村居民形成正确的就医行为是健康教育的首要任务。

1. 传染病与寄生虫病健康教育

传染病与寄生虫病健康教育的主要内容包括计划免疫、法定传染病疫情报告、隔离、消毒知识、杀虫灭鼠知识和技能、传染病患者的治疗与家庭护理知识和技能、传染病的社会防控与卫生公德教育。

2. 地方病防治知识

地方病是指具有严格的地方性区域特点的一类疾病。我国地方病分布广，罹患者多，受威胁人口更多。目前，地方病依然危害我国农村居民，尤其是贫困地区居民的健康，普及地方病防治知识是农村健康教育的重要内容。

3. 慢性病防治知识

城市与农村疾病谱、死因谱差别越来越小，循环系统疾病、癌症和呼吸系统疾病也已成为农村居民的主要死因，所以慢性病的危险因素预防知识、技能，及早诊治、合理用药及自我保健知识等是普及传播的重点。

4. 农业生产相关疾病防治与安全防护知识

农业生产相关疾病防治与安全防护知识涉及农药的使用与保管，预防中毒与中毒后的救治，以及中暑、稻田皮炎、农民肺等疾病的病因、危害、防护措施、早期症状及发病后的治疗和家庭护理等知识教育。此外，还应包括用油、用电安全，电动农机具的保养、维护与安全操作规范及使用时意外伤害的预防，交通安全常识等方面的教育。

5. 针对危害健康的行为与生活方式的健康教育

尽管农村居民的经济与文化水平不断提高，但基本卫生条件和卫生习惯与城市居民相比仍存在较大差距，建设新农村的任务还很艰巨。首先要坚持在农村消除"没病就是健康"的传统观念，改变农村居民的不良生活习惯，摒弃封建迷信活动，倡导文明、科学、健康的生活方式，指导人们科学安排日常生活和婚丧嫁娶，提升农村居民的健康素养。

6. 优生优育知识与技术指导

自 2003 年 10 月 1 日《婚姻登记条例》施行起，婚前检查由强制改为自愿，婚检率急剧下降，使可通过婚检检出并得到咨询指导的遗传及先天性疾病、精神疾病、男性生殖系统疾病等也呈现出上升趋势。对此，应加大包括婚检知识在内的优生优育知识与技术指导。

7. 环境卫生与卫生法规普及教育

随着近年人们对食品安全问题的高度重视，作为食品源头的农村环境卫生和环境保护也成为社会普遍关注的问题。在新农村建设中，要加强卫生要求和提高卫生技术指导服务，重点抓好村宅建设卫生、饮水卫生、粪便垃圾处理、消除四害、保护环境、控制环境污染等方面的健康教育。开展卫生普法工作，如《中华人民共和国环境保护法》《中华人民共和国食品安全法》《公共场所卫生管理条例实施细则》等，提高农民的法制观念和遵纪守法、执法的自觉性。

8. 留守儿童健康教育

第六次人口普查结果显示，我国流动人口超过 2.6 亿。流动人口的未成年子女多为农村里的留守儿童或城市里的流动儿童。由于我国现行的城乡二元结构、户籍制度和有关的城市福利制度等相对滞后，农民工群体往往将孩子留给老家的妻子或老人。这些留守儿童由于短期或长期失去父母的监护，易出现诸多健康问题，尤其是生理和心理问题，如营养不良；厌学、逃学、辍学；情感脆弱、孤独、胆怯，自闭、焦虑、自卑、缺乏自信、不善于交往、社交恐惧、胆大放肆、自我中心、行为孤僻等；缺乏良好的生活习惯和道德品行，不听管教，说谎、欺骗、打架、网络成瘾等，甚至存在违法犯罪行为；较高比例的动物咬伤和烧伤、烫伤，及其他意外伤害。

四、社区健康教育的策略和方法

（一）城市社区健康教育的策略与方法

城市社区居民的居住和活动范围相对集中，经济文化环境好，社区居民文化水平较高，开展健康教育的策略和方法应基于城市社区的这些特点。主要策略包括利用城市各种传播渠道普及健康知识，在社区卫生服务中开展健康教育，建立健康教育示范社区等。具体而言，还应注意以下几方面的工作。

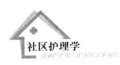
1. 社区健康教育应纳入政府工作规划

社区健康教育应纳入政府工作规划就是要将社区居委会和社区卫生服务中心的工作结合起来，每年制订健康教育工作计划，确定工作职责、人员分工，把健康教育工作作为社区工作的一部分。

2. 利用好社区健康教育现有阵地

把社区内的固定宣传栏、电子屏幕等阵地变成社区居民了解健康教育知识的一个窗口，结合社区健康知识宣传，定期更换宣传内容。

3. 入户开展健康教育

地区疾病预防控制中心（CDC）和社区卫生服务中心应每年共同开展1~2次社区居民健康素养知识知晓率调查工作，以指导和评估相应知识传播，并同时发放通俗易懂的宣传资料。

4. 利用社区卫生服务机构开展健康教育

健康教育是社区卫生服务"六位一体"工作中的重要内容。利用社区卫生服务机构开展健康教育的具体方式：①为社区居民建立健全个人和家庭健康档案；②针对社区居民的主要疾病、高危人群定期开展健康教育讲座；③对就诊和治疗的居民进行门诊和住院健康教育；④开展家庭病床健康教育。

5. 开展面向整个社区的大型健康教育活动

与街道、居委会、离退休人群管理部门联合开展多种形式的活动，如老年艺术团表演、有奖竞猜、广场咨询等，把健康知识普及融入这些活动中去。利用现代化信息工具，如手机、网络、微博等在不同人群中开展健康教育活动。

6. 结合创建国家健康城市开展健康教育

创建健康城市是创造良好社会环境的有效方式，城市居民健康教育的普及率、良好卫生习惯和生活方式的养成、自我保健和公共卫生道德水平的提高，是衡量是否达到健康城市指标的重要标准。创建健康城市活动为城市社区健康教育的发展指明了方向。

（二）农村社区健康教育的策略与方法

1. 将健康教育纳入本地区卫生发展规划

县级及县级以上政府要将农村健康教育与健康促进纳入当地初级卫生保健发展规划和农村卫生发展规划。

2. 利用多种传播渠道普及健康知识

（1）农村地域广阔，生活条件和文化习俗千差万别，传播媒介和渠道多种多样，所以要因地制宜，充分利用农村特有的健康教育传播渠道和方法，把健康知识的宣传、普及融入日常生活中。

（2）随着电视的普及，农村有线广播已经失去原有的主导地位，但是大喇叭的使用依然很普遍，这是一个很好的传播媒介，利用得当不失为社区动员、宣传卫生知识的一种简便而经济的方法。在农民技术学校、文化活动站、青少年科普基地、阅览室等成立健康教育活动中心，在其中设置卫生宣传栏、卫生报刊栏，举办卫生科普讲座，播放卫生科普录像片等，可以有效地达到普及健康知识的目的。

（3）通过农民喜闻乐见的文艺节目、传统节日、集市活动，编写顺口溜、讲故事、读三字经、唱民歌、绘画等进行健康教育，还可以组织药品经营部门向群众宣传普及用药安全知识教育。

（4）将健康知识传播融入教育、科技、卫生、家电下乡活动中，如通过专家义诊、健康下乡活动普及适用的健康知识和自我保健技能，以多种形式和多种渠道为农民送医药、送知识。加强农村流动人口和乡镇企业工人就业前的健康教育培训。

3. 结合农村疾病防治开展健康教育

（1）通过计划生育、计划免疫、妇女疾病普查、地方病筛查等，在农村开展形式多样的健康教育活动；结合慢性病防治，开展深受农民欢迎的健康教育活动；结合生态文明村镇建设，大力普及农村改水、改厕知识和技术，改善农村饮水和环境卫生状况，改变不良卫生习惯，预防传染病、寄生虫病的发生。

（2）在洪水、地震等重大突发事件后应迅速开展应急健康教育，普及救灾防病知识。一旦发现急性传染病暴发流行，应迅速制订有效的防治措施，深入疫区强化有针对性、适用的健康教育知识和技能，使群众消除恐慌，积极配合防疫部门行动，实现群防群治，确保大灾之后无大疫。

4. 搞好乡镇健康教育

随着大量农民进城和城镇化加速，乡镇社区的作用日益突出。乡镇社区具有城市和农村的双重特征，是健康教育工作需要关注的重要地区。在开展健康教育时应注意：乡镇流动人口所占比例较大，是农村和城市健康教育易忽视的群体；安全生产与环境保护是乡镇社区健康教育的重要内容；应加强移风易俗、科学健康的生活方式教育，改变不良卫生习惯和嗜好，加强农村流动人口和乡镇企业工人就业前的职业规划与健康教育培训。

5. 深入开展并巩固"全国亿万农民健康促进行动"的成果

建立在政府领导下多部门合作的农村健康教育与健康促进工作机制，落实"全国亿万农民健康促进活动"工作规划。加强国家级、省级"行动"示范县区建设，总结、推广不同经济发展地区的成功经验。

6. 依靠农村卫生机构开展健康教育

农村卫生机构的服务职能逐渐从基本医疗向医疗、预防、保健、康复、健康教育等综合性服务发展。乡村医生、护士应利用应诊、治疗、家庭访视等机会，针对主要健康问题，对患者及其家属进行面对面的健康教育和必要的行为指导。乡镇卫生院可在醒目位置设置宣传画、标语、展板，配发健康教育处方或科普读物等。

7. 关注留守儿童的健康问题

（1）国家应采取办法，创造条件，让农民工家长有时间、有精力、有能力指导孩子

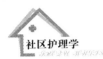

成长。

（2）当地政府应积极筹措资金和协调社会资源，成立具有家庭生活功能的"留守儿童管教中心（之家、乐园）"组织，承担起陪伴、管理与指导留守儿童日常生活、情感温暖和家庭健康教育等责任，出台为留守儿童和农民工子弟提供服务的补贴机制。

（3）充分发挥学校的教育功能。

（4）注重社会大环境的营造，呼唤社会各界的关注。

（5）利用社会教育资源，鼓励农民工在闲暇时间接受家庭教育知识学习与培训，提升其教育子女的能力，采用现代化网络设备完成父母对孩子的教育职责，通过视频、QQ、微信等与父母保持感情和教育联系。

（6）成立长期的社会爱心组织，发挥积极的作用，如上海"暑期爱心课堂"帮助农民工子女融入城市。

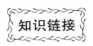

全国亿万农民健康促进行动

1994年7月，卫生部、全国爱国卫生运动委员会、广播电视部和农业部联合发起了"全国九亿农民健康教育行动"（2002年更名为"全国亿万农民健康促进行动"，以下简称"行动"），以音像传播为基本策略，针对农村当前存在的主要健康问题，结合初级卫生保健各项任务，面向广大农村居民普及卫生保健知识，增强广大农村居民的自我保健意识和能力，以达到防病、保健，提高农民健康水平的目的。"行动"的实施受到党和国家的高度重视，到2005年年底，全国有1191个县（区）成立了由县政府主管领导为组长，相关部门为成员单位的"行动"领导小组，1832个县（区）开展了"行动"相关活动，建立了50个全国"行动"示范县（区）。2008年，"行动"的工作重点为结合中央补助开展地方健康素养监测与干预项目等。到2010年，建立健全了各级政府领导、多部门合作和全社会参与的"行动"长效工作机制。"行动"是我国现代健康教育史上范围最广、影响最大、意义深远的健康教育与健康促进典范。

五、开展社区健康教育的基本步骤

1. 了解社区居民对健康教育的需求

首先，通过社区调查了解社区疾病谱、死因谱和主要健康问题排序，并分析导致各种问题的主要原因以及通过健康教育进行干预的可能性和有效性，按照普遍性、严重性、可干预性、经济性、可接受性等原则，针对社区居民对健康教育的客观需要进行分析和排序。其次，了解社区居民对健康教育的主观需求，分析其普遍性、严重性、迫切性、可干预性、可接受性、有效性等因素，并对健康教育的需求进行排序。最后，结合需要和需求的排序情况，列出应优先开展健康教育的问题。这些问题必须符合以下条件：

（1）普遍性。这些问题在社区居民中有较高的发生率（发病率、患病率和就诊率），涉及较多的人口，包括潜在危险人群、危险人群和患者群。

（2）严重性。这些问题严重影响居民的健康、生活和生活质量，给居民造成严重的痛苦和威胁，使居民承受严重的精神压力和沉重的经济负担。

（3）迫切性。与这些问题有关的大多数居民都迫切要求了解相关的知识、采取有效的行动、参与有关的活动、掌握必需的技能，同时愿意付出一定的努力，并进行合理的投资。

（4）可干预性。这些问题与居民的主观因素和行为因素（生活方式）有关，可以通过健康教育和行为干预降低这些问题的发生率或危险性，或减少病患的可能性。

（5）有效性。能够找到有效的教育和干预手段，通过教育和干预让社区居民转变观念、了解必要的知识、掌握必要的技能、改变不良的生活方式，能够对效果进行客观的评价，能够通过效果评价坚定居民参与健康教育的信心。

（6）可接受性。健康教育选定的目标问题是居民也认同的重要健康问题，健康教育的内容、方法、方式、形式都是社区居民乐于接受的，居民也有能力和资源采取有关的措施，包括时间、精力、体力、经费、感情和家庭支持等各方面。

（7）经济性。健康教育项目符合"低投入—高产出"的原则，包括社区卫生服务机构能够投入一定的人力、物力和财力，社区居民能够投入一定的经费，政府承担一定的费用，医疗保险部门给予一定的补偿，最后是各方的投入都能得到最佳的效益。

2. 对选定的问题进行深入的分析

健康教育主要是针对社区居民的知识、信念、技能、行为以及环境等因素而开展的，因此要分析每一种健康问题与以上因素的相关性，找出每一种问题的教育和干预重点，并根据各因素的特点分析健康教育的策略和方法。具体可参考"格林模式"中的"教育与组织诊断"环节，它的主要任务是分析影响行为和生活方式的三类因素：倾向因素（原因和动机）、促成因素（动机得以实现的因素）、强化因素（激励、减弱、维持行为的因素）。全面分析并找出这些影响因素，再按照重要性、可变性、可行性等原则明确具体干预目标。

3. 制订和实施健康教育计划

（1）明确目标。在多长时间内，在什么地方，针对哪些人，采用什么样的策略和方法，达到什么指标。

（2）确定主要活动和时间进度。在什么时间，由谁负责，哪些人参与，开展什么活动，主题是什么，达到什么标准，场地、设备和经费如何解决，将以上这些安排以项目活动时间进度表的形式列出，并严格执行。

（3）组织协调。项目活动会涉及哪些部门和人员，由谁出面组织和协调，是否需要成立一个领导小组，可以利用哪些社会资源和社会支持，需要落实什么政策、履行什么职责、采取什么形式；明确街道、居委会、社会团体、组织、社区领袖人物、全科医生以及健康教育机构和专家各自在项目活动中的作用。在社区中有影响的志愿者参与组织和协调将更有成效，要把健康教育活动办成社区居民自发组织参与的活动，并努力建立长效机制。要重视健康教育项目前期的需求调查和具体实施阶段的广泛社会动员工作，以落实以上各部门、团体和社区居民广泛参与的目标。

（4）人员培训。健康教育培训是指对参与整个项目活动的工作人员进行的有针对性的专门教育和技能培训。通过培训，工作人员应明确项目的意义、目标和方法，树立正确的工作态度，掌握开展健康教育项目所需的知识和技能。在人员培训过程中，要把握按需施教、学用结合、参与式培训、主题少而精并灵活多样等原则。人员培训质量应有相应的评估考核方法。

（5）具体实施。健康教育项目的实施应按照时间进度表严格执行，对实施过程中发现的问题要在保证项目质量的前提下及时、妥善解决。部分项目活动因为具有较高的创新性和复杂性，有必要开展小范围预实验，待合理调整、完善后再进行大规模实施。

（6）质量控制。质量控制应贯穿于整个健康教育活动中，项目设计、实施和评价的各个环节都应注意质量控制问题。应分析影响健康教育质量的各种因素，针对每一种因素制订应对策略。影响健康教育质量的因素通常包括设计目标的合理性、宣传发动的力度、内容的吸引力、方式方法的科学性和生动性、居民的参与程度、组织管理的严密性、教育者的个人素质和魅力、具体实施者的个人技能和工作态度、项目涉及的设施设备质量等。在健康教育项目计划中明确质量控制的具体措施并严格执行，有利于健康教育活动的顺利开展和目标的达成。

4．效果和效益评估

要评估目标是否达到或达到的程度怎样。效果评价可分为近期效果评价、中期效果评价和远期效果评价，一般而言分别对应"目标人群知识、技能、态度和信念的改变""目标人群行为与生活方法的转变及有利环境的形成""目标人群健康问题的改善"。效益评价包括项目社会效益和经济效益的评价。社会效益包括居民的参与率、满意度、生活质量的改变等；经济效益包括居民相对节省的医疗卫生费用、社区卫生服务机构的经济效益、政府的经济效益、医疗保险部门的经济效益等。

5．信息反馈和进一步激励

应该把健康教育效果和效益评价的结果及时反馈给有关的机构和人员，如社区居民、街道和居委会、卫生行政部门、医疗保险部门等，让他们充分认识到健康教育的重要性，适量增加财政投入，积极参与、配合社区健康教育活动的开展。

（魏小庆　张　群）

第五章　社区人群保健指导

学习目标

1. 掌握社区儿童新生儿期保健指导内容，社区成年女性产褥期和围绝经期保健指导内容，世界和我国人口老龄化现状，社区老年人保健指导内容。

2. 理解社区儿童婴幼儿期保健指导内容，社区成年女性围婚期、孕期保健指导内容，社区成年男性保健指导内容，我国社区老年人的健康需求。

3. 了解儿童和青少年生长发育的特征，社区儿童学龄前期、学龄期保健指导内容，社区青少年保健指导内容，成年女性、成年男性和老年人的生理、心理改变。

第一节　社区儿童保健指导

儿童是社区卫生服务的重点保护群体之一。根据其发育阶段，一般可分为新生儿期、婴幼儿期、学龄前期和学龄期四个阶段。儿童的健康状况是衡量一个国家社会、经济、文化、卫生发展水平的重要指标之一。开展社区儿童保健是实施"人人享有卫生保健"战略的有效途径，是动员全社会共同参与的重要手段，是合理利用卫生资源的可靠措施。社区儿童保健旨在做好各期的系统管理，依据儿童不同时期的生理特点和保健重点，实施整体、连续的保健服务，推广科学育儿，促进儿童生长发育，增强体质，预防疾病，降低儿童患病率和死亡率。

一、新生儿期保健指导

自胎儿娩出后脐带结扎起至出生后 28 天，称为新生儿期。

（一）新生儿的特点

1. 生理特点

新生儿体温调节中枢发育不成熟，皮下脂肪薄，散热较快，容易导致体温过低；呼吸中枢发育不成熟，呼吸以腹式呼吸为主，呼吸表浅、不规则；胃呈水平位，贲门括约肌发育未完全，幽门括约肌发育较好，易发生溢乳；皮质下中枢兴奋性高，多呈现不自

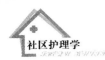

主、不协调运动，肌张力高；特异性及非特异性免疫系统均未发育成熟，容易感染疾病。

2. 心理特点

儿童初生时，大脑皮质结构和功能尚未成熟，只有靠天生的、固有的非条件反射（本能）维持机体与外界环境的最初平衡，如觅食反射、防御反射等。新生儿视力不敏感，在15~20 cm范围内视觉最清晰，在清醒和安静状态下可短暂注视和追随近处缓慢移动的物体；刚出生时听力差，3~7天后听力发展已较好；味觉和嗅觉已基本发育成熟，对不同味道会产生不同反应，闻到乳香会寻找乳头；触觉灵敏，尤以眼、口周、手掌、足底等部位最为敏感；痛觉较迟钝；温度觉很灵敏，尤其对冷的反应强烈，遇冷则啼哭。

（二）新生儿保健指导

1. 日常保健指导

（1）饮食。新生儿的喂养方式包括母乳喂养、混合喂养和人工喂养，社区护士应根据产妇和新生儿的实际情况给予喂养指导，提倡母乳喂养，及早开奶。在母乳喂养中要注意以下几点：①从按需哺乳到每隔3~4小时按时哺乳；②为使新生儿吸吮有效，应确保其含接乳头的方法正确；③为保证乳汁分泌，每次哺乳时应尽量让新生儿吸空双乳，未吸空时应用吸奶器吸出；④为减少溢奶的发生，哺乳后应将新生儿竖起拍背。

（2）保暖。新生儿体温调节能力差，易受环境的影响，因此保暖非常重要。新生儿居室应阳光充足、空气清新，室内温度宜保持在22~24℃，相对湿度宜保持在55%~65%，且应根据气温的变化随时调节环境温度和衣被包裹。新生儿洗澡时室温应维持在28℃左右，盆浴水温以38~40℃为宜。

（3）衣物。①新生儿的衣服、尿布、包被等应选用柔软、色浅、色牢、吸水性强的纯棉制品；②禁用带扣子、拉链等易损伤新生儿皮肤配件的贴身衣物；③勤洗勤换，保持清洁干燥；④包裹不宜过紧，以两腿可自由伸屈为宜。

（4）皮肤。新生儿皮肤娇嫩，护理时应特别注意以下几点：①保持皮肤清洁，洁肤应选用柔和、无刺激性、适合婴儿的专用产品；②每次排便后用温水清洗臀部，并用干净纸巾或毛巾吸干臀部水分，必要时可涂上一层护臀霜；③定期为新生儿修剪指甲，避免划伤皮肤。

（5）脐带。脐带一般在出生后1~2周脱落。为防止感染，脐带脱落前给新生儿洗澡时应避免浸湿脐部，且应每天用2%碘酊和75%酒精给脐带根部消毒。脐带脱落后，脐带根部的痂皮要让其自行脱落。

（6）心智发展。新生儿通过感官来感知世界，社区护士应指导照顾者创造条件让新生儿多看、多听、多接触，通过丰富的视、听、触等环境刺激，促进其心智发展。特别应指导新生儿父母应用语言或非语言的方式多与新生儿沟通，促进亲子关系的建立。

（7）意外预防。此期新生儿的照顾应特别注意预防窒息、烫伤等意外，社区护士应提醒照顾者注意以下几点：①给新生儿洗澡或使用保暖设施时，要注意安全，预防烫伤；②新生儿使用的被子不要盖住头；③喂奶时要注意观察，避免新生儿口鼻被乳房堵塞；④哺乳后应注意观察，如出现溢奶应及时处理。

2. 家庭访视

社区护士应在新生儿自医院回家后 24 小时内对其进行访视，一般不超过 72 小时。

（1）访视目的。①定期对新生儿进行健康检查，早期发现问题，并及时指导处理；②降低新生儿发病率、死亡率；③进行科学育儿的保健指导。

（2）访视要求。①次数：一般新生儿出生后 28 天内需访视 3～4 次，即初访、周访、半月访、满月访；②用物：访视包、婴儿秤、皮尺、消毒棉签、纱布、碘伏、甲紫、体温计、压舌板、科学育儿宣传材料等；③内容：可归纳为一观察、二询问、三检查、四宣教、五处置（表 5-1）。

表 5-1　新生儿家庭访视的主要内容

	访视时间	主要访视内容
初访	出生后 3 天内	①观察新生儿居室内的环境与新生儿一般情况 ②询问出生前、出生时、出生后的母婴情况及新生儿接种疫苗情况 ③测量体重、身长、体温等，检查有无黄疸、感染、出血等 ④宣教母乳喂养、沐浴、抚触的益处与方法，普及科学育儿知识 ⑤发现异常及时给予指导和处理，做好记录并预约下次访视时间
周访	出生后 5～7 天	①观察新生儿一般情况 ②询问新生儿吮奶、哭闹、大小便等情况及其他健康问题 ③检查脐带是否脱落、脐窝是否正常及其他部位皮肤的情况 ④对存在的问题给予相应的指导与处理并预约下次访视时间
半月访	出生后 10～14 天	①观察新生儿一般情况 ②检查黄疸是否消退；测量身长、体重，判断生理性体重下降的恢复情况；检查新生儿听力并了解有无其他健康问题 ③指导家长给新生儿补充维生素 D，讲明目的与方法并预约下次访视时间
满月访	出生后 27～28 天	①观察新生儿一般情况并询问有无新的健康问题 ②进行生长发育监测，并将体重等指标标记在国家推荐的儿童生长发育监测图上，以便动态观察其生长发育趋势；进行全面的健康评估 ③对异常情况进行分析并给予指导，对儿童计划免疫、定期体检、生长发育监测的时间、方法及注意事项等给予指导

（3）注意事项。①每次访视时应根据新生儿、家长及家庭具体情况进行有针对性的指导。②每次访视后，应认真填写新生儿访视卡。③满月访结束时作出新生儿访视小结，并指导家长继续进行婴幼儿的生长发育监测、定期健康检查与免疫接种。④对家庭访视中发现的有营养不良、贫血、单纯性肥胖等情况的新生儿应当分析其原因，给出指导或转诊的建议。对口腔发育异常（唇腭裂、高腭弓）、视力或听力异常的新生儿应及时转诊。

3. 新生儿疾病筛查

根据《中华人民共和国母婴保健法》，新生儿至少应开展先天性甲状腺功能减低症（CH）和苯丙酮尿症（PKU）两项筛查。目前我国已有 27 个省、市，81 个实验室开展了新生儿 CH 和 PKU 等疾病的筛查，诊断和治疗水平也有了较大提高。但从总体来

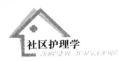

说，我国新生儿疾病筛查工作的开展还比较滞后，全国每年有 2100 万活产儿，仅有 54 万接受疾病筛查，覆盖率为 2.57%，仍有很多新生儿因未能及时诊断和治疗而留有严重的智力残疾，严重影响了出生人口素质的提高。

4. 计划免疫

新生儿出生后 24 小时内应及时接种卡介苗和乙型肝炎疫苗。

二、婴幼儿期保健指导

出生后 28 天至满 1 周岁称为婴儿期。1 周岁后至满 3 周岁称为幼儿期。

（一）婴幼儿期儿童的特点

1. 生理特点

（1）婴儿期。此期儿童生长发育迅速，是出生后体格生长最快的时期。生长发育速度快，营养需求量大，消化系统功能发育尚不成熟，易发生消化不良和营养紊乱。婴儿 6 个月后从母体获得的被动免疫逐渐消失，而主动免疫功能尚未成熟，故易发生各种感染性疾病。

（2）幼儿期。此期儿童体格生长速度放缓。2 岁左右儿童消化道中胃蛋白酶、胰酶及淀粉酶已达成人水平，但胃肠道功能仍未完全发育成熟，容易发生腹泻和营养紊乱。儿童免疫力开始增强，但仍较弱，需预防各种感染性疾病。

2. 心理特点

（1）婴儿期。儿童视觉、听觉逐渐发育，知觉发育较慢；开始出现明显的注意和初步的记忆，思维处于萌芽状态；语言能力逐步发展，独立性比初生时有显著增强。

（2）幼儿期。体格生长速度较之前稍减慢，而智能发育迅速。2 岁以后是儿童成长中的一个重要时期。幼儿期儿童开始具备了人类的特点：能直立行走，能用双手使用工具，能以语言进行交流等。

（二）婴幼儿期儿童保健指导

1. 日常保健指导

（1）喂养。①婴儿期：此期儿童生长发育迅速，合理及充足的营养是保证体格生长和智力发育的物质基础。母乳是婴儿，尤其是 6 个月以下婴儿最适宜的食物，应鼓励和支持母乳喂养，宣传母乳喂养的优点，教授哺乳的方法和技巧，并指导母亲观察乳汁分泌量，监测儿童体重。4 个月以上婴儿应及时添加辅食（添加辅食顺序见表 5-2），以补充母乳的不足，并为断奶做准备。因母乳不足或其他原因不能进行母乳喂养者，可选择混合喂养及人工喂养。②幼儿期：此期社区护士应指导家长掌握合理的喂养方法和技巧，并培养幼儿良好的进食习惯。幼儿膳食安排应注意结构合理、营养均衡、食物多样、粗细搭配、满足需求，预防幼儿营养不良或营养过剩。如已出现营养不良或营养过剩，则应及时就医，根据专业营养师处方调配饮食。

表 5-2　添加辅食顺序

月　　龄	添加辅食
1~4 个月	菜汤、水果汁、鱼肝油或维生素 A、维生素 D 制剂
5~6 个月	米汤、米糊、稀粥、鱼泥、菜泥、豆腐
7~9 个月	粥、烂面、碎菜、蛋、鱼、肝泥、肉末、饼干、馒头片、熟土豆
10~12 个月	粥、软饭、挂面、碎菜、豆制品、碎肉、带馅食品

（2）衣着。①婴儿期：衣着应简单、保暖、宽松、少接缝、无纽扣，最好穿连衣裤或背带裤，并注意按季节增减衣物，避免受凉。②幼儿期：衣物着色应鲜艳，便于识别。3 岁左右的幼儿应开始学习穿脱衣服和整理用物，为了便于幼儿自理，其衣物应保暖、轻便、易穿脱。

（3）皮肤。①婴儿期：应每日早晚给婴儿洗脸、脚和臀部，勤换衣服、尿布，保持会阴部皮肤清洁、干燥。②幼儿期：此期要让儿童养成定时洗澡、勤换衣、勤剪指甲、早晚刷牙、饭后漱口、饭前便后洗手等良好的卫生习惯。

（4）口腔。①婴儿期：儿童 4~10 个月开始萌出乳牙，家长可用软布或专用婴儿牙刷清洁齿龈和萌出的乳牙。每次哺乳后，都应给婴儿喝两口清水，以清洁口腔。②幼儿期：为预防儿童龋齿，此期要做好儿童口腔保健，并注意限制糖果和甜饮料的摄入。幼儿不能自理时，家长可用软布轻轻清洁其牙齿表面，后逐渐改用软毛牙刷。2 岁后，幼儿应能在家长的指导下自己刷牙，早晚各一次，并做到饭后漱口。

（5）睡眠。①婴儿期：应保证足够的睡眠时间，养成不拍、不抱、不摇的独立睡觉习惯，家长应为其选择固定的睡眠场所和时间。②幼儿期：睡前可由成人陪伴或自带一个喜欢的玩具上床，睡前不阅读情节紧张的故事书或做剧烈的活动。

（6）心智发展。父母与儿童之间的关系直接影响儿童的身心发育，尤其是儿童心理的发育。社区护士应指导家长常用目光、语言、拥抱、抚摸、亲吻、游戏等方式与儿童交流互动，既有利于良好亲子关系的建立，又能促进对儿童的教育和培养。

（7）意外防护。①婴儿期：避免含着乳头睡觉，以免引起窒息；在儿童可触及的范围内应尽量避免放一些体积小的物品，玩具也应避免有细小、可拆卸的部件，以防其误食；4~5 个月儿童翻身时应注意防护，避免坠床；学步时更要注意儿童安全，防止发生意外。②幼儿期：应将药物、洗涤剂、化妆品、杀虫剂等可能有毒的物品收藏好，避免儿童误食；应教其一些用电用火知识，并禁止其接触电门或玩火，以防造成悲剧。

2．随访服务

婴幼儿的随访服务均应在乡镇卫生院、社区卫生服务中心进行，偏远地区可在村卫生室、社区卫生服务站进行，时间分别在 3、6、8、12、18、24、30、36 月龄时，共 8 次。有条件的地区，建议结合儿童预防接种时间增加随访次数。

（1）生长发育监测。可以在家庭和社区卫生服务中心及托幼机构开展此项工作。由社区护士、托幼机构的医务人员或儿童家长定期、连续测量儿童体重，然后将历次体重值标记在生长发育监测图上，观察体重曲线的增长趋势，动态监测婴幼儿生长发育趋

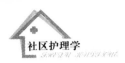

势，以利于尽早发现生长缓慢儿童，找出原因，采取相应干预措施。目前，我国卫生和计划生育委员会规定的测量体重的时间：出生后第一年测量 5 次，即生后 1、3、5、8、12 个月；第二年 3 次，即 15、20、24 个月；第三年 2 次，即 30、36 个月。

（2）定期健康检查。根据儿童生长发育规律决定定期检查的频率为"421"，即生后第一年检查 4 次，每 2～3 个月 1 次；第二、第三年每年 2 次，每 6 个月 1 次；3 岁以后每年 1 次，但视力、听力及牙齿仍应坚持每半年检查 1 次。如发现异常，应增加检查次数。检查内容：①体格测量与评价；②询问个人史和既往史，包括出生史、喂养史、生长发育史、免疫接种史、过敏史、日常生活及心理社会史、疾病情况、家庭环境与教育等；③全身各系统检查；④常见病的定期实验室检查，如缺铁性贫血、寄生虫病等。对临床怀疑佝偻病、发育迟缓等疾病的儿童应做进一步检查。在婴幼儿 6～8、18、30 月龄时分别进行 1 次血常规检查。在 6、12、24、36 月龄时使用听性行为观察法分别进行 1 次听力筛查。

（3）健康指导。社区护士随访服务应注意在了解婴幼儿喂养、患病、生长发育、心理行为发育等情况的基础上，对儿童家长进行母乳喂养、辅食添加、心理行为发育、意外伤害预防、口腔保健、中医保健、常见疾病防治等的健康指导。

3. 计划免疫

在每次进行预防接种前均要检查询问是否有相关禁忌证，若无，体检结束后接受疫苗接种。根据儿童免疫特点和传染病的发生情况制定免疫程序，有计划、有针对性地实施基础免疫（全程足量的初种）及随后适时的加强免疫（复种）。目前我国规定的计划免疫为"11 苗防 12 病"。

三、学龄前期保健指导

3 周岁后到 6～7 岁入学前为学龄前期。

（一）学龄前期儿童的特点

1. 生理特点

学龄前期儿童身高、体重等生长发育速度放缓，乳牙开始脱落，恒牙开始萌出，但乳牙患龋率较高，可达 50％。眼部发育基本完成，但结构和功能尚不稳定。免疫系统功能增强，发生感染性疾病的概率减小。

2. 心理特点

此期儿童脑发育接近成人，细动作发育逐渐成熟，视物逐渐发展成为有目的、有意识的行为，时间知觉发展的水平较低，既不准确，也不稳定。对周围的新鲜事物日益发生兴趣，喜欢鲜明、直观、生动、具体、形象的刺激物，理解、语言、思维能力继续发展，但情感仍不稳定，模仿力、好奇心强，成人教育的态度和方法对其性格的形成影响巨大。

（二）学龄前期儿童保健指导

大多数学龄前期的儿童开始接受学龄前教育，即进入幼儿园学习和生活。托幼机构可以为儿童提供更合理的生活作息、更系统的学前教育，锻炼儿童的独立生活能力，为进入小学打好基础。但托幼机构中儿童心理问题、传染病、食物中毒等的发生率较散居儿童高。因此，社区护士应通过卫生监督、安全监督、营养监督等促进和确保托幼机构环境整洁、照明良好、营养合理，并与家长、老师密切联系，为儿童提供安全、健康的教育环境。

1. 日常保健指导

（1）饮食。学龄前期儿童的饮食接近成人，并增加上、下午点心的供应。减少零食，注意食物的色、香、味搭配，创造愉悦的进餐氛围及让儿童参与餐桌的布置有利于增加儿童的食欲，并培养儿童良好的进餐礼仪及独立进餐能力。

（2）睡眠。此期儿童需要11~12小时的睡眠时间，其中包括1~2小时的午睡。晚上临睡前听一些轻松的故事、喝一杯温牛奶等不仅有助于儿童良好的睡眠，也有利于亲子感情的培养。

（3）排泄。此期儿童逐渐具备独立排便、排尿的能力，老师及家长应培养儿童良好的排便、排尿习惯和便后洗手的卫生习惯。

（4）眼睛。社区护士应指导家长教育儿童保护视力，定期进行视力检查。具体保健内容见学龄期儿童保健。

（5）口腔。随着儿童龋齿发病率的升高，培养良好的口腔护理习惯成为此期儿童重要的保健内容之一。社区护士应指导家长选择安全、有效的牙膏及软毛牙刷，并教给儿童正确的刷牙方法，牙齿的三个面中尤其是咬合面要仔细清洁。儿童在此期要养成每天早晚刷牙、饭后漱口的好习惯，减少零食及含糖量高的食物的摄入，定期进行口腔检查。

（6）体格锻炼。此期儿童对各种活动及游戏有浓厚的兴趣，因此，开展安全、健康、积极的活动，特别是户外活动及游戏、体操、舞蹈，不仅能增强儿童体质，还可以寓教于乐，促进儿童智力的发育，陶冶情操。

（7）自理能力。在家长及老师的帮助下，逐渐培养儿童独立穿衣、刷牙、洗脸、进食、洗澡等自理能力。

（8）个性培养。社区护士应指导家长、老师积极创造良好的家庭氛围及教育环境，培养此期儿童懂礼貌、爱劳动、团结友爱、尊老爱幼的优良品质及积极的个性。

（9）意外防护。此期儿童仍属意外伤害的高发人群，车祸的发生率明显增加，因此，安全教育仍是此期的重要保健内容。此期儿童安全教育的内容主要包括遵守交通规则、不在马路上玩耍、不玩电器、不到河边玩耍等。另外，必要时可在儿童衣物上缝上写有家长姓名、家庭地址、联系电话的小布条，教育儿童在出现意外时找警察帮忙。

2. 心理指导

吮拇指、咬指甲、攻击性行为、破坏性行为、遗尿、手淫是此期儿童特别是托幼机构的儿童常见的心理行为问题。社区护士应指导家长和老师正确对待儿童的心理行为问题，帮助其寻找原因：对吮拇指、咬指甲的儿童给予更多的关爱、呵护；对有攻击性行为和破坏性行为的儿童应讲道理，帮助其反省；对遗尿和手淫的儿童应提供充足的游戏机会，帮助其树立自信心，避免责怪、讽刺，以免造成儿童心理障碍。

3．随访服务

随访服务即为 4～6 岁儿童每年提供一次健康管理服务。散居儿童的健康管理服务应在乡镇卫生院、社区卫生服务中心进行，集体儿童可在托幼机构进行。服务内容包括询问上次随访到本次随访之间的饮食、患病等情况，进行体格检查、生长发育和心理行为发育评估，血常规检查和视力检查，进行合理膳食、心理行为发育、意外伤害预防、口腔保健、中医保健、常见疾病防治等健康指导。在每次进行预防接种前均要检查和询问有无相关禁忌证，若无，体检结束后儿童接受疫苗接种。

四、学龄期保健指导

从 6～7 岁入小学开始到 11～12 岁前为学龄期。

（一）学龄期儿童的特点

1．生理特点

学龄期儿童除生殖系统外，各系统的生理功能渐趋成熟，身高、体重稳定增长，但骨骼的骨化尚未完成，长时间站立、行走或负荷过重会引起不同程度的足弓塌陷（扁平足）。脊椎的骨化也较晚，椎骨周围的肌肉、韧带比较薄弱，如果学习、坐、走路的姿势长时间不正确，则会造成发育畸形。

2．心理特点

学龄期儿童的大脑重量已接近成人，额叶迅速生长，使儿童抑制能力和综合分析能力逐步增强。视、听觉感受性不断发展，手部动作的精细程度和灵活性日益增加，感知的有意性、目的性、选择性和持续性均逐步加强。情绪渐趋稳定，意志力增强，自制力开始发展。儿童与社会的接触增多，社交能力在与小伙伴们的集体生活中得到培养。

（二）学龄期儿童保健指导

1．饮食指导

保证足够的营养摄入，合理安排进餐时间和营养分配，培养良好的饮食、卫生习惯，纠正儿童偏食、挑食、吃零食、暴饮暴食等坏习惯。

2．作息指导

注意劳逸结合，合理安排学习、活动、休息时间，避免学业过重和精神过度紧张。

3．视力保健指导

（1）卫生用眼。①读书写字时眼睛应距离书本 30 厘米以上，禁止躺着看书；②连续看电视时间不宜超过 0.5～1 小时，与电视的距离最好是 3 米（20 英寸以上彩电），不可少于 2～2.5 米，同时室内应有适当的照明；③操作电脑或玩电子游戏的时间不宜过长，每隔 10～30 分钟要适当休息（年龄越小，间隔时间应越短）。

（2）视力保健。①眼保健操，每天至少一次；②晶体操，即交替看远和看近，原则是看远、看近都要有目标；③望远可缓解视疲劳，且简单易行。

（3）视力检查。儿童应每半年检查一次视力，以便及时发现、及时矫正。

4. 疾病防护指导

定期进行体检，做好近视、龋齿等常见病的预防和矫治。

5. 意外防护指导

加强防范交通事故、溺水、外伤等常见意外损伤的宣传教育。

第二节　社区青少年保健指导

青少年期（或青春期）是指以生殖器官发育成熟、第二性征发育（女性出现月经初潮、男性出现遗精）为标志的时期，是由儿童向成年过渡的时期。其年龄范围一般为12～18 岁。

一、青少年的特点

1. 生理特点

在激素作用下，青少年进入体格发育的第二个高峰，体格生长发育迅速，性器官迅速发育并逐渐成熟，第二性征也逐渐发育成熟，男性出现遗精，女性出现月经初潮。

2. 心理特点

此期是个体一生中智力发展、世界观形成、信念确立的关键时期。青少年的心理一方面带有童年的某些痕迹，另一方面又开始出现成人的某些特征，因此具有幼稚性和成熟性并存、独立性和依赖性并存、变化多端等特点，表现为情感多变、情绪不稳定或易激动等。心理学家称此年龄阶段为"危险年龄阶段"。这一阶段的心理特征主要体现在以下几方面：

（1）性发育引起的问题。进入青春期后，青少年开始意识到性别差异，出现朦胧的两性意识，对性发育感到困惑、好奇，对异性产生爱慕感，对性知识感兴趣。青少年若不能得到良好的性知识和性道德教育，容易发生不正当的性行为，危害身心健康。

（2）自我意识增强。随着生理、心理、社会功能的发展，青少年逐渐渴望独立，希望从家庭和学校的束缚中解脱出来，开始与父母疏远，并具有很强的逆反心理。但经济上的不独立又使青少年必须依赖父母。这种独立性与依赖性并存的矛盾心理使青少年的情绪不稳定，甚至造成亲子关系和师生关系的紧张。

（3）伙伴关系密切。青少年与伙伴关系密切，彼此交流内心的感受，并获得友情与支持。但此期若结交了不好的伙伴，较强的好奇心和模仿性会使青少年沾染一些不良嗜好，甚至走向犯罪。近年来，青少年犯罪率的不断升高也正说明了这一点。

（4）人生观、世界观的形成。在青春期，青少年开始思索人生的价值和个人的追求，逐渐形成自身对人生和世界的看法，并确立自己的理想和奋斗目标。但青少年对自我的评价带有一定的盲目性，容易夸大自己的能力，受到挫折和失败时又容易垂头丧气。

（5）闭锁心理出现。秘密感成为青少年特有的心理活动，他们不愿将内心的想法表露出来，且不愿与老师、家长沟通。

二、青少年常见健康问题

1. 月经异常

（1）月经紊乱。青春期女性月经来潮后可能会出现月经过多、月经过少、闭经等问题。这些问题的出现常与内分泌失调、卵巢功能低下有关。环境改变、剧烈的情绪波动或剧烈运动、劳动负荷过重均可导致月经紊乱。

（2）经期感染。多数少女月经来潮后 2 年内月经周期不规律，且月经期间全身免疫功能减弱，同时由于子宫内膜脱落、宫颈微张，易发生感染。

（3）痛经。指经前、经期或经后出现下腹疼痛、坠胀，可伴腰酸或其他不适的症状。临床上分为原发性痛经和继发性痛经两种，前者指痛经不伴有生殖器官的器质性改变，后者指盆腔器质性病变所导致的痛经，青春期女性的痛经多为原发性痛经。

2. 遗 精

遗精是青春后期所有健康男性都有的正常的生理现象，大多由性梦刺激引起。此外，包皮垢刺激、内裤过紧、仰卧入睡被子过重等也可能引起反射性遗精。一般每月遗精 2~3 次均属正常，但过于频繁或一有冲动就排精则应及时就医。

3. 手 淫

手淫是指用手或其他器具摩擦自己的性器官借以获得性快感，达到性满足的一种自慰行为。手淫不是无耻行为，也不是道德败坏，是一种不正常的满足性要求的手段。频繁手淫存在一定危害，易引起神经疲劳而影响睡眠和休息，也易造成青少年心理上的自我挫伤，导致恐惧、悔恨、自卑等负性心理产生。

4. 近 视

近视是眼在调节松弛状态下，平行光线经眼的屈光系统的折射后焦点落在视网膜之前。近视分为假性近视和真性近视两种：若眼底没发生病理改变，称假性近视，也称调节性近视；若眼底发生病理改变，称真性近视。青少年读书、写字、看电视、用电脑等近距离用眼的时间较长，可使睫状肌持续收缩，处于痉挛状态，后转为看远时，不能很快放松调节，而造成头晕、眼胀、视力下降等视力疲劳症状。我国是近视的高发地区，青少年近视眼的患病率逐年升高，并有向低龄化、高度数发展的趋势。

5．意外伤害

意外伤害是指由突然发生的各种意外事故（如自杀、暴力、交通事故等）而引起的人体损伤。青少年是意外伤害的高发人群，其发生率和死亡率一般男性高于女性，死亡率以 15～19 岁的青少年最高。此外，因意外伤害而致残的人数远高于死亡人数，由此给青少年及其家庭造成了巨大的经济负担和精神负担。

6．痤　疮

痤疮俗称暗疮、青春痘，是青少年较常见的皮肤病。男性多于女性，好发于皮脂腺发达的部位，尤其是前额、双颊、颏部，其次是胸部、背部和肩部，可持续数年。

三、青少年保健指导

（一）日常保健指导

1．合理的营养指导

（1）营养供给充分，膳食搭配合理。膳食中各种营养素的供给必须满足青少年的生长发育需求。注意膳食的构成和合理搭配：食物应多样化，应包括谷类、动物类、蛋类、奶类、蔬菜和水果类；注意主副食搭配，荤素搭配，粗细搭配。

（2）三餐分配合理，进餐时间充足。三餐能量合理分配，早、中、晚的热能分配以 3∶4∶3 较为合理；每次进餐应保证有充足的时间，不宜匆忙，以免影响食物的消化吸收。

2．生活方式指导

保持生活规律，注意劳逸结合，保证充足的睡眠，养成不熬夜、不贪睡的生活习惯；注意加强体育锻炼，增强体质；不吸烟，不酗酒，远离毒品，防止药物依赖。

3．意外防护指导

青少年生理成熟而心理不成熟，这种身心发展的不平衡常导致青少年自我调节能力不足，容易出现心理及行为偏差。家长和学校应加强安全教育，培养青少年的自我保护意识，使其掌握基本的防护知识和技能。必要时，应提供适当的心理咨询与辅导，预防自杀、暴力等意外伤害的发生。

4．视力保健指导

（1）养成良好的用眼习惯。①看书、写字的姿势正确，眼睛与书本之间应保持30 厘米左右的距离；②看书与写字时光线应适度，不宜过强或过暗，光线应从左前方射入，以免手遮挡光线；③看书时间不宜过长，每看 40～50 分钟应休息 10～15 分钟，闭眼或向远处眺望数分钟或做眼保健操，防止眼睛过度疲劳；④不要看字太小或字迹模糊的书报，写字不要写得太小。

（2）坚持做眼保健操。眼保健操通过对眼睛附近穴位的按摩，可缓解睫状肌的紧张状态，消除视疲劳。在儿童看书、写字、学习 1 小时后，可做眼保健操 1～2 遍，每日

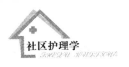

4~6次。

（3）改正不良用眼习惯。不良用眼习惯包括趴在桌上、歪头看书或写字，躺在床上看书，吃饭时看书，在强光下或暗淡的路灯、月光下看书，以及在开动的车上及走路时看书等。这些不良习惯都会使眼睛过度疲劳。

（4）加强体格锻炼。通过锻炼，增强身体素质，可以减轻减慢近视的发生，尤其是室外体育锻炼。在空气新鲜、视野开阔的郊外进行远眺，也是保护眼睛的好方法。

（5）注意营养补充。注意补充营养，尤其是维生素 B 和矿物质，它们是眼睛发育所必需的营养素。

（6）定期检查视力。儿童应每半年检查一次视力，及时发现、及时矫正。

（二）生殖保健指导

1. 女性生殖保健

此期要注意指导少女做好迎接月经初潮的准备，认识月经是女性的一种正常生理现象，防止初潮时的惊恐，且指导其做好经期保健。经期应注意：①不游泳、不盆浴，以防止逆行感染；②避免寒冷刺激和重体力劳动；③注意保持适当休息和精神愉快；④保证营养，避免吃辛辣和刺激性食物。

2. 男性生殖保健

此期要注意指导少年坦然面对阴茎勃起和遗精等现象。此期男性体内雄激素水平提高，性意识开始觉醒，有关性方面的刺激都可能使阴茎勃起，有时睡眠时甚至会出现性梦和遗精。这属于正常生理现象，无须治疗。这是青春期性功能发育成熟的一种标志，也是性激素分泌引起的一种正常表现，所以无须焦虑紧张。

（三）心理保健指导

1. 性心理指导

青少年生殖系统功能发育、性意识觉醒。由于我国性教育的滞后，当今社会各种媒介（电视、网络、图书等）对性的宣传可能误导青少年的性观念，使其对正常的性生理、性心理产生困惑甚至恐惧，或因此放纵自己，过早出现性行为、早孕，甚至性传播疾病等，影响其身心健康。因此，社区护士应配合家长和老师指导青少年正确认识自身的生理、心理变化，坦然面对由此产生的性冲动、性幻想，学会控制自己，不过分沉溺其中，并引导其与异性正常交往，不早恋、不过早发生性行为。

2. 社会交往指导

青少年受独立意识的影响，人际交往更多地转向社会，家长如果过于溺爱、保护或过于严格，可能导致其疏远家庭成员、易与父母发生冲突，或与同龄人拉帮结派，甚至走上违法犯罪的道路。社区护士应指导青少年积极发展自身的人际交流能力，保持与父母和成年人的良性沟通，学会处理家庭、学校中遇到的挫折或危机，形成健康的心理、健全的人格、乐观的情绪和良好的适应能力，防止行为出现偏差。

（四）疾病防护指导

1. 痛经的防护指导

此期少女应注意：①保持腰腹部保暖，经期避免穿低腰裤；②生活上适度调理，规律作息，保证充足的睡眠；③经期保持下半身血液循环畅通，适当运动锻炼；④非经期加强体格锻炼，改善血液循环，增强身体对寒冷的适应能力；⑤经期少吃寒性食物（如冷饮），尤其禁食生冷或辛辣、刺激性食物。

2. 痤疮的防护指导

此期青少年应注意：①日常生活中少吃辛辣、刺激性食物；②保持皮肤清洁，可用温和的洗面奶洗脸；③保持心情愉快，学会自我调节，快乐生活；④不抽烟、不喝酒，不养成熬夜等不良生活习惯；⑤多喝水，多吃蔬菜水果，养成每天排便的习惯；⑥不要用手挤压痤疮，以免引起感染或加重炎症，留下疤痕；⑦避免毛孔进一步堵塞。

第三节　社区成年女性保健指导

在社会生活中，女性是一个特殊的群体，无论是生理上还是心理上都与男性有明显的区别。女性既承担着社会建设发展的任务，也面临着社会、家庭的压力。因此，关注女性健康与保健，寻找影响女性健康与保健的因素，并采取措施改善和提高女性的健康水平也是社区卫生服务的重要任务之一。

社区成年女性保健，又称社区妇女保健，是指以维护和促进妇女健康为目的，以预防为主，以保健为中心，以基层为重点，以社区妇女为对象，防治结合，开展的以维护生殖健康为核心的保健工作。社区成年女性保健的目的在于通过积极的调查、预防保健及监护治疗措施，开展以维护生殖健康为核心的贯穿女性围婚期、孕期、产褥期和围绝经期的各项保健工作，降低孕产妇及围生儿死亡率，减少患病率和伤残率，控制某些疾病的发生，促进女性健康。

一、围婚期保健指导

围婚期是指从确定婚姻对象到婚后受孕为止的一段时期，包括婚前和孕前两个阶段。

（一）围婚期女性的特点

1. 生理特点

围婚期女性的身体发育已完成，身高、体重状况趋于稳定，各器官、系统功能成熟，神经系统功能完善，神经过程的兴奋和抑制基本平衡。性发育完全成熟，为生殖和哺乳做好了准备。

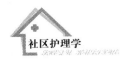

2．心理特点

围婚期女性所感知的内容更丰富、范围更广泛，感觉更敏锐。情绪逐渐显现出平衡、温和、稳定的特点，情绪体验也更深刻，能有意识地控制自己的情绪，避免冲动。该期女性迈入社会，在经历择业就业、恋爱婚姻、成家立业等人生重大事件时，容易出现不适应、不协调等心理问题。

（二）围婚期女性保健指导

1．婚前保健指导

（1）配偶的选择。①我国《婚姻法》明确规定，直系血亲和三代以内旁系血亲、患有医学上认为不应当结婚的疾病的男女，禁止结婚；②医学专家建议以下对象不宜结婚：男女双方重度智力低下者、双方都属精神分裂症患者、生殖器畸形（如两性畸形、先天性无阴茎或无阴道者）难以矫治者、生命危在旦夕者。

（2）性健康教育。社区护士应向围婚期女性讲解有关性的生理、心理、道德等方面的知识，使其树立性的责任感和道德感，认识到性行为应受到社会道德和法律规范的制约，明白婚前和婚外性行为对个人、家庭和社会的危害，增强其对性刺激和性冲动的自我调节能力，自觉避免婚前和婚外性行为。

（3）婚前医学检查。婚前医学检查是指对准备结婚的男女双方可能患的影响结婚和生育的疾病进行医学检查。通过婚前医学检查可以发现双方是否存在生殖系统的疾病和缺陷、不宜生育的严重遗传性疾病等，根据医学专家的科学分析，可向婚检者提出预防、治疗以及采取相应医学措施的建议，当事人依据医生的医学意见可暂缓结婚或采取其他方法。社区护士应向社区围婚期女性宣传婚前医学检查的重要性，鼓励其自觉参加婚前医学检查。

2．孕前保健指导

（1）受孕时机的选择。一般认为女性的最佳生育年龄为 25～29 岁，男性的最佳生育年龄为 25～30 岁。夫妻双方在准备怀孕期间应保持正常有序的生活，适当的房事，不喝酒、不抽烟，保证双方身体健康、精力充沛、情绪饱满。有一方患病、长期接触放射性物质或有长期烟酒嗜好者均不宜立即怀孕。

（2）避孕知识指导。①婚后要求短期避孕者可先采用避孕套或外用避孕栓，待女方阴道扩张后再改用阴道隔膜、避孕药膜等；如能掌握排卵规律、清楚地识别安全期，也可选用安全期避孕法，但新婚期间身体易疲劳，情绪易激动，会使排卵规律改变，应谨慎观察、推算，谨防失败。②婚后要求较长时间（1 年以上）避孕者除以上方法外，如无用药禁忌证，可用短效避孕药。③婚后不准备生育或婚后计划长期不生育者，可选用宫内节育器。④终身不宜生育的夫妇原则上有病的一方应采取绝育措施。

（3）不孕症治疗指导。①对于相对不孕的女性，社区护士应指导夫妇双方注意生活规律，避免精神紧张等情绪改变，保持健康放松的心态，并使其了解预测排卵日期的方法和同房的适当时机（排卵前 2～3 日或排卵后 24 小时内受孕概率较高）。②对于绝对不孕的女性，需要支持其度过悲伤期，同时提供相关信息，帮助其根据自身条件接受相应的治疗方案，如人工授精、体外受精胚泡植入等；给予女性及其家属安慰和支持，鼓励其面对现实，接受不能生育的事实。

3．妇科病预防指导

（1）预防生殖道感染。①了解和掌握常见生殖道感染性疾病的知识，增强自我防范能力。②夫妻双方都要洁身自好，保持单一的性伴侣关系。③提倡使用避孕套，倡导安全性行为。④分娩、妇科检查、上（取）环、人工流产等应到正规的医院和计划生育服务机构。⑤主动、积极进行妇科病查治和生殖道感染的防治。⑥坚持避孕，防止和减少人工流产。⑦养成良好卫生习惯，注意性器官卫生。夫妻双方同房前应清洗外阴；不与他人共用浴盆、浴巾，洗下身和洗脚的盆分开，毛巾要分开，尽可能选择淋浴；避免共用不洁的马桶，如无法避免应使用一次性垫纸；内裤要勤换、勤洗（尽可能单独洗），在阳光下晒干；使用清洁的月经期卫生用品。

（2）预防乳腺疾病。①合理饮食：三餐规律，饮食多样化、营养均衡；②保持良好心态：善于调节情绪，保持平和的心态，学会放松；③佩戴合适的乳罩：选择天然织品，大小合适，减少戴乳罩的时间；④改变不良生活方式：不熬夜，保证睡眠充足，戒烟、限酒，慎用保健品，提倡母乳喂养；⑤远离有害物质：避免病毒感染和药物危害，避免不必要的放射线照射；⑥加强锻炼：每天半小时慢跑、快步走、做体操等，能提高免疫力，改善机体血液循环；⑦坚持乳房自查：如发现乳房内有包块并且质地较硬、活动度不好、有触痛，要尽早就医；⑧定期进行乳腺检查：早预防、早发现、早治疗是预防乳腺癌最有效的手段，女性从 20 岁开始应每 3 年做一次乳腺临床检查，从 35 岁开始应坚持每年做一次乳腺专科检查。乳腺自查口诀（一看二摸三通过）：洗澡时、睡觉前，月经完后两三天；先举手、后叉腰，然后左右仔细瞧；左摸右、右摸左，手指平移回腋窝。

（3）预防月经紊乱和痛经。①经期要防寒避湿，避免淋雨、涉水、游泳、喝冷饮和进食凉性水果等，注意保暖，尤其要防止下半身受凉；②作息规律，不要熬夜，保持情绪放松；③日常操作电脑时做好防护，不长时间使用手机，少用微波炉；④多吃一些富含维生素 A、维生素 C 和蛋白质的食物；⑤平常适当进行一些能促进血液循环的全身运动，如游泳、跑步，每周 1～2 次，每次 30 分钟。

二、孕期保健指导

孕期包括孕早期、孕中期和孕晚期三个阶段。其中，孕早期是指妊娠 12 周末以前，孕中期是指妊娠 13 周至 27 周末，孕晚期是指妊娠 28 周以后。

（一）孕期女性的特点

1．生理特点

孕期女性子宫变大、变软；乳腺发育，增大、充血，乳头与乳晕着色加深；血容量增加，血液呈稀释状态，正常孕妇可出现生理性贫血；半数以上孕妇在妊娠前 3 个月有早孕反应，出现恶心、呕吐等症状；由于子宫的压迫，膀胱容量减少，易出现尿频；自主神经功能不稳定，易出现嗜睡、头晕等症状。

2．心理特点

孕期女性机体内环境、身体形象及社会角色发生变化，常见的心理反应有怀疑、激动、接受等。尤其到孕晚期，易开始渴望结束怀孕，担心胎儿是否健康、分娩是否顺利等。

（二）孕期女性健康管理

社区卫生服务机构应主动对辖区内所有孕妇开展各个时期的健康管理，具体内容包括孕早期、孕中期和孕晚期三个阶段的健康管理。

1．孕早期健康管理

孕12周前为孕妇建立孕产妇保健手册，并进行第一次产前访视。

（1）建立档案。孕12周前由孕妇居住地的乡镇卫生院、社区卫生服务中心建立孕产妇保健手册。

（2）健康评估。询问孕妇既往史、家族史、个人史等，观察其体态、精神，并进行一般体格检查、妇科检查和血常规、尿常规、血型、肝功能、肾功能、乙型肝炎检查，有条件的地区建议进行血糖监测及阴道分泌物、梅毒血清试验、HIV抗体检测等实验室检查。

（3）保健指导。开展孕早期个人卫生、心理和营养保健指导，特别要向其强调避免致畸因素和疾病对胚胎的不良影响，同时进行产前筛查和产前诊断的宣传。

（4）转诊服务。根据检查结果填写第1次产前随访服务记录表，对具有妊娠危险因素和可能有妊娠禁忌证或严重并发症的孕妇，及时转诊到上级医疗卫生机构，并在2周内随访转诊结果。

2．孕中期健康管理

孕16~20周、21~24周各进行一次随访，对孕妇的健康状况和胎儿的生长发育情况进行评估和指导。

（1）健康评估。通过询问、观察，一般体格检查、产科检查、实验室检查对孕妇健康和胎儿的生长发育状况进行评估，识别需要进行产前诊断和需要转诊的高危孕妇。

（2）保健指导。对未发现异常的孕妇，除了进行孕期个人卫生、心理、运动和营养指导外，还应进行预防出生缺陷的产前筛查和产前诊断的宣传。

（3）转诊服务。对发现有异常的孕妇，根据具体情况，要及时转至上级医疗卫生机构。出现危急症的孕妇，要立即转至上级医疗卫生机构。

3．孕晚期健康管理

（1）机构随访。督促孕妇在孕28~36周、37~40周去有助产资质的医疗卫生机构各进行1次随访。

（2）保健指导。开展孕产妇自我监护方法、促进自然分娩、母乳喂养以及孕期并发症、合并症的防治指导工作。

（3）转诊服务。对随访中发现的高危孕妇，应根据就诊医疗卫生机构的建议督促其酌情增加随访次数。随访中若发生意外情况，建议其及时转诊。

（三）孕期女性保健指导

1. 日常保健指导

（1）孕妇着装。衣服宜宽大、柔软、舒适、易穿脱，不穿紧身衣，不束胸或紧扎裤带，不穿高跟鞋。

（2）劳动与休息。健康的孕妇可从事一般的日常工作、家务劳动以及散步等体育活动，以达到增强体质、利于分娩的目的。外出旅行注意事项：乘车、船时应注意防止过度颠簸；不宜过度疲劳，保持充足睡眠，睡眠以左侧卧为好。

（3）个人清洁。孕期汗腺和皮质腺分泌增多，阴道分泌物增多，应注意勤洗澡、勤换内衣，清洁以淋浴为好，避免发生上行感染。

（4）乳房护理。孕 20 周时，为准备哺乳，应注意乳房的护理。每日用中性肥皂擦洗乳头，以增加乳头皮肤厚度和耐磨力，预防哺乳后乳头疼痛或破裂。乳头凹陷者可用右手的拇指和示指将乳头拉出，再轻轻地按摩乳头，每天 3 次，每次 3~4 分钟。

（5）节制性生活。孕期的性生活要有所节制，特别是孕 12 周内及 32 周后应尽量避免，以免引起流产、早产与感染。

（6）避免接触各种有害物质。烟对胎儿是毒品，因此，孕妇不能吸烟，同时要注意避免被动吸烟；孕期大量饮酒可使胎儿发生慢性中毒或其他意外，因此孕妇应限制饮酒。生活或工作中应尽量避免接触如沥青、铅、汞、放射、辐射等有害物，以避免胎儿畸形的发生。

（7）预防病毒感染。病毒感染会影响胎儿的发育，造成胎儿发育缺陷或畸形，如流行性感冒、病毒性肝炎、风疹等。预防方法是加强体育锻炼，提高机体的抗病能力。在传染病流行季节，尽量少到人多的公共场所或及时接种疫苗。如孕期 4 个月内感染上病毒性疾病，应及时就医进行产前检查，一旦发现胎儿畸形，应终止妊娠。

2. 用药指导

妊娠期用药时应考虑到药物对胎儿的影响。许多药物可通过胎盘进入胎儿体内，对胎儿产生毒性作用。一些药物对母体可能是治疗量，但对胎儿则往往是中毒量。因此，妊娠期妇女应遵医嘱用药，不自行乱用药物，以免造成流产或胎儿畸形等意外发生。

3. 心理保健指导

社区护士应动员孕妇的家人共同参与，给予孕妇支持和鼓励，消除孕妇的顾虑和恐惧，减轻其精神压力。社区护士应有针对性地向孕妇传授孕期相关保健知识，增强其自我照顾能力，并鼓励丈夫与妻子一起学习。

4. 产前检查指导

社区护士应督促孕妇进行产前检查，落实孕妇监护。首次产前检查应在孕 12 周之前进行，孕 13~28 周每 4 周进行 1 次产前检查，孕 29~36 周每 2 周进行 1 次，36 周后每周 1 次。

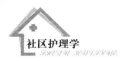

5．产前诊断指导

按照我国《母婴保健法实施办法》，凡有以下情形之一的，社区医院应将孕妇转诊到有条件的医疗机构进行产前诊断：①初产妇年龄超过 35 周岁的；②羊水过多或过少的；③胎儿发育异常或者胎儿有可疑畸形的；④孕早期接触过可能导致胎儿先天缺陷的物质的；⑤有遗传病家族史或者曾经分娩过先天性严重缺陷婴儿的。

三、产褥期保健指导

产褥期是指从胎盘娩出至产妇全身各器官除乳腺外恢复至妊娠前状态的一段时期，一般为 6 周。

（一）产褥期女性的特点

1．生理特点

产褥期女性机体各系统，特别是生殖系统发生了较大的变化，产后 6~8 周，子宫恢复到未孕时的大小；乳房的变化是泌乳；产后子宫蜕膜脱落，血液、坏死蜕膜等组织经阴道排出，形成恶露，一般持续 4~6 周。

2．心理特点

产褥期女性心理脆弱不稳定，敏感多疑，抑郁焦虑，依赖性强，如果不能很好地调适，容易发生各种身心障碍，重者甚至发展为产后抑郁，表现为哭泣、抑郁、睡眠障碍和负向思考等。

（二）产褥期女性健康管理

社区卫生服务机构应主动对辖区内所有产褥期女性实施健康管理，具体包括产后访视和产后 42 天健康检查两个阶段的健康管理。

1．产后访视

乡镇卫生院、村卫生室和社区卫生服务中心在收到分娩医院转来的产妇分娩信息后，应于 3~7 天内到产妇家中进行访视，进行产褥期健康管理，加强母乳喂养和新生儿护理指导，同时进行新生儿访视。

（1）健康评估。通过观察、询问和检查，了解产妇的一般情况，如乳房、子宫复旧、恶露、会阴或腹部伤口的恢复等。

（2）保健指导。对产妇进行产褥期保健指导，对母乳喂养困难、产后便秘、痔疮、会阴或腹部伤口换药等问题进行处理。

（3）转诊服务。发现有产褥感染、产后出血、子宫复旧不佳、妊娠合并症未恢复以及产后抑郁等问题的产妇，应及时转至上级医疗卫生机构进行检查、诊断和治疗。

（4）新生儿访视。通过观察、询问和检查了解新生儿的听力、睡眠、喂养、黄疸、脐部及预防接种等基本情况，并给予相应的保健指导。

2. 产后 42 天健康检查

（1）产后检查。乡镇卫生院、社区卫生服务中心为正常产妇做产后健康检查，存在异常产妇应转至原分娩医疗卫生机构进行检查。

（2）健康评估。通过询问、观察、一般体格检查和妇科检查，必要时进行辅助检查，对产妇恢复情况进行评估。

（3）保健指导。对产妇进行性保健、避孕、预防生殖道感染、母乳喂养等方面的指导。

（三）产褥期女性保健指导

1. 日常保健指导

社区护士应及时给予日常保健指导，使产妇获得良好的修养环境、适当和均衡的营养，内容包括注意个人卫生、尽早下床活动、禁止性生活以及正确的哺乳方法和乳房护理方法等。社区护士应耐心解决产妇哺乳中遇到的问题，鼓励其保持情绪稳定、心情愉快，树立哺乳信心。建议产妇如果发生乳房凹陷、损伤、肿胀、硬块等情况，可先给予局部按摩；若发生乳腺炎等，则应暂停哺乳、及时就医。

2. 心理保健指导

社区护士应关注产妇在舒适、睡眠、饮食、哺乳、情绪、卫生知识等方面的需求，尽量满足产妇的合理需要，使其保持心情愉快，促进其与亲友及新生儿的互动，尽快建立亲子关系，预防产后抑郁的发生。

3. 家庭访视

产妇出院回家后，社区护士应进行家庭访视，一般 1~2 次，分别在产妇出院后 3~7 天和 28~30 天进行。高危产妇或发现有异常情况时应酌情增加访视次数。内容包括：①了解产妇一般情况；②检查产妇乳房情况及子宫复旧情况；③检查产妇外阴或腹部伤口愈合情况；④观察产妇及新生儿是否有不适症状；⑤督促产妇产后 42 天携新生儿去分娩医院进行产后检查。

4. 疾病治疗指导

对于产后抑郁患者应采取的措施：①鼓励配偶及家属为其提供良好的支持；②在轻症患者或恢复期，促进和帮助产妇适应母亲角色，指导产妇与婴儿交流、接触，以培养产妇的自信心；③高度警惕产妇早期的伤害性行为，当产妇出现严重行为障碍时，应避免其与婴儿独处；④重症患者应在精神科医生的指导下使用抗抑郁药治疗，同时接受心理治疗；⑤做好产妇的随访工作，为产妇提供心理咨询，指导抗抑郁等药物的使用。

四、围绝经期保健指导

围绝经期，即绝经前后一段时期，指女性从 40 岁左右开始至绝经后 12 个月内的一

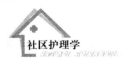

段时期。

（一）围绝经期女性的特点

1. 生理特点

围绝经期女性的卵巢功能逐渐减退直至消失，雌激素分泌亦相应减少，月经变得紊乱，生殖器官开始萎缩。由于血管舒缩失调，此期女性常表现为皮肤潮红、潮热和出汗。部分女性还伴有骨关节痛、失眠、疲乏、心悸、头痛、头晕、感觉异常、皮肤蚁走感、泌尿系统感染等其他躯体不适症状。

2. 心理特点

围绝经期女性因激素水平降低，可能引起一系列的精神症状，主要包括注意力不集中、易激动、情绪波动、紧张、焦虑、自我封闭、固执等。部分女性还可能出现性格的改变，表现为敏感、多疑、自私、唠叨、遇事急躁，甚至不近人情等。

（二）围绝经期女性保健指导

1. 日常保健指导

社区护士应协助该期女性养成良好的生活习惯，保持正常的工作、活动、休息、睡眠等，避免过度紧张、劳累，戒烟禁酒，注意膳食平衡。注意摄取足够的优质蛋白质、维生素和矿物质，多食用含钙丰富的食物，保证营养。建议该期女性在没有相关禁忌证的情况下多食用大豆及蔬菜，因大豆中富含较高浓度的植物雌激素，蔬菜中维生素含量充足，都能在一定程度上改善围绝经期症状。

2. 心理保健指导

社区护士应向该期女性及家属宣传讲解围绝经期的相关知识，使其认识到卵巢功能的衰退是不可避免的自然规律，围绝经期是女性的一个正常的生理阶段，对健康没有影响，经历一段时期神经内分泌的自我调节达到新的平衡后，症状就会消失。给她们机会充分宣泄情绪与表达不适，关心、理解她们，耐心解答她们的各种疑问，消除其恐惧心理，鼓励其积极参与社会交往活动，广交朋友，预防围绝经期综合征的发生。

3. 疾病治疗指导

对于已经诊断为围绝经期综合征的患者，社区护士可以在给予心理疏导的基础上，遵医嘱给予谷维素、维生素、地西泮（安定）等非激素类药物治疗，或在医生的指导下采取雌激素替代疗法。在疾病治疗期间，社区护士必须加强指导和随访。

第四节　社区成年男性保健指导

　　成年男性是社会建设的中坚力量，他们面对各种来自工作、生活的压力，暴露于各类不利于健康的因素。其中，青年男性不良健康状况相对较少，但这个时期养成的不良行为和生活习惯对今后健康状况的影响极大。男性进入中年后，多项机能开始衰退，导致生理、心理和社会应对状况上出现诸多问题，将严重影响其进入老年期后的健康。因此，社区护理人员应掌握成年男性的健康特点及保健护理方法，以保护社会发展主要人力资源、减轻老年保健压力。

一、成年男性主要健康问题

（一）生理方面

1. 一般生理特点

　　成年人各项生理机能已发育完善，在相对稳定的同时开始逐渐衰退。尤其进入中年后，各个系统器官功能下降，不同程度出现退行性改变。有学者指出，30岁后，每增长1岁，人体机能平均减退1％，男性也不例外。

2. 疾病方面

　　（1）慢性病。成年男性常见的慢性病包括高血压、慢性阻塞性肺疾病（COPD）、冠心病、脑血管病、糖尿病、恶性肿瘤。与女性相比较，男性慢性支气管炎发病率、COPD住院率和病死率均更高，且心脏病发病年龄及死亡年龄更小，恶性肿瘤的发病率也在总体上高于女性。

　　（2）骨质疏松症。男性的骨质疏松症虽然不像女性那样在停经后就明显、快速地出现，但60岁以后的男性因骨质疏松而发生骨折的概率高达25％。

　　（3）男性生殖系统疾病。前列腺炎多见于中青年男性。我国20岁以上男性前列腺炎的患病率为25％～40％，78％的前列腺炎患者年龄在40岁以下。2009年，男性前列腺癌的发病率约为9.92/10万，在男性癌症发病率中排第6位，其中肥胖男性前列腺癌的发病风险比正常体重男性高2.4倍。此外，男性性功能障碍也较常见，40岁以上男性勃起功能障碍发病率为30％～50％。近年来，我国男性不育率呈逐年增长的趋势。在不孕不育夫妇中，单属男方因素者约30％，男女因素共存者约20％。影响男性不育的因素主要包括环境污染、生殖系统感染、社会生活压力、不良生活方式和器质性病变。另有研究显示，与男性日常生活息息相关的14种因素（快餐食物、驾车、交通污染、笔记本电脑、手机、纸尿裤、杀虫剂、抽烟、紧身裤、热水浴、咖啡、不爱喝水、暴食、喜食海鲜）也会危及男性生殖健康。

　　（4）意外伤害。男性意外伤害发生率高于女性，尤其是机动车辆事故和枪杀等暴力

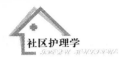

事件伤害。此外，男性因职业伤害导致的死亡率也远高于女性。

3. 男性更年期综合征

男性更年期综合征也被称为老年男性雄激素减少症，是指男性由于与年龄相关的雄激素（通常指血液中的睾酮水平）减少而引起的一系列症状和体征。男性 40 岁以后睾丸功能开始减退，在 55～65 岁进入男性更年期，部分男性会出现一系列症状，主要表现为潮热、阵汗、失眠和神经质、抑郁、焦虑、嗜睡、近期记忆力减退、体能和精力下降、腹型肥胖、性功能障碍等。据报道，有 20%～30% 的 40～70 岁男性存在抑郁、健忘、失眠、潮热等更年期症状，症状发生率随年龄增加，且有低龄化趋势。

（二）心理方面

1. 社会定位的压力

社会要求成年男性具备独立自主、情感约束、积极创业的个性特征，在当今竞争激烈的社会中，这些要求给成年男性带来巨大的心理压力，引发焦虑、抑郁等心理变化。

2. 家庭角色的压力

男性通常是家庭经济的主要来源，承担着更大的经济压力。由于较女性缺乏子女抚养经验，因此离异后的男性较女性面临更大的子女抚养压力。当然，子女抚养对男性也有积极作用。这类男性较之单身男性缺血性心脏病、意外死亡、吸毒成瘾死亡等发生率更低。

（三）行为与生活方式

世界卫生组织预测，未来威胁人类健康的主要因素源于人类自身不健康的行为与生活行为方式，"生活方式病"将成为人类的头号杀手。研究认为，在慢性病的诱因中，遗传因素只占 15%，社会因素占 10%，气候因素占 7%，医疗条件占 8%，而个人的行为与生活方式占 60%。而且，诸多环境有害因素也往往通过人类的行为与生活方式作用于人体。成年男性常见的一些健康相关行为与生活方式如下。

1. 消费行为

饮食消费方面，男性较女性摄入更多肉类食品和谷类主食，酒精的消费也远高于女性，摄入蔬菜、水果较少。因此，男性肥胖发生率、酒精引起的意外伤害、肝硬化发病率均高于女性。

2. 运动和休闲

运动和休闲可以增强体质、缓解身心压力，但男性热衷的一些运动方式往往较剧烈、危险，增加了发生外伤的危险性和攻击、暴力行为的倾向。

3. 性行为

男性拥有多个性伴侣的情况明显多于女性。有报道称，15%～65% 的男性婚前有 1 个以上性伴侣，7%～36% 的已婚男性有婚外性伴侣。在性活动中，男性使用安全套的意识也较女性淡薄。这些行为均导致性传播疾病在男性中的发生率高于女性。

4. 毒品滥用

世界各国男性毒品滥用的发生率均高于女性。毒品滥用对人体许多重要器官、系统均造成严重损害，导致体力、智力、免疫力下降，精神颓废。病毒性肝炎、艾滋病、性病等严重疾病在吸毒人群中高发。吸毒还会造成众多危害社会治安的问题。

5. 吸　烟

世界范围内 10％的成人的死亡由烟草使用造成。我国已成为全球烟草生产和消费第一大国，目前约有烟民 3.5 亿人，占世界烟民总数的 1/4 以上，且仍在增长。吸烟可导致吸烟者本人患肺癌及其他肺部疾病，患心脏病、脑卒中、慢性阻塞性肺疾病等慢性病的危险性也远高于不吸烟人群。女性吸烟会加重骨质疏松，损害生育能力，增加流产和围生期大出血等风险。此外，被动吸烟的母亲胎儿流产、出生和发育异常的风险增加；被动吸烟的儿童呼吸系统疾病的发病率增加，生长发育受到影响。被动吸烟也会增加成人心脏病、脑卒中等疾病的发病率。

6. 酗　酒

酗酒引起的急性中毒可引起神经系统和心、肝、胃等器官的急性损害。慢性酒精中毒首先表现为对酒精的高度依赖，此后逐渐引起神经系统和心、肝、肾等器官的不可逆性严重损害。酗酒者可出现人格改变，大部分缺乏社会责任感，表现为记忆力和智力下降，易激惹，严重影响家庭、危害社会。对部分地区的调查显示，我国成年男性酒精依赖率为 1.13％～16.8％，少数民族地区依赖率更高。

7. 就医行为

市场竞争的激烈和工作节奏的加快以及对身心疾病缺乏重视，往往使男性对医疗保健服务的利用率低于女性。统计资料显示，男性看病的频率要比女性低 28％；90％的男性平时没有健康体检的意识和习惯；80％的重病男性患者承认自己是因为长期不去医院就诊或讳疾忌医才导致小病养成大病。与女性相比，男性缺乏专门的卫生保健服务，而女性在孕期和产褥期的卫生保健已列入社区公共卫生服务项目。此外，流动人口对医疗保健服务的利用率也较常住人口低，原因包括可及性、经济困难和医疗保险制度的欠完善，而此类人口中的多数为成年男性。

二、成年男性保健指导

（一）常见病预防指导

1. 前列腺疾病

前列腺疾病的预防措施：①养成健康的生活方式；②多进食富含维生素的食物、富含番茄红素的食物（西红柿、杏、石榴、西瓜、木瓜、红葡萄等）、豆类食品及富含天然不饱和脂肪酸的果仁，保证摄入足量的硒（鸡蛋、青花鱼、绿色蔬菜、蒜、嫩茎花椰菜等）；③多饮水，多排尿，保持大便通畅，保持会阴部清洁，加强局部保暖；④性生

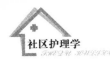

活适度；⑤不过劳、不憋尿、不穿紧身裤，不久坐或长时间骑车，不久居寒冷潮湿的住所；⑥常洗温水澡或进行温水坐浴；⑦定期进行前列腺相关检查，及时、彻底治疗泌尿生殖系统感染性疾病。

2. 男性不育症

男性不育症的预防措施：①养成健康的生活方式。②按时接种疫苗，以预防各种危害男性生育能力的传染病，如流行性腮腺炎、性传播疾病等。③掌握一定的性知识，了解男性生理特征和保健知识，如果发现睾丸有异常变化，如肿大、变硬、凹凸不平、疼痛等，一定要及时诊治。④不把手机放在裤兜里，笔记本电脑不要放在膝盖上，不穿紧身裤；经常接触放射性物质、高温及毒物的男性，要严格按照操作规定和防护章程作业，如果近期打算生育，最好能够脱离此类工作半年以上。⑤避免任何能够使睾丸温度升高的因素，如长时间骑自行车、频繁热水浴、穿紧身裤和长期坐柔软的沙发等。（睾丸的最适温度要比人的体温低1℃左右，温度过高可能影响精子的产生）⑥避免性生活过于频繁、性欲过盛、性交中断、手淫或性生活不规律。⑦重视婚前体检，早期发现异常，婚后常和妻子交流性生活中遇到的问题，互相配合、互相谅解，预防精神性阳痿或早泄的发生。⑧少吃巧克力和海鲜，少饮可乐、咖啡、浓茶以及功能性饮料，未婚和未生育的男性慎用保健品（特别是性保健品）。⑨注意避免接触某些环境毒素和药物（如甲苯氯、多氯联苯、己烯雌酚等），或被这些毒素污染的空气、水和食物链；远离硼污染严重的环境，不饮用被硼污染的水，不食用被硼污染的食物。

3. 男性更年期综合征

（1）心理疏导。即将进入更年期的男性，应该适当了解一些更年期的知识，提前做好心理准备，并积极进行心理疏导。首先要以静制动，保持平和的心理状态；其次要学会制怒，控制自己的情绪；再次要进行合理适度的心理宣泄，消除内心的郁闷；最后要寻求家庭帮助，共同度过更年期。

（2）饮食调理。饮食应以低盐、清淡、荤素搭配适度为原则。晚餐不要过饱，切忌暴饮暴食，忌辛、燥、辣等刺激性食物；多摄取富含蛋白质、钙和维生素的食物，少吃含糖量高的食物；适当摄入一些能改善性功能的饮食以及能改善头痛、头晕、乏力、心悸、气短等症状的食物。

（3）生活调整。在日常生活中，多参加有益的社交活动，多交朋友，并要注意养成良好的生活习惯，有规律地生活。即将进入更年期的男性还要多参加有益的文体活动，培养乐观向上的情绪，既可活跃生活，又可增强体质，延缓衰老。

（二）疾病筛查指导

许多男性疾病位置比较特殊，发生病变时常不易被早期发现，因此，定期进行男性健康体检，及早发现疾病，及时对症治疗，对男性健康保健至关重要。社区男性可以根据自身年龄和健康状况，选择适宜的疾病筛查项目（表5-3）。

表 5-3　推荐社区男性人群疾病筛查项目

筛查项目	检查内容	检查目的	检查频率
体格测量	测量身高、体重、腰围和体质指数	超重者易患 2 型糖尿病、高血压、肥胖等疾病	20 岁以上者至少每 2 年检查一次
血压检测	测量血压	高血压患者更易出现心脏病发作、中风、心力衰竭和肾脏疾病等	20 岁以上者至少每 2 年检查一次
胆固醇检测	测量血中的总胆固醇、低密度脂蛋白和高密度脂蛋白含量	不良的血脂升高会增加心脏病发作和中风的危险	20 岁以上者至少每 5 年检测一次，血脂偏高者应适当增加检查次数
前列腺癌的筛选检查	进行肛门指检和前列腺特异性抗原检测	能够检测前列腺是否肥大，是否患上了前列腺癌	50 岁以上者至少每年检测一次，有家族史者适当增加检查次数
睾丸的检查	检查睾丸的外形和质地及双侧睾丸大小是否一致	主要是检查有无睾丸癌	成年男性至少每 2～3 年检查一次，从中年开始应每月自我检查一次

（三）常见病治疗指导

1. 前列腺疾病

（1）前列腺炎。常见的治疗方法包括抗生素治疗，腔内场效应治疗，直肠、尿道中药灌注，磁疗、水疗等物理疗法，经输精管内注射药物，尿道冲洗、给药等。

（2）前列腺增生。可使用经尿道切除前列腺增生组织的离子微创技术，或采用中医的治疗方法，小便后稍加压力按摩小腹以及点压脐下气海、关元等穴位的方法也有利于膀胱功能恢复。前列腺增生患者若同时患有前列腺炎、膀胱炎与尿道结石症等，应同时给予及时、彻底的治疗。社区护士还应指导患者慎重使用阿托品、颠茄片、麻黄素片、异丙基肾上腺素、钙离子阻滞剂（维拉帕米）等可能加重排尿困难，甚至引起急性尿潴留的药物。

（3）前列腺癌。目前治疗前列腺癌的方法主要有放射治疗、激素治疗（雌激素治疗、抗雄激素治疗、肾上腺皮质激素治疗）和睾丸切除术等。

2. 男性不育症

（1）知识宣教。如果发现不育，应该首先去正规的医院进行相关的检查，确诊不育后，积极查找不育的原因，再对因治疗。对于少精症、弱精症、免疫性不育、感染性不育，只要将对因治疗与对症治疗结合，促进睾丸生精功能，保持输精管道通畅，提高精子功能，大多能提高男性生殖能力，达到生育目的。

（2）心理支持。治疗过程中应辅以心理疗法（指医生在与患者的交谈中，通过言语、表情、行为影响和改变患者的情绪，减轻或消除其精神症状，使其树立战胜疾病的信心，从而达到治愈疾病的目的）。主要方法有情绪激励法、科学诱导法、注意力转移法和耐心释疑法等。

3. 男性性功能障碍患者的治疗指导

（1）生活指导。生活方式健康，性生活适度，避免过度手淫、过早开始性生活、婚外性行为等。

（2）心理支持。加强对社区男性的性知识教育，使其了解精神因素对性功能的影响，正确对待性欲，不能因为一两次性生活失败而沮丧担忧，缺乏信心；鼓励夫妻双方增加感情交流，消除不和谐因素，默契配合；男性应理性对待自身生理功能的变化，遇事冷静，及时调整紧张心态，缓和与消除焦虑不安的情绪；对于丈夫可能出现的性欲和性功能减退，建议妻子坦然对待，宽容处理，关爱体贴，使丈夫消除顾虑，主动配合治疗。

（3）对因处理。协助患者查找患病原因，进行对因处理。对于由心理原因或不良生活方式造成性功能障碍者，应帮助患者调整心态、积极沟通或建立健康的生活方式等，促进患者早日康复。对于由其他慢性疾病导致性功能障碍者，应督促其及时到医院就诊，明确病因，尽早治疗。少数由于性器官病变造成性功能障碍的患者，应根据具体情况在医生的指导下进行药物或手术治疗，但禁忌滥用壮阳类药物。

4. 男性更年期综合征患者的治疗指导

对于部分更年期综合征症状明显的男性，在排除器质性疾病的前提下，可以采用雄激素制剂替代疗法进行治疗。雄激素制剂能使患者性欲增加，性功能和精神活力增强，处理事务能力提高，体重增加，骨密度增高，肌肉体积、强度增加等。但也可能出现血脂增高、红细胞增多、前列腺增生加快以及刺激亚临床型前列腺癌发生等不良反应，因此，雄激素在男性更年期综合征患者治疗方案中的运用仍有争议，且该疗法不能用于前列腺癌患者、良性前列腺增生并伴有排尿困难患者、睡眠呼吸暂停综合征患者、对雄激素类药物过敏者等。目前较为理想的雄激素制剂是口服的睾酮类药物。

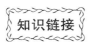

男性健康日

每年的 10 月 28 日为男性健康日。从 2000 年起，国家人口计划生育委员会办公厅每年发布通知，确定当年男性健康日活动主题，部署男性健康日宣传活动。

世界卫生组织确定每年的 10 月 28 日为"世界男性健康日"，同时，还在每年的"世界男性健康日"到来之际，要求世界各国加大对男性健康的宣传力度，呼吁整个社会再多一点对男性健康的关注，呼吁每个家庭再多一点对男性健康的关爱。2012 年和 2013 年的活动主题分别为"关注男性健康，构建家庭幸福"和"关注男性健康，倡导健康生活方式"。

第五节　社区老年人保健指导

WHO 对老年人年龄的划分有两个标准：在发达国家，将 65 岁以上的人群定义为老年人；在发展中国家（特别是亚太地区），将 60 岁以上的人群称为老年人。1982 年，中华医学会老年医学分会根据我国实际情况，决定将 60 岁作为我国划分老年人的标准。具体分期：45～59 岁为老年前期，60～89 岁为老年期，90 岁以上为长寿期。老龄化社会（aging society）又称老龄化国家或地区，WHO 将 60 岁及以上人口占总人口 10% 以上的发达国家，或 65 岁及以上人口占总人口 7% 以上的发展中国家称为老龄化社会。2010 年我国第六次人口普查结果显示：60 岁及以上人口占总人口的 13.26%，比 2000 年上升 2.93 个百分点，其中 65 岁及以上人口占总人口的 8.87%，比 2000 年上升 1.91 个百分点。按国际标准衡量，我国已进入了老龄化社会。

一、老年人概述

（一）人口老龄化现状

1. 世界人口老龄化现状

人口老龄化是世界人口发展的普遍趋势，是所有国家共有的现象，是科学与经济不断发展进步的标志。但人口老龄化的程度和地区存在差异，发达国家 65 岁以上老年人口所占比例较高，发展中国家老年人口增长速度快。世界人口老龄化具有以下五个特征：

（1）老龄化速度加快。预计到 2050 年，世界老年人口将增加到 19.64 亿，占世界总人口的 21%，平均每年增长 9000 万。

（2）区域分布不均衡。1950—1975 年，老年人口在发达国家和发展中国家的分布比较均匀。随着世界人口老龄化的发展，重心已从发达国家向发展中国家转移。20 世纪后期开始，发展中国家的老年人口急剧增加，预计到 2050 年，世界老年人口约 82%（16.1 亿）将生活在发展中地区和国家，仅有 3.6 亿老年人将生活在发达地区和国家。

（3）平均预期寿命延长。近半个世纪以来，世界各国的平均寿命都有不同程度的增加。19 世纪许多国家人口的平均寿命只有 40 岁左右，20 世纪末则达到了 60～70 岁，日本等一些国家已经超过 80 岁。

（4）高龄老年人增长速度快。80 岁以上老年人是老年人口中增长最快的群体。1950—2050 年，80 岁以上人口以平均每年 3.8% 的速度增长，大大超过 60 岁以上人口平均每年 2.6% 的增长速度。日本高龄老年人增长速度最快，预计到 2050 年，每 3 个日本老年人中就有 1 个高龄老年人。

（5）女性老年人口在老年人口中占多数。男性老年人的死亡率高于女性老年人，使女性老年人口占老年人口总数的比例加大。在美国，女性老年人的平均预期寿命比男性

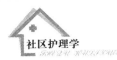

老年人高 6.9 岁，日本为 5.9 岁，法国为 8.4 岁，中国为 3.4 岁。

2. 中国人口老龄化现状

2006 年 2 月 23 日，全国老龄工作委员会发布的《中国人口老龄化发展趋势预测研究报告》指出，中国 1999 年进入了老龄化社会，目前是世界上老年人口最多的国家，占全球老年人口总数的 1/5。以 2010 年 11 月 1 日零时为标准时点的第六次全国人口普查结果显示：60 岁及以上人口占全国总人口的 13.26%，其中 65 岁及以上人口占 8.87%。中国已经进入人口老龄化快速发展期，2013 年年底中国老年人口总量已突破 2 亿，达到 2.02 亿，其中 80 岁以上人口达到 2300 万，失能、半失能老年人口达到 3750 万。随着老年人口总量特别是高龄、失能老年人口的增加，老年健康问题将愈加突出。中国人口老龄化具有以下七个特征：

（1）人口处于快速老龄化阶段。中国人口老龄化发展趋势可以划分为三个阶段：第一阶段为 2001—2020 年，是快速老龄化阶段；第二阶段为 2021—2050 年，是加速老龄化阶段；第三阶段为 2051—2100 年，是稳定的重度老龄化阶段。

（2）老年人口规模巨大。截至 2017 年底，我国 60 岁及以上老年人口数量达 2.41 亿，2037 年将超过 4 亿，2051 年将达到最大值，之后将一直维持在 3 亿~4 亿的规模，是 21 世纪世界老年人口最多的国家之一。

（3）老龄化发展迅速。65 岁以上人口占总人口的比例从 7% 提升到 14%，发达国家用了 45 年的时间，而中国将只用 27 年。并且中国将长时期保持很高的老龄化速度，进入老龄化速度最快国家之列。

（4）地区发展不平衡。中国人口老龄化发展具有明显的由东向西的区域梯次特征，东部沿海经济发达地区明显快于西部经济欠发达地区。最早进入老龄化社会的上海（1979 年）和最迟进入老龄化社会的宁夏（2012 年）比较，时间跨度长达 33 年。

（5）城乡倒置显著。目前，中国农村的老龄化水平高于城镇 1.24 个百分点，这种城乡倒置的状况将一直持续到 2040 年。到 21 世纪后半叶，城镇的老龄化水平才将超过农村，并逐步拉开差距。这是中国人口老龄化不同于发达国家的重要特征之一。

（6）女性老年人口数量多于男性。21 世纪下半叶，与男性老年人相比，多出的女性老年人口基本稳定在 1700 万~1900 万。这些女性老年人口中 50%~70% 都是 80 岁及以上年龄段的高龄女性。

（7）老龄化超前于现代化。发达国家是在基本实现现代化的条件下进入老龄化社会的，属于先富后老或富老同步；中国则是在尚未实现现代化、经济尚不发达的情况下提前进入老龄化的，属于未富先老。

（二）老年人的特点

1. 生理特点

衰老或老化是生命过程的自然规律。衰老是随着年龄的增长，人体对内外环境的适应能力、代偿能力逐渐减退的过程。人体衰老后，主要有以下生理特征：

（1）形体的变化。在衰老过程中，身高与体重的下降是一种普遍现象。外貌及皮肤的改变是老年人身体的特征性变化之一。老年人的外貌变化通常表现为头发逐渐变白和脱发，大多从头顶部开始。鼻毛白色化则是评价衰老的指标之一。由于脂肪和皮下弹力纤维的减少，皮肤松弛，眼睑下垂，耳及颌部皮肤下垂，眼球也因眼窝脂肪减少而凹陷。皮肤老化表现为弹性降低，皱褶加深，表面失去光泽，可见老年性色素斑。

（2）感官的变化。①视力：老年人视细胞感光性能随年龄增长逐渐减退，视觉灵敏度降低，导致视力下降。同时，视野范围缩小，瞳孔适应能力降低，晶状体弹性减退、硬化而出现调视功能和辨色能力减退。②听力：老年人的鼓膜和听小骨活动迟钝，感受声音的内耳退化。听神经的神经纤维数减少，听觉中枢的细胞数也减少。老年人对高音的听力比对低音的听力损失早且呈进行性变化，表现为高调音频的感受器首先发生萎缩及变化。60 岁以上老年人约 1/3 有不同程度的听力障碍。③嗅觉：老年人嗅神经元的数目随年龄增长而减少、萎缩、变性，导致嗅觉迟钝。80 岁以后，85％以上的老年人嗅觉显著减退。④味觉：由于味蕾及舌乳头的明显减少以至消失，阈值升高，老年人对酸、甜、苦、辣等味觉的敏感性降低。⑤皮肤感觉：由于皮肤的感觉神经敏感性降低，阈值升高，皮肤感觉迟钝，主要表现为对触觉、痛觉、温觉的感知减弱。

（3）呼吸系统的变化。胸廓呈桶状，胸式呼吸减弱，肋间肌和膈肌萎缩，呼吸功能降低。气管内径变窄，支气管黏膜腺体萎缩，杯状细胞增多，分泌物增加并黏稠，细胞的纤毛运载系统清除功能减低，易有痰液潴留和感染。肺泡弹力纤维减少，肺泡及肺泡管扩大，肺泡有效通气面积减小，表现为肺通气功能降低，肺活量减少，残气量增多，气体交换能力下降等。

（4）循环系统的变化。随着年龄的增长，心脏重量增加，左心室壁肥厚。心室内传导系统与心脏纤维支架间发生纤维化或钙化等退行性变，导致心脏传导阻滞。心肌纤维随年龄增长逐渐发生脂褐质沉积，使心肌呈棕色萎缩，同时心肌纤维中 ATP 酶活性下降，钙离子扩散率减小，共同导致心肌收缩力下降，心搏出量减少，使心功能减退。随着年龄的增长，心内膜、瓣膜、瓣环逐渐发生淀粉样变性和脂肪沉积，以及纤维化、钙化，瓣膜增厚或变硬，致瓣膜变形，造成瓣膜关闭不全，产生心脏杂音。还会出现心脏内分泌功能下降、微循环障碍等。血管壁弹性纤维减少，胶原纤维增多，动脉硬化，使动脉压升高、静脉压下降，易发生直立性低血压。

（5）消化系统的变化。老年人味觉减退，主要是由唾液分泌减少，舌乳头味蕾数量明显减少引起的。老年人易出现的消化不良、腹泻或便秘是由胃收缩力降低、蠕动减弱、扩张排空迟缓、吞咽功能下降以及食管括约肌松弛所致。老年人牙体硬组织中有机物质和水分逐渐减少，脆生增加，颜色变暗，失去光泽，磨耗严重而且易碎易裂。另外还有牙周膜变薄，组织变脆易受损伤等现象。以上原因使牙齿逐渐脱落，也是引起消化不良的原因。老年人胆汁分泌减少、变浓，胆汁中胆固醇含量增多，易形成胆结石。胰液分泌量减少和胰酶活力降低则妨碍对脂肪的吸收。

（6）泌尿系统的变化。随着年龄的增长，肾实质中肾单位数量减少，肾小球滤过率下降，肾小管的浓缩及稀释能力减退，导致尿液稀释和夜尿频繁以及肾排出代谢废物和生物活性物质的能力减退。女性尿道球腺分泌减少，抗菌能力下降，男性前列腺逐渐肥大，前列腺分泌减少，抗菌能力降低，导致老年人尿路感染的发生率增加。

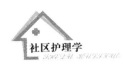

（7）生殖系统的变化。①男性：男性老年人精囊腺与前列腺重量减轻，睾丸逐渐萎缩、纤维化，生精上皮变薄，管腔变窄，生精能力下降，精子数减少，异常精子增加，活力下降。产生雄激素能力下降，睾酮分泌减少。性兴奋功能减退，性欲反应不灵敏，性兴奋缓慢，肌肉张力减弱，性器官组织弹性降低，不应期延长。②女性：女性老年人外阴皮下脂肪减少，弹性纤维消失，表皮组织感觉迟钝，阴道壁弹性变小，阴道变短变窄，盆腔支持组织松弛无力，易出现子宫阴道脱垂。子宫变小，内膜萎缩，子宫腺体数减少，子宫韧带松弛，肌肉萎缩无力。输卵管变短、变薄、弹性下降，黏膜逐渐萎缩。卵巢开始萎缩，重量减轻，内分泌功能减退，雌激素水平下降。生育功能与性功能下降。

（8）神经系统的变化。老年人脑体积变小，重量减轻，脑回缩小，脑沟增大，脑膜增厚，侧脑室扩大，脑脊液增多，脑灰质变硬萎缩，神经细胞减少可达 20%～30%，脑内神经传递物质（如乙酰胆碱）减少。周围神经系统中，神经束内结缔组织增生，神经内膜增生、变性。因而神经传导速度减慢，感觉迟钝，信息处理功能和记忆力减退，导致注意力不集中、性格改变、应激能力差、运动障碍等。

（9）运动系统的变化。①骨骼：大小及外形不变，但重量减轻。骨质萎缩，骨小梁减少、变细，使骨密度降低，骨质疏松，骨脆性增加，易发生骨质疏松症、骨软化与骨折。脊椎韧带钙化易导致骨刺形成，椎间盘变薄，身高缩短。②肌肉：随年龄增长，肌纤维逐渐萎缩，纤维的数量减少，肌肉萎缩，强度持续下降，易产生疲劳，如面部、颈部及背部肌肉的紧张度降低，手肌萎缩，腹肌变厚，腰围增加。

（10）免疫系统的变化。免疫系统功能逐渐下降，防御能力低下，免疫监护系统失调，自我识别能力异常。

2. 心理特点

随着机体衰老、健康状况改变和从工作岗位退休，余暇增多，老年人逐渐产生如下的心理变化：

（1）孤独心理。老年人刚离开曾经工作过的岗位回到家里，非常不习惯，子女早出晚归，自己独居空房，久而久之便产生孤独、空虚，甚至被冷落、被遗弃的心理。

（2）怀旧心理。怀旧心理是老年人的普遍心理，他们常常留恋过去的某些日子，留恋家里的旧物品，怀念已故的友人。面对失去工作、朋友和配偶，失去以往的权力和能力，怀旧心理越来越强烈。基于自身丰富的人生经验，固执、坚持己见的心理倾向逐渐增强，变得保守、易怒和缺乏宽容。

（3）忧虑多疑。老年人身体状况较差，易患病，子女们都忙于工作或照顾各自的家庭，老年人难以获得精心的照料，疾病和不良的情绪互为影响，容易加重老年人身心的不适感。同时，老年人由于身体的原因，自我控制力稍差，遇事急躁，听力下降，易出现曲解或错解语意的情况，易多疑而影响自己的心态平衡。

（4）牵挂心理。老年人对子女不放心，过分牵挂，总想让子女按自己的要求去做，当得不到晚辈的认同和支持时，容易产生自卑感。

（5）性需求心理。老年人需要性生活，据统计，70 岁的男性平均每年仍有 22 次性欲高潮。由于长期受"老人无性，不言性"传统观念的影响，许多老年人，尤其是丧偶老年人的性心理需求无法得到满足。性爱能帮助老年人消除寂寞、自卑感和压抑心理，增强自信心，有益平衡心态，促进健康。

3. 社会生活特点

进入老年后，人的各种生理机能都进入衰退阶段，老年人如果同时遭遇到某些生活事件，不仅会留下心灵创伤，还可能诱发冠心病、脑血管意外等躯体疾病，甚至加速其衰老和死亡。老年人的社会生活改变主要体现在以下几个方面：

（1）退休。退休给老年人带来的工作角色丧失是一项极大的改变，因工作一直是其活动及社交的主要来源，离开原来的工作岗位会使老年人感觉空闲时间增多，生活单调乏味，内心空虚等。此外，退休可能使老年人的收入减少，在家庭中的地位改变，使其从原来的生产者或决策者变成退休后的依赖者，造成自尊下降，从而更易表现出沮丧、抑郁。老年人对退休的适应大多要经历一年左右的时间。

（2）丧偶。丧偶会给老年人带来难以承受的悲伤，他们常因此对未来丧失信心而陷入孤独、空虚、抑郁，甚至产生不同程度的精神障碍。丧偶期间，老年人精神上的悲痛过程大致分为三个阶段：①自责：与老伴告别后，总觉得对不起逝者，认为对方的死自己负有主要责任，于是心理负担沉重，精神恍惚，吃不下饭，睡不好觉，有时在言行上还出现一些反常现象。②怀念：老伴去世后，生者强烈的情感波动稍稍平息之后，会进入一个深深的回忆和思念阶段，头脑中常会出现老伴的身影，感到失去老伴后自己非常凄凉和孤寂。③恢复：随着时间的流逝，在亲朋好友的关怀和帮助下，走出丧偶的阴影，理智战胜情感，身心逐渐恢复常态，从而面对现实，开始全新的生活。

（3）衰老。生活调节是老年人接受衰老的一种方式。现实生活中相当多的一部分人认为衰老不好，如老年人退休后愿意继续工作，但很多用人单位不录用。因此，在我们的社会中衰老经常与价值降低相伴。2002 年，联合国第二次老龄问题世界大会提出了看待衰老要树立一种信念，即随增龄而增长的"一套"知识、智慧和经验是心智的一部分，是无法交换、出卖或窃取的，它应当在社会的各个角落和我们创造性的想象中得到激发、发扬和利用。

（4）慢性病和功能损害。老年人面临的另外一个生活特点是适应慢性病和功能损害。虽然慢性病是可以避免的，但是 85% 的超过 65 岁的老年人患有一种慢性疾病，50% 的老年人同时患有两种或多种慢性疾病。大多数老年人在日常生活中能自理，然而随着衰老他们将不可避免地经历身体功能损害。老年人除了感觉功能衰退外，依赖性增加，一些慢性疾病还可引起其自我认识和生活方式的改变等。

（5）家庭再定位。老年人身边有关心、亲近他的人，生活将充实许多。家庭是老年人获得情感、生活满足的重要来源。当今社会数代同堂的大家庭逐渐减少，子女结婚后往往与老年人分开居住。据老年状况的调查报告：约有 70% 以上的老年人希望能与子女同住，目前约有 14% 的老年人是独居的，而其中一半以上并不满意独居。老年人面临子女各自长大独立，为人祖父母，与配偶有更多时间相伴或住所的改变等家庭的变化，皆需要去适应。因此，好的家庭支持系统是构成老年美满生活的要素。

（6）再婚。老年人再婚常有阻力，阻力或来自社会舆论，或来自子女的不理解、不支持。婚后，老年人也不一定都幸福愉快。原因在于有些老年人再婚的动机不够正确，

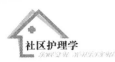

如找个老伴侍候自己；对方物质条件好，可化为共用；有利于解决自己子女的就业问题等。

（7）丧子（女）。晚年丧子是人生一大恸事，这不仅基于父母和子女之间的感情，还涉及老年人日后的赡养及善后问题。

（8）家庭不和睦。除了经济原因外，有些家庭两代人之间还存在着代沟，彼此之间缺乏理解和沟通，常导致抱怨、争吵、指责，甚至发展到歧视和虐待老年人。婆媳关系不和，则是中国封建社会文化影响的结果。老年人面临的人际关系问题主要集中在家庭内部。家庭不和睦将给老年人的晚年生活留下阴影，危害老年人的身心健康。

（9）经济困窘。老年人的退休金不够时，常有一种不安全感。靠儿女赡养的老年人则有寄人篱下，看儿女脸色生活之感，这些都会挫伤老年人的感情和自尊心。

（三）老年人患病问题

1．患病特点

即使是同一年龄的老年人，不同器官功能改变的程度也有差异，所以对老年人疾病的诊断不能仅仅以实际年龄来判断，更应全面考虑职业、家庭环境、经济状况以及其与周围人的关系等情况来综合分析判断。一般老年人患病的特点如下：

（1）患病率高。调查资料显示，老年人的两周患病率为 250‰，慢性病患病率为 540‰，住院率为 61‰，均高于其他年龄的人群。

（2）不能全面正确提供病史。老年人由于记忆力减退及一些心理感受的改变，提供的病史缺乏真实性、可靠性，因此往往不能反映真实病情。

（3）疾病不易被发觉。由于身体老化，器官功能衰退，机体对新发生的改变反应不敏感，老年人往往对自己疾病初期的微小变化不易及时察觉，甚至在病重和危象出现之前仍毫无感觉，容易延误治疗时机。

（4）疾病的并存性。一个老年人可能在全身甚至在一个脏器内同时存在好几种病变。这种病变的数目通常随年龄增长而增加。

（5）临床症状不典型。老年人多患慢性病，对疾病变化、器官功能改变的感受性降低，自觉症状比较轻，对发烧、疼痛等不敏感。

（6）易发生意识障碍。与年轻人相比，老年人无论是心脑血管疾病，还是呼吸系统疾病或者泌尿系统疾病，甚至是发烧、腹泻等都可能引起意识障碍。不少常见疾病发展到一定程度后，往往因精神症状的出现才被发觉，因此老年人出现精神异常时，要及早处理，查明主因，不能简单当成老年痴呆的表现，延误早期治疗的时机。

（7）易发生水、电解质紊乱。人体中一定比例的水、电解质是维持生命和正常生理功能的基础，老年人的平衡代偿和耐受性较差，多种不良因素的作用均会引起水和电解质的紊乱。老年人口渴中枢反应迟钝，因而饮水量减少，特别是因病自己不能喝水时，容易引起脱水。

（8）身心后遗症发病率高。老年人由于各器官抵抗力下降，一种主要疾病往往发展累及其他器官，加之精神因素的影响和思维方式的改变，易出现并发症和后遗症，给病后身心康复带来极大困难。因此，老年人患病时应注意防止其他并发症的发生，尤其要注意压疮和低体温的发生。

2. 常见心理问题

进入老年期后，生理机能的衰退和躯体疾病的增多易导致老年人的情绪不稳定，产生负性情绪。另外，老年人离退休后社会角色迅速转换，加之家庭生活的变化，都容易使老年人产生各种心理问题，影响老年人的心理健康。老年人常见的心理问题如下：

（1）离退休综合征。离退休综合征是指老年人由于离退休后不能适应新的社会角色、生活环境和生活方式的变化而出现的焦虑、悲哀、抑郁、恐惧等消极情绪，或因此产生偏离常态行为的一种适应性心理障碍。这种心理障碍还常常引起其他躯体疾病，严重影响身体健康。常见的临床表现：坐卧不安、行为重复、犹豫不决、不知所措、容易做错事；由于情绪的改变而易急躁和发脾气，敏感多疑，易产生偏见；情绪忧郁，以致引起失眠、多梦、心悸、全身燥热等。

（2）老年抑郁症。老年抑郁症是老年期最常见的情感性精神障碍，以持久的抑郁心境为主要临床特征。常见的临床表现：兴趣丧失，无愉快感；言行减少，喜欢独处，不愿与人交往；精力减退，精神不振，疲乏无力；自我评价下降，自责，有内疚感；有自杀倾向；对前途悲观失望，产生厌世心理；有疑病倾向，自觉病情严重；睡眠欠佳，易失眠；记忆力下降，反应迟钝；食欲不振，体重明显减轻等。

（3）老年疑病症。老年疑病症是以怀疑自己患病为主要特征的一种神经性的人格障碍。常见的临床表现：患者长时间坚持认为自己患有一种或多种严重进行性的躯体疾病，求医时对自己病情的诉说不厌其烦，甚至喋喋不休，唯恐医生疏忽大意；患者对自身变化特别敏感和警惕，对一些微小的变化也特别关注，并且加以夸大和曲解，将其作为严重疾病的证据；患者常感到忧郁和恐慌，对自己的疾病感到极为焦虑，然而其严重程度与实际情况极不相符。

（4）空巢综合征。空巢综合征是指老年人生活在"空巢"环境下，由于人际关系疏远而产生被分离、舍弃的感觉，常出现孤独、空虚、寂寞、伤感、精神萎靡、情绪低落等一系列心理失调症状。这种症状属于"适应障碍"，是老年人群的一种心理危机。近年来，中国老年问题专家将无子女或与子女分居的单身老年人家庭或老年夫妇家庭称为"空巢家庭"。根据全国老龄办 2008 年 2 月发布的《我国城市居家养老服务研究》，目前我国城市老年人空巢家庭（包括独居）的比例已达 49.7%，与 2000 年相比提高了7.7 个百分点，大中城市的老年人空巢家庭（包括独居）的比例更高，达到 56.1%，其中独居老年人占 12.1%，与配偶同住的占 44%。

二、国内外老年人保健措施

老年保健（aged health care）最初起源于英国，后来随着世界各国人口老龄化速度加快以及人们对老年人的生理、心理及社会等知识的不断积累，大多数发达国家开始采取以社区为中心的老年人保健服务等措施。欧洲、美洲和亚洲的日本等经济发达国家近年来不断为老年人增加保健措施及福利设施等社会服务。WHO 认为，老年保健是指在平等享用卫生资源的基础上，充分利用现有的人力、物力，以维护和促进老年人健康为

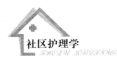
目的，发展老年保健事业，使老年人得到基本的医疗、护理、康复、保健等服务。目前，对老年人的社会服务一般集中于支持性的帮助。

（一）美国老年人保健措施

1. 居家的体弱老年人和高龄老年人

（1）家政服务。家政服务通常是由受过训练的妇女来做的。她们的责任是收拾房间、买菜做饭、陪伴老年人，以及看护刚刚出院或不能自理的老年人，照顾老年人洗澡、穿衣、服药等，工作时间可以是每周几次、每天几个小时或每天 24 小时。有些低收入的老年人可以通过医疗补贴等项目申请家政服务。

（2）家庭保健服务。家庭保健服务是由全科医生或社区护士提供的专业医疗护理服务（相当于我国的居家护理）。社区护士负责分配和监督服药、换衣、康复理疗并提供个人卫生服务。在有些社区，家务和保健服务结合在一起，服务人员可以身兼两职。美国医疗保险条例规定了老年人每年可以报销 1 个月以上的家庭保健服务开销。

（3）送餐上门。这种服务是给住在家里的老年人或不能买菜做饭以及需要此类帮助的人提供一顿热午餐。老年人不仅可以享用每周 5 天的营养配餐，还可以得到志愿送饭的人的看望。热的饭菜通常和一顿三明治式的冷晚餐及早餐（牛奶、麦片）一起送来。因为有了送餐上门服务，很多需要养老照料的老年人能够选择在家里疗养。我国目前还没有这样的专职服务机构。

（4）定期探望。定期探望也可以称作组织起来的"邻居线"。这个服务项目组织志愿者定期探望空巢家庭的老年人和在老人院居住的老年人。探望者与老年人一起做些老年人喜欢的事情，如一起玩牌或下棋，一起看电视、聊天等。一般来说，探望者事先要得到专业培训和辅导，使他们懂得老年人的需求，并且努力成为一个好的倾听者。定期探望服务丰富了老年人的精神生活，有益于他们的心理健康。

（5）电话确认服务。很多独居老年人害怕自己在家病了或伤了没有人知道。通过每天定时给独居在家的老年人打电话，确认老年人安然无恙，可有效减轻老年人的焦虑并及时发现问题。如果在确认的时间老年人打算外出，一般他会事先通知志愿者。如果在确认的时间老年人家里的电话没有应答，而且老年人也并未事先打招呼，则立即会有人到老年人家去了解情况。社区机构或教堂通常为这种服务提供资金。电话确认服务可以监督老年人的健康状况，为老年人提供连续的接触，使老年人感到有人在关注他们。

（6）应急响应系统。老年人可以通过报警和应急响应系统寻求帮助。接受"生活在线"服务的老年人可以在手腕或脖子上戴一个"纽扣"。当"纽扣"被按下，"生活在线"中心（通常是医院）就会接到电话。接到电话后，"生活在线"的工作人员就会打电话到老年人家里。如果没有人应答，他们就会打电话给老年人的监护人（比如朋友或亲戚），要求到老年人家里去看一下。监护人发现情况异常后，会打电话给中心寻求进一步帮助。另一体系"帮助之声"，类似于"生活在线"。还有"医药报警"，一旦老年人休克或发生其他严重情况需要别人帮助，它就能提供老年人的病史信息。老年人身上带有所患疾病的信息卡（比如糖尿病患者）和"医药报警"的病历号，急救人员看到后能够通过电话快速得到患者的医疗记录。应急响应系统的运用，能够及时、正确地帮助老年人转危为安。

2. 健康老年人

绝大多数社区的老年中心能提供一系列服务和项目给那些相对健康及能自己旅行的老年人。在这样的机构里，老年人可以经常得到各种针对个人和集体的服务。

(1) 交通和陪伴服务。美国很多社区都设立了这样的项目来满足老年人对交通的需求。有些社区为老年人提供门到门的灵活的交通服务，老年人可以选择小轿车、小客车、大客车等车型。这种服务有时称为"拨电话搭车"。老年人一般提前 24 小时打电话给老年中心调度办公室，并且告知用车的时间和地点，以便办公室排好相应的出车时间表。很多老年中心有从老年人住处到中心的班车。另一种交通服务是使用志愿者的私家车，这种方式多用于公共交通不便的地区。志愿者司机把老年人从家里接出来送去医院、银行和商店等。有的社区提供陪伴老年人外出服务，以保证老年人的安全。在纽约，警察就组织了中小学生作志愿者开展陪伴服务。

(2) 老年食堂。老年食堂每年为上百万名 60 岁以上的老年人提供饭菜。绝大多数老年食堂设在人流量大的中心地带，比如老年中心、学校、社区中心、教堂等，主要负责为老年人提供一顿午餐。一个食堂平均提供 20~60 人的饭菜。除了热的营养餐以外，美国有超过 1300 个饭菜地点提供各种服务和项目，包括消费导向、健康和营养信息、咨询、艺术和手工等。老年食堂不仅满足了老年人对营养的需要，也为老年人提供了聚会、交流、交朋友的场所。有时，聚会比饭菜本身更重要。老年人在这里庆祝自己的生日，度过假期，甚至找到伴侣、举行婚礼。

(3) 法律服务。老年人对房屋出租、消费者权益保护、准备遗嘱等法律服务的需求与日俱增。为了尽快为老年人开展法律服务，1974 年美国成立了法律服务协会。协会并不直接提供这种服务，而是资助地方的法律帮助项目。这些法律帮助项目将为贫穷的老年人提供免费的法律服务。法律帮助老年人的另一个来源是老年中心的律师专职助手或律师。这些人很多本身就是上了年纪的律师，他们在较年轻的律师的协作下工作，为老年人感到困惑的问题提供法律咨询，而且为贫穷的老年人进行义务法律帮助。

(4) 就业服务。一些非营利志愿者就业机构是专门帮助老年人寻找全日制和半日制工作的。州就业服务办公室是提供老年人就业机会较好的信息源。一个叫 ACTION 联邦志愿机构，管理着"福斯特祖父母"和"老年互助"项目。这些项目提供给低收入的老年人每周 20 小时的就业工作。尽管薪酬微薄，但老年人可以用这个机会发挥特长，同时满足社区的需求。工作本身给老年人带来了精神上和心理上的满足，使其感到老有所用，如"福斯特祖父母"项目组织老年人支持和满足儿童的特殊需要，"老年互助"项目为老年人提供照料其他老年人的工作，比如照顾那些需要帮助的居家养老的老年人。还有一些组织专业性更强一些，如果老年人有教育、运输、娱乐消遣等方面的专长，可以被介绍到私营公司去工作。一些老年人自己兴办机构，重新发现和再次发掘老年人的特长，并将其免费介绍到用人单位。

3. 其他专门服务

(1) 老年人日托中心。如果有的老年人不能在家独立居住，又不愿意去养老机构，

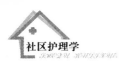

可以去日托中心。日托中心可以满足老年人对社交、心理和康复服务、健康锻炼、娱乐活动等方面的各种需要。一般日托中心的开放时间是一周除周末休息日外的 5 天，每天 8 小时。老年人每天可以坐班车到中心来，中午在中心吃饭。日托中心既可以设在老年公寓里，也可以是老年中心、邻居中心或医院的一部分。

（2）咨询服务。通常要求这种服务的是老年人的亲属。有时老年人的意见同亲属的意见不一致，提供咨询服务的社会工作机构是最好的助手，机构可帮助解决诸如个人和家庭矛盾、退休、财务、生活安排等各种问题，从而使老年人的个人权益得到尊重。

（3）保护服务。这一服务通常由法律服务中心或公共机构来提供，用来保证老年人的合法权益。

（二）日本老年人保健措施

1. 健康老年人

（1）建立"生机勃勃"的推进中心。推进中心以促进老年人"自立、参与、自护、自我充实、尊严"为原则，为老年人提供各种信息和咨询，为老年人解决法律、退休、医疗、心理、社会等方面的各种问题。

（2）建立"银色人才"中心。该中心主要为老年人再就业提供机会。

（3）提供专用"银色交通工具"。鼓励老年人的社会参与等。

2. 独居与虚弱的老年人

（1）建立完善的急救情报系统。该系统为老年人佩戴按钮式无线发讯器（安全铃），在疾病或意外发生时只要轻轻一按就能得到及时救助。

（2）建立市、镇老年人福利推进事业中心。该中心以确保老年人的安全、排解老年人的孤独情绪、帮助老年人的日常生活、促进老年人的健康为服务内容。

3. 长期卧床的老年人

（1）设置老年人服务总站。提供与老年人的保健、医疗、福利相联系的综合性服务，可以通过咨询，制订出适合每个老年人的个体化保健护理计划并辅助其实施。

（2）建立家庭护理支持中心。接受并帮助解答来自老年人照顾者的各种咨询和问题，包括为其提供最适当的保健、医疗、福利等综合信息，代其申请利用公共保健福利服务，介绍和指导护理器械的具体使用方法等。

（3）建立家政服务中心。开展功能康复训练、咨询等活动，提供饮食服务、淋浴服务等，并根据老年人的需要派遣家庭服务员。

（4）设置家庭护理中心。主要由保健护士或一般护士为老年人提供治疗护理、疗养上的照料和健康指导等。

（5）设置福利器械综合中心。免费提供或租借日常生活必需用具和福利器械，并负责各种用具使用方法的指导、训练及咨询等。

4. 痴呆老年人

（1）设置痴呆老年人日间护理站。护理站的工作人员对那些白天家庭照顾有困难的痴呆老年人提供饮食、淋浴等日间照顾。

（2）建立痴呆老年人小组之家。小组之家让痴呆老年人们生活在一个大家庭里，由专业人员提供个体化的护理。

（3）建立痴呆老年人综合护理联合体系。及早发现并收治、护理痴呆老年人；发现并保护走失的身份不明的痴呆老年人；与老年人医院、老年人保健机构联合，提供以咨询、诊断、治疗、护理、照顾为一体的服务。

5．建立协力员小组

社区为每个需要帮助的老年人培训三个协力员，为老年人排忧解难。协力员由热心为他人服务的志愿者担任。协力员如同老年人的家庭成员，持有老年人家的钥匙，根据老年人的需要及时提供服务。

（三）我国老年人保健措施

1．老年护理体系的发展过程

我国政府对老年人的保健工作十分关注，在加强领导、人力配备、政策指引、机构发展、国内外交流、人才培养和科研等方面，各级政府和部门都给予了关心和支持。有条件的大城市设立老年病医院、老年人护理院或老年医疗康复中心。地（市）、县（市）医院设老年病门诊或老年病专科门诊，街道和乡镇设老年病门诊、老年医疗站和老年家庭病床。1977年至今，我国老年护理体系的发展过程如下：

（1）医院的老年人护理。医院的老年人护理机构如综合性医院设的老年病科，主要以专科系统划分病区，按专科管理患者。

（2）老年病专科医院。老年病专科医院按病情分阶段管理划分病区，即急性阶段加强治疗护理、稳定阶段加强康复护理、恢复阶段加强生活护理、终末阶段加强以心理护理及家属护理为主的临终关怀。

（3）老年护理医院。老年护理医院的主要工作包括生活护理、医疗护理、心理护理、康复护理和临终关怀等。

（4）老年护理中心。部分城市的一些街道、社区成立的老年护理中心，对管理区域内的高龄病残、孤寡老人提供上门医疗服务，建立家庭病床。建立老年重症患者健康档案，定期开展医疗咨询，老年重症患者可接受优先入院治疗、护理和临终关怀服务。

（5）其他老年机构。其他老年机构如老年疗养院、养老院、敬老院以及近几年兴起的老年公寓等，护理工作在这些机构的工作内容中占有重要的位置。

2．养老服务模式日趋完善

中国是崇信儒家文化的国家，长期以来形成了"家庭养老"的传统模式，但现代社会家庭养老的人力成本剧增，一般家庭难以承受，加上"4－2－1"家庭结构日益普遍，空巢家庭不断增多，使家庭养老这一传统养老方式逐步向社会养老过渡。目前，《中国老龄事业发展"十二五"规划》《社会养老服务体系建设规划（2011—2015年）》确定的目标任务已基本完成，以居家为基础、社区为依托、机构为补充、医养相结合的养老服务体系已初步形成。

（1）居家养老模式。居家养老模式是指以家庭为核心、以社区为依托、以专业化服务为依靠，为居住在家的老年人提供家政服务、生活照料和精神慰藉等，以解决老年人日常生活困难为主要内容的社会化养老服务模式。它是对传统家庭养老模式的补充与更新，服务内容主要为生活照料。居家养老在家庭原有的平台之上进行，养老成本相对比较低。在推进养老服务社会化的过程中，部分地区出台政策、建立机构、明确任务入手，大力推进居家养老，确立了居家养老在养老服务体系中的基础性地位。社区护士在居家养老护理中主要担任健康评估者和健康指导者的角色。

（2）社区养老模式。社区养老模式是指依托社区就近提供生活照顾、医疗保健及精神慰藉等服务的养老模式。这种模式的特点是让老年人住在自己家里，在继续得到家人照顾的同时，由社区有关服务机构为老年人提供上门服务或日托服务。其基本做法是在各个社区建立养老护理服务中心，老年人居住在自己的家里，服务中心派出经过训练的养老护理员按约定定时到老年人家中为老年人提供生活护理、医疗护理、康复护理及心理护理等服务。与高端养老机构为老年人再造生活环境的高成本相比，社区养老是对原有生活环境中的资源进行整合，在成本和适应性上都具有优势，所以有人说社区居家养老是一个无围墙的养老院。社区养老相对于机构养老，更为符合我国老年人实际的生活习惯和心理特征。以社区为核心、社区居家养老服务中心为依托，社会化专业服务与非专业化服务相结合的社区养老服务体系成为新型养老模式。民政部实施的"社区老年福利服务星光计划"是推进社区福利建设的有效形式，使以社区为中心的老年服务体系逐步走上社会化、产业化的道路。社区护士在社区养老护理中主要担任健康评估者、健康管理者、健康指导者和直接护理提供者等角色。

（3）机构养老模式。机构养老模式是指以养老机构为主导，为老年人提供解决日常生活困难的社会化养老服务模式。养老机构是指为老年人提供饮食起居、清洁卫生、生活护理、健康管理和文体娱乐活动等综合性服务的机构，包括公办和民办的养老院、敬老院、康养机构和老年公寓等。社区护士在机构养老护理中主要担任健康评估者、健康管理者、护理员培训者、健康指导者和直接护理提供者等角色。目前国内医养相结合的养老服务机构三种主要的服务形式及特点见表5-4。

表5-4　不同医养结合养老服务形式及特点

基本形式	医养结合方式	典型实例	特点
整合照料型	养老机构内设医疗机构	北京市第一社会福利院，青岛市福山老年公寓	以"养"为主，拓展医疗功能，健全养老服务；可能加剧养老机构的分化，增加经营成本
	养老机构托管于医疗机构	济宁市兖州区社会福利服务中心，利川市福利院	
	医疗机构开设养老机构	河北医科大学第二医院，重庆医科大学附属第一医院	以"医"为主，整合医疗资源，向老年人提供专业、持续医疗服务；存在不同级别医疗机构分化、医保基金滥用风险
	医疗机构转型为老年康复院等	北京胸科医院，大庆市让北医院	

续表5-4

基本形式	医养结合方式	典型实例	特点
联合运营型	养老机构与医疗机构共同签订协议，整合资源，提供互补性医养结合服务	中南大学湘雅三院和湖南省康乃馨养老机构，厦门市思明医院和爱欣老年公寓	以"合"为主，通过"医""养"资源有机整合、功能互补，建立老年人就诊绿色通道，实现双向照料；易出现管理责任界限不清、约束力差和基层机构参与不足等问题
	社区与医疗机构协作，为居家老人提供医疗护理等上门服务	长沙市天心区坡子街社区居家养老服务中心，青岛市李沧区沧口街道社区卫生服务中心	
支持辐射型	成立区域老年医养协作联盟，实现合理分工，整体联动	武汉市汉阳医院和区属18家福利院	多方合作，以区域为基础配置资源，互补优势，构建医养结合服务网络，扩大辐射范围；在管理上存在协调困难、诱导医疗等弊端

注：本表摘自邓大松、李玉娇：《医养结合养老模式：制度理性、供需困境与模式创新》，《新疆师范大学学报（哲学社会科学版）》，2018年第1期。

（4）智慧养老模式。智慧养老理念最早由英国生命信托基金提出。智慧养老模式又被称为全智能老年系统。它作为一种全新的养老模式，在中国已经有了初步尝试，可以最大限度地降低中国劳动力人口缺失的风险，满足老年人的需求，处置老年风险，提高养老效率，并赋予老年人均等化的权力与能力，从而在根本上增强老年人的主体性。在传统养老服务模式中，居家养老、社区养老、机构养老有着明显的地理区域界限，但在智能养老领域，三种模式正逐渐融合。智慧社区养老服务模式是智慧养老的重要组成，其不仅解决了机构养老在实际运作中的种种问题，也为居家养老提供了新的解决方案，通过"线上"对养老需求的填报，实现"线下"养老服务的实施，为老年人群和家属带来了真正意义上的便捷。其中，生活类服务包括家政服务、购买运输服务，医疗类服务包括医疗问诊、紧急救助、跌倒报警等，同时还包括云计算服务、基于信息的服务等。

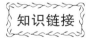

知识链接

"医养结合"养老模式

"医养结合"养老模式是指将老年人健康医疗服务放在更加重要的位置，将养老机构和老年医院相结合、生活照料和医疗服务相结合的新型养老服务模式。它既包括养老机构传统的生活护理服务、精神心理服务、老年文化服务，更重要的是还包括医疗康复保健服务，具体有医疗服务、健康咨询服务、健康检查服务、疾病诊治和护理服务、大病康复服务以及临终关怀服务等。"医养结合"养老服务模式的实现可能需要：在养老机构中设立医疗机构；部分医院转型为医养结合的服务机构；养老机构和医疗机构近距离规划，合作服务。

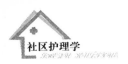

自助养老社区

在丹麦，目前最流行是自助养老社区。在那里，老年人可以做自己想做的事，可以约上老友或是志趣相投的伙伴住在一起，一块儿钓鱼、养花，共同建设属于他们的家园。独享的公寓，共享的餐饮、花园，个性化的小手工艺车间、小农场等，只要老年人想到的，在这儿都能得到充分的满足。自助养老社区还提供可共同租用的特别照料服务，这种社区在哥本哈根郊区每月要 1000 欧元。

我国民政部的"星光计划"

为贯彻落实《中共中央国务院关于加强老龄工作的决定》，建立健全社区老年福利服务体系，2001 年我国民政部决定在全国启动"社区老年福利服务星光计划"。"星光计划"是主要由福利彩票资金资助的一项应对人口老龄化挑战，做好老龄工作的民心工程。由于这项计划立足社区、面向老人、小型分散、方便实用、星罗棋布、形成网络，故称为"星光计划"。从 2001 年开始实施"星光计划"起，至 2005 年年底，"星光计划"总投资 134 亿元人民币，建成"星光老年之家"3.2 万个。具备老年人入户服务、紧急援助、日间照料、保健康复和文体娱乐等多种功能，受益老年人超过 3000 万。

三、老年人保健指导

老年期不同于人生的其他阶段，人群因老化而导致健康受损和患各种慢性病的比例较高。对老年人，我们不仅应重视疾病本身，更应看重老年人在生活功能方面是否健全。所以，社区老年人护理不仅仅以疾病和各种躯体功能障碍的恢复为目的，而是要帮助老年人在疾病和功能障碍的状态下恢复基本的生活能力，使其适应生活，并认识到如何保持身体健康，如何在健康状态下独立、方便地进行高质量的生活，从而提高老年人的生活质量。

（一）联合国老年人原则

1991 年 12 月 16 日，联合国大会通过《联合国老年人原则》。该原则强调老年人的独立、参与、照顾、自我充实和尊严。原则概要如下。

1. 独　立

①老年人应能通过提供收入、家庭和社会支持以及自助，享有足够的食物、水、住房、衣着和保健；②老年人应有工作机会或其他创造收入的机会；③老年人应能参与决定退出劳动力队伍的时间和节奏；④老年人应能参加适当的教育和培训活动；⑤老年人应能生活在安全且适合个人选择和能力变化的环境；⑥老年人应能尽可能长期在家居住。

2. 参　与

①老年人应始终融入社会，积极参与制定和执行直接影响其福祉的政策，并将其知

识和技能传给子孙后代；②老年人应寻求为社会服务的机会，并以志愿工作者身份担任与其兴趣和能力相称的职务；③老年人应能组织老年人运动或组成协会。

3. 照　　顾

①老年人应按照社会的文化价值体系，享有家庭和社会的照顾和保护；②老年人应享有保健服务，以帮助他们保持或恢复身体、智力和情绪的最佳水平，并预防或延缓疾病的发生；③老年人应享有各种社会和法律服务，以提高其自主能力，并使他们得到更好的保护和照顾；④老年人居住在任何住所、疗养院或治疗所时，均应能享有人权和基本自由，包括充分尊重他们的尊严、信仰、需要和隐私，并尊重他们照顾自己和选择生活品质的权利。

4. 自我充实

①老年人应能寻求充分发挥自己潜力的机会；②老年人应能享用社会的教育、文化、精神和娱乐资源。

5. 尊　　严

①老年人的生活应有尊严、有保障，不受剥削和身心虐待；②老年人不论其年龄、性别、种族或族裔背景、残疾或其他状况，均应受到公平对待，而且不论其经济贡献大小均应受到尊重。

（二）社区老年人的保健指导

社区护士的重要工作是对未发现重要疾病、生活能自理的老年人加强健康教育，指导他们采取有效可行的方法来维护自己的健康状况；对已患病的老年人进行康复指导，并预防疾病再发。

1. 合理营养

老年人对热量的需求较一般成年人低，应以高蛋白、糖类适量、低脂肪、低胆固醇、高维生素、少盐、少油、易消化的食物为主。老年人消化腺分泌减少、咀嚼能力降低，应注意养成良好的进食习惯，如定时定量、细嚼慢咽、不暴饮暴食、荤素搭配、不偏食、不食过冷过热的食物。老年人应多饮水，一般每天在 1500 mL 左右为宜，目的是稀释血液，降低血液黏稠度，减轻血循环阻力，避免心脑血管意外和便秘的发生。鼓励老年人和家人或亲属同住，以保证规律的饮食习惯和比较均衡的营养，同时也能体会到进食的乐趣。

2. 指导排泄

（1）预防便秘。应指导老年人注意饮食结构的合理性，适当增加水果、蔬菜和纤维素含量丰富的食物；养成良好的排便习惯；鼓励多饮水，每日清晨饮一杯淡盐水，有助于促进肠蠕动，并可软化大便；指导鼓励老年人每天坚持锻炼，可根据个人爱好，选择散步、慢跑、打太极拳等活动形式，以促进肠蠕动；身体欠佳的老年人，可在家属的帮助下进行被动运动；指导每天进行腹部按摩，可在起床前或临睡前用双手顺时针方向轻柔腹部，以帮助肠道运动；便秘症状严重者，按医嘱使用缓泻剂或开塞露，必要时给予灌肠，以缓解便秘腹胀的痛苦。

（2）预防尿失禁。指导老年人在身体许可的情况下坚持适当运动，并有意识地进行收腹提肛运动，加强盆底肌肉的力量；告知老年人一旦有尿意，应及时排尿，避免长时间憋尿；对尿失禁的老年人应指导其保持会阴部皮肤干燥、清洁，以防局部皮肤因尿液刺激出现湿疹、破溃等；生活不能自理的老年人，可使用尿片或尿不湿，每天2次用温水清洗会阴部，并保持会阴部的干燥。

3. 坚持锻炼

老年人可采取散步、慢跑、打太极拳、做操、做家务或其他个人喜好的娱乐活动形式进行锻炼。活动受限者，可根据具体情况进行床上肢体活动，或使用辅助器械活动等，以保证一定的活动量。

4. 预防失眠

社区护士应耐心听取老年人的主诉，了解引起失眠的原因，了解其常用的应对方式，鼓励老年人适当进行锻炼，充实白天的生活，提高睡眠的质量；养成良好的睡眠习惯，临睡前避免饱餐，饮用咖啡、浓茶等，限制入睡前的水分摄入，以防夜尿影响睡眠；保持睡眠环境的安静，避免光线、噪声的干扰。

5. 保证安全

（1）预防跌倒。社区护士应通过板报、宣传册、讲座等形式进行健康教育，使老年人认识到安全的重要性，并对老年人的生活起居等情况进行评估，与老年人或其家属共同制订计划，采取预防跌倒的安全保护措施。常见的老年人防跌倒措施：①老年人生活环境的布局尽量合理，符合老年人的生活习惯，家具物品位置尽量固定；②老年人活动的范围内光线充足，地面应平整、防滑、无障碍物；③穿着舒适合脚的鞋，以维持走路时的身体平衡；④指导老年人在变换体位时动作不宜过快，以防直立性低血压；⑤行动不便的老年人，应有人搀扶或有拐杖的帮助；⑥盥洗室应有防滑设施，安装坐便器并配有把手；⑦洗澡时间不宜过长，水温不宜过高，提倡坐式淋浴；⑧如厕入浴时不宜锁门，以防出现意外，便于入室救助；⑨鼓励老年人外出时穿戴色彩鲜艳的衣帽，以便于提醒路人和驾驶员，减少受伤的危险。

（2）安全用药。①社区护士应帮助老年人正确合理用药，避免不必要的不良反应；②服用的药物应有明显的标识，详细注明服用的时间、剂量和方法，以防发生服药过量、误服等意外；③注意服药安全，服药时应避免卧位，而应取站立位、坐位或半卧位，以避免发生呛咳；④指导老年人用温开水吞服药片后再多饮几口水，使药片能顺利咽下，避免因药片粘在食管壁上而使局部黏膜受刺激，并影响药物的吸收；⑤定期检查老年人服药的情况，指导家属协助监督其准确合理用药，以确保老年人用药安全。

（3）预防坠床。建议睡眠时翻身幅度较大或身材高大的老年人，在条件允许的情况下尽量选用宽大舒适的床具，必要时睡前于床边安放椅子加以防护。夜间卧室内应留置光线柔和的长明灯，以避免因看不清床界而坠床。意识障碍的老年人应加用床档或请专人陪护。

（4）预防呛噎。平卧位进食或进食速度过快，进食过程中说笑、看电视等都易发生呛噎，因此护理人员应告知老年人进食时体位应合适，尽量采取坐位或半坐卧位。进食速度宜慢，宜小口进食。进食时应集中注意力，不要说笑或看电视。

6. 疾病预防

社区护士应根据辖区内老年人的特点，建议老年人定期进行各种常规健康体检和自我检查，以及早发现疾病，早期诊断和治疗。如 65 岁以上老年人应定期测量体重，每年至少测量 1 次以上血压、血脂、血糖，实验室检查三大常规（血液、尿液、粪便）、肝肾功能，进行牙科检查、听力测量、肺部透视、心电图、腹部 B 超，以早期发现高血压、糖尿病、肿瘤等各种老年人的常见疾病，以便及早就医，取得较好的医疗机会和效果。

7. 心理问题防护

（1）离退休综合征。家庭及社会应对离退休老年人给予更多的关注，同时引导老年人努力适应离退休的社会角色转换。具体方法包括：①调整心态，顺应规律；②发挥余热，重归社会；③善于学习，渴求新知；④培养爱好，寄托精神；⑤扩大社交，排解寂寞；⑥生活规律，保健身体；⑦遵医嘱进行必要的药物和心理治疗。

（2）老年抑郁症。可采取以下方法预防和治疗老年抑郁症：①尽量把已有的身体疾病治好，对于不可治愈的疾病应尽量设法减轻症状及痛苦。②鼓励老年人扩大人际交往范围，多参加一些社交活动，培养积极向上的生活态度和广泛的兴趣和爱好。③创造良好的家庭环境，晚辈应给予老年人充分的关怀和照顾。丧偶的老年人，如果条件允许可以考虑再婚，这对缓解老年人的抑郁心境有较大帮助，子女对老年人再婚的决定应予以理解和支持。④对抑郁症状严重的老年人可采用心理治疗或药物治疗。

（3）老年疑病症。对于这类老年人的健康问题可以通过心理调节来预防：组织老年人参加一些有益的娱乐活动和适当的社会活动，丰富老年人的精神生活，设法转移老年人的注意力；改变老年人独居的现状，扩大生活圈，多交一些朋友，倾诉情感；加强与老年人的沟通，不要一次给予太多的指示，谈话时语调应温和，慢而清楚；积极开展老年期精神心理卫生教育，用安慰、诱导、启发、解释等方法，使老年人正确对待疾病，积极寻找疾病根源，解除或减轻患者的精神负担。

（4）空巢综合征。①老年人方面：提前做好子女离家的思想准备，在孩子生活独立之前就要注意调整日常生活的格局、模式和规律，以便适应即将临近的"空巢家庭"生活；在孩子离家后，老年人要建立和培养自己新的生活方式，要注意增强夫妻间的情感，要培养自己的业余爱好，并保持同亲友之间的往来和社交联系，还可学习新的知识并有所追求。②子女方面：子女与父母居住地应尽可能近一些，便于照看老人，当需要时能够及时赶来照料老人，居住较远的可经常进行电话联系；子女应该经常看望父母，多关心父母的身心健康，并在生活上给予照顾。③社区方面：社区应积极为老年人创造各种活动的机会，如协助开设老年合唱队、舞蹈班，协助组织社区的雕刻、剪纸、爬山等活动，并鼓励老年人参加。

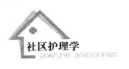

知识链接

中国老年人健康指南

　　由中国老龄工作委员会办公室、国家卫生和计划生育委员会共同编印的《中国老年人健康指南》2013年9月26日在北京出版。《中国老年人健康指南》共36条，涵盖了健康生活习惯（每天睡眠不少于6小时，主动饮水，坚持每天晒太阳，养成定时排便习惯，预防跌倒）、合理膳食规律（谷类为主，粗细搭配，餐餐有蔬菜，天天有水果，适量摄入肉、禽、鱼、虾及蛋类，经常食用奶类、豆制品和少量坚果，控制油、盐摄入，合理补充微量营养素）、适量体育运动（选择安全有效的运动项目，掌握合适的运动次数、时间和强度，重视脑力活动）、良好心理状态（学会发泄情绪，积极融入社区）、疾病自我控制（随身携带医保卡、自制急救卡和急救盒，学会自我监测脉搏、体温、血压等，生病就诊，谨遵医嘱）、加强健康管理（每年至少做一次体检）等六个方面的具体内容，有较强的实用性和可操作性。

（汪　静　冉塬钰　王　颖　秦素霞）

第六章　社区慢性病患者的护理与管理

学习目标

1. 掌握慢性病的概念、患病特点及危险因素，高血压患者的社区护理与管理。
2. 理解糖尿病患者的社区护理与管理。
3. 了解社区慢性病患者的管理，慢性阻塞性肺疾病患者的社区护理与管理。

随着社会经济的发展和城市化进程的加快，人民生活水平逐渐提高，慢性非传染性疾病（Noninfectious Chronic Disease，NCD，以下简称慢性病）已逐渐成为影响我国社区居民健康的主要问题，且慢性病通常是终身性疾病，疼痛、伤残、昂贵的医疗费用等都长期影响着慢性病患者的健康状况和生活质量，也给家庭和社会带来巨大的经济负担。慢性病患者多数时间在家庭和社区中度过，在社区中开展慢性病患者的护理与管理，提高社区慢性病患者群体的自我护理能力，对控制慢性病的发病率、致残率和病死率，改善和提高患者的生活质量具有积极的作用。

第一节　社区慢性病管理概述

一、慢性病概述

（一）概　念

根据我国卫生部 2011 年印发的《全国慢性病预防控制工作规范（试行）》，慢性病是对一类起病隐匿、病程长且病情迁延不愈、缺乏明确的传染性生物病因证据、病因复杂或病因尚未完全确认的疾病的概括性总称。

（二）患病特点

（1）原因复杂。一种慢性病可以由多种因素共同作用导致。不良的生活饮食习惯，如不健康饮食、缺乏锻炼、吸烟和饮酒等可导致多种疾病。

（2）预防有效。通过对环境和生活方式等慢性病的危险因素进行干预，能够有效预

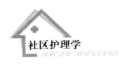

防或减缓其发病。

（3）发病隐匿。慢性病的早期症状往往比较轻而容易被忽视，在病因的长期作用下，器官损伤逐步积累，直至急性发作或症状较严重时才被发现。

（4）病程长。大多数慢性病的病程长，甚至是终身患病。

（5）不可治愈。大多数慢性病的病因复杂或不明，故无法进行病因治疗，主要是对症治疗以减轻症状，预防伤残和并发症。

（6）影响生活。一般慢性病病程长且不可治愈，对患者的生活质量影响较大，尤其是对同时患有多种慢性病者。

（三）危险因素

1．不良的生活方式

（1）不合理膳食。不合理膳食具体表现为膳食结构不合理、烹饪方法不当、不良饮食习惯等。膳食结构不合理包括高盐、高胆固醇、高热量、低纤维素饮食，不当的烹饪方法如腌制和熏烤等，不良饮食习惯可体现为进食时间不规律、暴饮暴食等。

（2）缺乏运动。运动可以加快血液循环，增加肺活量，促进机体新陈代谢，增强心肌收缩力，维持各器官的健康。但由于现代生活节奏增快和交通工具的普及，人们常常以车代步，运动量不足。调查结果显示，人群中11％～24％属于静坐生活方式，31％～51％体力活动不足，大多数情况下每天活动不足30分钟。缺乏运动是造成超重和肥胖的主要原因，也是许多慢性病的危险因素。

（3）使用烟草。吸烟是恶性肿瘤、慢性阻塞性肺疾病、冠心病、脑卒中等慢性病的主要危险因素，吸烟量越大、吸烟起始年龄越小、吸烟史越长，对身体的损害越大。吸烟者心脑血管疾病的发病率要比不吸烟者增高2～3倍。WHO将烟草流行作为全球最严重的公共卫生问题列入重点控制领域。

2．环境因素

（1）自然环境。自然环境中空气污染、噪声污染、水源污染、土壤污染等都与恶性肿瘤或肺部疾病等慢性病的发生密切相关。

（2）社会环境。社区健康教育普及程度、医疗保健服务体系是否健全等都会影响人群的健康水平。生活及工作压力可能会引起紧张、焦虑、恐惧、失眠甚至精神失常。长期处于精神压力下，可使血压升高、血中胆固醇增加，还会降低机体的免疫力，增加慢性病发病的可能性。

（3）家庭环境。家庭对个体健康行为和生活方式的影响较大，许多慢性病，如高血压、糖尿病、乳腺癌、消化性溃疡、精神分裂症、冠心病等都有家族遗传倾向，这可能与遗传因素和家庭共同的生活习惯有关。

3．遗传因素

慢性病可以发生于任何年龄，但发生的比例与年龄成正比。年龄越大，机体器官功能老化越明显，发生慢性病的概率也越大。

二、社区慢性病患者的管理

（一）开展社区慢性病管理的意义

1. 合理利用卫生资源

一方面，社区卫生服务机构在防治慢性病方面有诸多优势，如面对的是健康状况相对稳定的社区居民，患者距离社区卫生服务机构近；社区卫生服务机构价格较低，配有相对完备的卫生人力资源等。这些都有利于对慢性病持续、稳定的治疗，便于医务工作者与居民之间充分沟通，促进防治效果的提高。另一方面，开展社区慢性病管理有利于分流患者，达到合理利用卫生资源的目的。

2. 提高治疗效果

不健康的生活方式与慢性病的发生、发展有一定的关系，社区卫生服务机构对慢性病患者进行健康管理，可以改善患者的生活方式，避免与慢性病相关的危险因素，从而有效提高慢性病的治疗效果。

3. 降低治疗成本

社区卫生服务机构在社区开展健康管理的同时，可以利用慢性病的一些共有的危险因素，对社区居民进行群体健康管理，针对全体人群和不同疾病的高危人群，预防和控制一组慢性病。从管理学和经济学角度分析，这是一种低投入、高效益的慢性病防治措施。

4. 减轻疾病负担

社区健康管理的投资小、效益高。在社区卫生服务机构开展慢性病健康管理，不仅可以缓解国家不断增长的医疗费用问题，而且可以减轻慢性病患者及其家庭的经济负担。

（二）社区慢性病管理模式

目前，社区卫生服务机构进行慢性病患者社区管理时多采用全科团队的模式，由全科医生、社区护士、公共卫生医生等组成专业团队，为一定数量的社区居民提供服务。这一管理模式可以充分发挥团队成员的优势和特长，相互协作，共同为社区居民提供服务。

1. 管理原则

WHO 在防治慢性病的行动框架中，强调个人在慢性病防治中的责任、建立伙伴关系等。任何地区和国家在制订慢性病防治策略和选择防治措施时，都要考虑以下原则：

（1）强调在社区及家庭水平上减少常见慢性病的共同危险因素，进行生命全程预防。

（2）三级预防并重，全人群策略和高危人群策略并重。采取以健康教育、健康促进

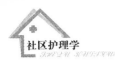

为主要手段的综合措施，把慢性病作为一类疾病来进行共同防治。

（3）促进新型慢性病保健模式发展。其内容包括鼓励患者共同参与、促进和支持患者自我管理、加强患者定期随访、加强与社区和家庭的合作等。

（4）加强社区慢性病防治的行动。改变行为危险因素预防慢性病时，应以生态健康促进模式及科学的行为改变理论为指导，建立以政策及环境改变为主要策略的综合性社区行为危险因素干预项目。

2. 管理任务

（1）健康调查。即收集社区居民的健康信息。由于慢性病病种多样，进行慢性病的社区管理首先要由社区卫生服务机构通过健康体检、健康调查等方式收集健康信息。

（2）健康评价。即根据所收集的健康信息对居民的健康状况及危险因素进行评估、分析。在所收集信息的基础上，确定居民的健康状况和存在的危险因素，对患者和高危人群进行筛选。

（3）健康干预。即针对居民的健康状况和危险因素，制订并实施合理的健康改善计划，以达到控制危险因素、促进健康的目的。

（三）社区护士在慢性病管理中的职责

1. 协同团队工作

社区护士作为全科团队成员，在全科团队工作中应发挥自己的专业特长，与其他团队成员一起完成社区慢性病管理工作，收集社区居民的健康信息，分析社区居民的健康状况，解决社区居民的主要健康问题。

2. 延伸服务范围

社区护士是面向社区居民的复合型专业护理技术人员，在一个相对开放、宽松的工作环境中为社区居民提供健康服务。由于影响人群健康的因素是多方面的，社区护士应充分利用自身的全科知识和技能，除了提供预防疾病、促进健康、维护健康等基本护理服务外，还要从卫生管理、社会支持、家庭和个人保护、健康咨询等方面对社区居民进行全面的服务。

3. 满足居民需求

社区护理是一专多能的综合性服务，其目标是满足社区居民的健康需求。既要对重点患者进行身心整体护理，又能针对重点人群进行公共卫生指导；既要指导患者进行恢复期康复锻炼，又能开展健康教育；既要开展社区卫生防疫，又能协助管理慢性病患者。

4. 架起沟通的桥梁

在平日的工作中，社区护士与社区居委会建立良好的合作关系，定期深入每一个家庭，与他们进行有效的沟通，建立相互信任的人际关系，及时进行各种信息的传递和反馈，为深入开展社区卫生服务工作做好准备。所以，社区护士能在社区卫生服务中心、社区居委会与社区居民中起到桥梁作用。

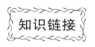

延续性护理

延续性护理是针对出院患者的一种利用信息化工具（电话、信函、电子邮件）随访或登门造访等方式进行的一种开放式、延伸式的护理形式。它能有效提高出院患者的生活质量，在护士和患者乃至患者家庭成员间建立有目的的互动，从而促进和维护患者健康。国外的相关研究表明，延续性护理能够改善患者的健康结果，减少患者对急诊的使用次数，降低其急性住院后的再入院率。目前，我国的延续性护理还处于起步阶段。

城乡居民大病保险

城乡居民大病保险对城乡居民因患大病发生的高额医疗费用给予报销，目的是解决群众反映强烈的"因病致贫、因病返贫"问题，使绝大部分人不会再因为疾病陷入经济困境。2012年8月24日，六部门《关于开展城乡居民大病保险工作的指导意见》发布，明确针对城镇居民基本医疗保险、新型农村合作医疗的保障水平还比较低，人民群众对大病医疗费用负担重反映仍然强烈的情况，引入市场机制，建立大病保险制度，减轻人民群众大病医疗费用负担。对符合条件的居民，实际支付比例不低于50％。

第二节　高血压患者的社区护理与管理

一、高血压概述

在许多国家，高血压是造成患者残疾及死亡的主要原因之一，且随着经济和生活水平的不断提高，发病率逐年增长，严重危害社区居民的健康，被列为国家社区慢性病管理和预防的重点疾病。

（一）概　念

高血压（hypertension）是以体循环动脉血压增高（收缩压≥140 mmHg和/或舒张压≥90 mmHg）为主要临床表现的一种常见病、多发病，是多种心脑血管疾病的重要病因和危险因素。在临床上，根据病因的不同，高血压又分为原发性高血压和继发性高血压两类，其中原发性高血压简称高血压，90％以上的患者均属于这种类型，是社区居民中最常见的高血压类型。

（二）临床表现

1. 一般症状

大多数原发性高血压患者起病隐匿，早期不易发现，患者仅在精神、情绪紧张或劳

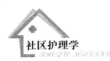

累后血压升高，去除病因或休息后血压降至正常。常见的症状有头疼、头晕、耳鸣、心悸、记忆力减退、手脚麻木、烦躁易怒等。也可出现视物模糊、鼻出血等较重症状。约1/5的患者无症状，仅在测血压或发生心、脑、肾等并发症时才被发现。

2. 恶性高血压

患者血压通常很高（舒张压持续大于 130 mmHg），但也有例外。眼底镜检查会发现恶性高血压的典型症状：视盘（视乳头）出血、渗出、水肿。神经系统的症状包括头痛、意识模糊、嗜睡、失明、癫痫发作和昏迷。恶性高血压常累及肾，患者可出现少尿和氮质血症。

3. 并发症

（1）高血压危象。高血压患者在紧张、疲劳、寒冷、突然停药等情况下易诱发高血压危象，表现为血压急剧升高，出现头痛、烦躁、眩晕、恶心、呕吐及视物模糊等症状。

（2）高血压脑病。患者常表现为弥漫性严重头痛、呕吐、意识障碍，甚至抽搐等。

（3）器官衰竭。重症高血压引起心、肾损害后，患者可能出现心力衰竭和慢性肾功能衰竭等症状。

（三）流行病学特点

我国高血压的流行病学呈现出"三高"（患病率、致残率和病死率高）、"三低"（知晓率、治疗率和控制率偏低）趋势。我国高血压的发病特点：北方高于南方、沿海高于内地、城市高于农村。

（四）危险因素

（1）遗传因素。高血压的发病以多基因遗传为主，有较明显的家族聚集性。

（2）肥胖。肥胖是高血压的主要危险因素之一，同时也是其他多种慢性病的独立危险因素。

（3）不良生活方式。吸烟、饮酒、高钠低钾膳食、缺少体力活动等。

（4）心理应激。长期工作劳累、精神过度紧张、思想压力大、长期被噪声困扰等都可引起高血压。

二、高血压患者的社区管理与健康指导

（一）高血压患者的社区管理

1. 筛　查

对辖区内 35 岁及以上的常住居民，每年应在其第一次到乡镇卫生院、村卫生室、社区卫生服务中心（站）就诊时为其测量血压：①对第一次发现收缩压大于等于140 mmHg 和/或舒张压大于等于 90 mmHg 的居民，在去除可能引起的血压升高的因素后预约其进行复查，非同日测量 3 次血压均高于正常值，可初步诊断为高血压；②如有必要，建议转诊到上级医院确诊，2 周内随访转诊结果，将已确诊的原发性高血压患者纳入高血压患者健康管理；③对可疑继发性高血压患者，及时转诊；④建议高危人群每半年至少测量 1 次血压，并接受医护人员的生活方式指导。

2. 随　访

对原发性高血压患者，每年要提供至少 4 次面对面的随访。随访内容：①测量血压并评估是否存在危急情况，当存在不能处理的其他疾病时，须在处理后紧急转诊，且在 2 周内主动随访转诊情况；②若不需紧急转诊，应询问患者上次随访到此次随访期间的症状；③测量体重、心率，计算体质指数（BMI）；④询问患者其他疾病的情况和生活方式，包括心脑血管疾病、糖尿病以及吸烟、饮酒、运动、摄盐等情况；⑤了解患者服药情况。

3. 分类干预

（1）预约。对血压控制满意（收缩压＜140 mmHg 且舒张压＜90 mmHg）、无药物不良反应、无新发并发症或原有并发症无加重的患者，预约下一次随访时间。

（2）随访。对第一次出现血压控制不满意，即收缩压大于等于 140 mmHg 和/或舒张压大于等于 90 mmHg，或出现药物不良反应的患者，结合其服药依从性，必要时调整现用药物剂量、更换或增加不同类的降压药物，2 周内随访。

（3）转诊。对连续两次出现血压控制不满意或药物不良反应难以控制以及出现新的并发症或原有并发症加重的患者，建议其转诊到上级医院，2 周内主动随访转诊情况。

（4）健康教育。针对所有高血压患者。与患者一起制订生活方式改进目标，并在下一次随访时评估进展，指导患者在出现异常症状时立即就医。

4. 健康检查

对原发性高血压患者，每年进行 1 次较全面的健康检查，可与随访相结合。

（二）高血压患者的健康指导

1. 生活方式指导

对正常人群、高危人群、处于血压正常高值者以及所有高血压患者，不论是否接受药物治疗，均需针对危险因素对其进行改变不良行为和生活方式的指导，内容包括合理膳食、戒酒、平衡心理、预防便秘等。

2. 药物治疗指导

（1）告知监测服药与血压的关系。指导患者及家属测量血压，并记录血压与服药的关系。

（2）强调长期药物治疗的重要性。用降压药使血压降至理想水平后，应继续服用维持量，以保持血压相对稳定，对无症状者更应强调。

（3）要求遵医嘱按时按量服药。患者根据自我感觉增减药物、忘记服药或试着在下次吃药时补服上次忘记的剂量，都可导致血压波动，如血压长期过高，会导致靶器官损

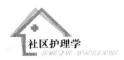

害，引起心、脑、肾等重要脏器供血不足，出现头晕，甚至发生休克、急性脑血管病、肾功能不全等。

（4）要求不能擅自突然停药。血压得到满意控制后，可以遵医嘱逐渐减少剂量，甚至可考虑停药；但如果突然停药，可导致血压突然升高，出现停药综合征，冠心病患者突然停用β受体阻滞剂可诱发心绞痛、心肌梗死等。

3. 血压监测指导

血压监测指导的内容主要包括血压监测频率、血压控制目标、血压测量方法及注意事项。患者在家中应该监测以下几种情况的血压：

（1）上午 6~10 点和下午 4~8 点。这两个时间段的血压是一天中最高的，测量这两个时段的血压可以了解血压的高峰。特别是每日清晨睡醒时，此时的血压水平可以反映服用的降压药物的降压作用能否持续到次日凌晨。

（2）服药后。在药物的降压作用达到高峰时测量。短效药物一般在服药后 2 小时测量，中效药物一般在服药后 2~4 小时测量，长效药物一般在服药后 3~6 小时测量。

（3）血压不稳定或更换治疗方案时。应连续测血压 2~4 周，掌握自身血压规律，了解新方案的疗效。

4. 直立性低血压防护指导

（1）临床表现。社区护士首先要告诉患者直立性低血压表现为乏力、头晕、心悸、出汗、恶心、呕吐等，在联合用药、服用首剂药物或降压药物剂量加量时应特别注意。

（2）预防措施。①避免长时间站立，尤其在服药后最初几个小时；②改变姿势，特别是从卧位、坐位起立时动作宜缓慢；③服药时间可选在平静休息时，服药后继续休息一段时间再下床活动；④如在睡前服药，夜间起床排尿时应注意；⑤避免用过热的水洗澡，更不宜大量饮酒。

（3）护理措施。当患者出现直立性低血压症状时，应立即取头低足高位平卧，抬高下肢，高度超过头部，以促进下肢血液回流。

第三节　糖尿病患者的社区护理与管理

一、糖尿病概述

糖尿病是社区常见病、多发病，糖尿病的防治及其管理是社区卫生服务面临的重要任务。2004 年，中华医学会糖尿病学分会组织专家编写了《中国糖尿病防治指南》，我国的糖尿病防治工作全面启动。2006 年，中国疾病预防控制中心印发了《社区高血压、糖尿病综合防治管理手册（试行本）》。2009 年，卫生部组织制定了《国家基本公共卫生服务规范》，2011 年进行了修订，进一步帮助基层医护人员提高社区糖尿病防治水平，指导和规范糖尿病的社区综合防治与管理。

（一）概　念

糖尿病（Diabetes Mellitus，DM）是由于胰岛素分泌绝对或相对不足而引起的一组以糖代谢紊乱为主的代谢紊乱综合征，临床以高血糖为主要特点，是一种慢性、终身性疾病。如病情控制不好，可引起酮症酸中毒、高渗性高血糖状态等急性并发症，也可导致眼、肾、神经、血管、心脏等器官的慢性损害，重者可以致残、致死，给患者及其家属带来巨大的痛苦。

（二）临床表现

1．一般症状

糖尿病患者早期可无明显症状，仅于健康检查时发现高血糖，也可表现为典型的"三多一少"症状，即多食、多饮、多尿和体重减轻。除典型症状之外，患者常伴有疲劳、乏力、皮肤瘙痒、容易感染、伤口长时间不愈合、便秘、腹泻等症状。

2．急性并发症

（1）低血糖。多由进食过少、药物剂量过大、活动量过大等引起。轻者表现为心悸、大汗、无力、手足颤抖、极度饥饿等；严重者可出现意识模糊、嗜睡、抽搐、昏迷；部分患者在多次低血糖症发作后会出现无警觉性低血糖症，可无先兆直接进入昏迷状态。

（2）酮症酸中毒。主要表现为糖尿病症状加重，出现极度口渴、多饮、多尿伴恶心、呕吐、头痛、头晕、烦躁等症状，如果血糖没有及时得到控制，病情将进一步恶化，重者将出现意识不清、昏迷等症状。

3．慢性并发症

（1）心脑血管病。糖尿病患者发生高血压、冠心病、脑卒中等循环系统疾病的概率是非糖尿病人群的 2～3 倍。冠心病和脑血管病已成为糖尿病患者的主要死因。

（2）糖尿病肾病。糖尿病肾病的发生是一个逐渐发展的过程，早期一般没有症状，尿常规检查正常或只有微量白蛋白尿，经过合理治疗大多数患者的白蛋白尿消失；而一旦出现大量蛋白尿、全身水肿、高血压、贫血等症状，往往已经进入晚期阶段，此时病情已经不可逆转，最后将逐渐发展至肾功能衰竭。

（3）糖尿病眼病。糖尿病引起的眼部病变包括视网膜病变、白内障、青光眼等。糖尿病眼病的发病率高，对视力损害严重，重者可导致失明。据统计，糖尿病患者失明的发生率是一般人的 25 倍。

（4）糖尿病足。糖尿病足是在糖尿病足部神经病变和血管病变的基础上合并感染而引起的。糖尿病患者足部神经病变使足部的感觉出现异常，从而使足容易发生损伤；血管病变则使足部损伤后伤口不易愈合，感染将使病情进一步恶化，如治疗不及时，则很可能引起足部溃疡和坏疽，严重时需要进行截肢术。

（5）其他。除上述并发症外，糖尿病患者还容易出现骨质疏松、牙周炎、皮肤感染、甲状腺功能亢进、性功能障碍等问题。

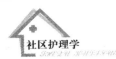

（三）流行病学特点

糖尿病已成为发达国家继心血管疾病和肿瘤之后的第三大慢性病。我国糖尿病的发病特点是城市高于农村，患病率随着年龄增长而升高，但近些年有发病年轻化的趋势，中年人糖尿病的发病率增长最为迅速。

（四）危险因素

（1）遗传因素。糖尿病具有遗传倾向，表现为糖尿病患者有明显的家族聚集现象。其中，2 型糖尿病的遗传倾向更为明显。

（2）先天的子宫内营养不良。子宫内营养不良可导致胎儿体重不足，而低体重儿在成年发生糖尿病及胰岛素抵抗的机会增加。

（3）不良生活方式。不合理饮食（包括高热量、高脂肪、高胆固醇、高蛋白、高糖、低纤维素饮食），静坐生活方式，酗酒，心境不良等。

（4）生物源和化学因素。持续性病毒感染可引起自身免疫反应，如1 型糖尿病与柯萨奇 B4 病毒、腮腺炎病毒、风疹病毒、EB 病毒感染有关。

二、糖尿病患者的社区管理与健康指导

（一）糖尿病患者的社区管理

1. 筛 查

社区卫生服务机构应对辖区内 35 岁及以上的 2 型糖尿病患者进行规范管理。对工作中发现的 2 型糖尿病高危人群进行有针对性的健康教育，建议其每年至少测量 1 次空腹血糖，并接受医护人员的健康指导。

2. 随 访

对确诊的 2 型糖尿病患者，社区卫生服务机构每年应提供 4 次免费空腹血糖监测，至少进行 4 次面对面随访。随访内容：①测量空腹血糖和血压，评估是否存在危急情况，若存在不能处理的其他疾病时，须在处理后紧急转诊，并在 2 周内主动随访转诊情况；②若不需要紧急转诊，询问患者上次随访到此次随访期间的症状；③测量体重，计算体质指数（BMI），检查足背动脉搏动；④询问患者疾病情况和生活方式，包括心脑血管疾病、吸烟、饮酒、运动、主食摄入情况等；⑤了解患者服药情况。

3. 分类干预

（1）预约。对血糖控制满意（空腹血糖<7.0 mmol/L）、无药物不良反应、无新发并发症或原有并发症未加重的患者，可预约进行下一次随访。

（2）随访。对第一次出现空腹血糖控制不满意（空腹血糖≥7.0 mmol/L）或存在药物不良反应的患者，结合其服药的依从性进行指导，必要时增加现有药物剂量，更换或增加不同类的降糖药物，2 周内随访。

（3）转诊。对连续两次出现空腹血糖控制不满意、药物不良反应难以控制以及出现新的并发症或原有并发症加重的患者，建议其转诊到上级医院，2周内主动随访转诊情况。

（4）健康教育。针对所有的患者。与患者一起制订生活方式改进目标，并在下一次随访时评估进展。告诉患者出现哪些异常时应立即就诊。

4. 健康检查

对确诊的 2 型糖尿病患者，每年进行 1 次较全面的健康检查，可与随访相结合。

（二）糖尿病患者的健康指导

1. 饮食指导

合理饮食是糖尿病治疗的一项基础措施。糖尿病饮食控制的总原则：①控制总热量，均衡营养；②定时定量，少量多餐；③饮食清淡，避免高糖、高脂、高盐饮食；④适当增加膳食纤维的摄入；⑤多饮水，限制饮酒，坚决戒烟。

2. 运动指导

运动治疗是糖尿病治疗的另一项基础措施。

（1）禁忌证。有下列情况的患者不宜运动：①血糖未得到较好控制或血糖不稳定者；②合并严重眼、足、心、肾并发症者；③新近发生血栓者。

（2）强度和频率。一般每周运动 3~5 次，每次运动至少 30 分钟；应尽量选择中等强度的有氧运动；老年糖尿病患者可适当选择低强度的有氧运动。

（3）时间。以饭后半小时或 1 小时为宜，不宜在空腹时进行运动。

（4）安全。选择合适的运动场地，穿合适的服装和鞋子，随身携带易于吸收的含糖食物，如糖块、甜果汁等。

3. 药物治疗指导

糖尿病药物治疗包括口服降糖药物治疗和胰岛素治疗。口服降糖药物治疗主要用于 2 型糖尿病患者或 1 型糖尿病患者由于肥胖等存在胰岛素抵抗的情况。针对口服降糖药物治疗的患者，社区护士应指导患者遵医嘱服药，根据所服用药物的特点，掌握正确的服药方法，同时熟悉药物可能引起的不良反应，并做好应对。

4. 病情监测指导

糖尿病患者应进行血糖的自我监测与定期复查，为药物治疗和非药物治疗的调整提供依据，也有助于早期发现糖尿病急、慢性并发症，早期治疗，减少因并发症而导致的严重后果。

5. 足部护理指导

糖尿病足部溃疡和坏疽是引起糖尿病患者残疾、死亡的重要原因之一。在日常生活中，糖尿病患者应重视足部护理，防止足部外伤发生，一旦发生应及时处理，防止足部感染和病情进一步发展。

（1）足部检查。应每天检查足底有无皮肤破损、裂口、水疱、红肿、鸡眼等，尤其要注意足趾之间有无红肿、皮肤温度是否过冷或过热。

（2）温水洗脚。应养成每日用温水洗脚的良好习惯，洗脚时应注意：①水温一般不超过 40℃，洗前用手腕掌侧测试水温，若已对温度不太敏感，应请家人代劳；②泡脚时间不宜过长，以 10～15 分钟为宜；③洗完后用柔软的毛巾擦干；④如足部比较干燥，可涂抹适量的润肤乳，以防止发生皲裂。

（3）修剪趾甲。修剪趾甲的正确方法：①一般在洗脚后，用趾甲刀横向直剪；②趾甲长度与趾尖同一水平即可，不要太短；③对于足部感觉减退的患者，剪的时候一定要确认指甲刀的两刃之间没有皮肤被夹住。

（4）鞋袜合适。①袜子的选择：最好选择透气性好、吸水性好的纯棉袜子，袜口不要太紧，以免影响血液循环。②鞋子的选择：应选择透气、合脚的棉质布鞋或真皮皮鞋，不宜穿露出脚趾的凉鞋，鞋跟过高的鞋，鞋头过尖、过紧的鞋。

（5）防止创伤。糖尿病患者在生活中应注意保护足部，避免发生冻伤、烫伤或其他外伤。冬天应注意足部保暖，但严禁用热水袋、火炉等给足部取暖。每次穿鞋前应注意检查鞋内有无异物等。

（6）定期复查。一般糖尿病病程在 5 年以上的患者，至少应每年到医院检查足部血管、神经，以早期发现血管、神经病变，早期治疗。

6. 低血糖防护指导

（1）预防原则。①遵医嘱服药，定时定量，不擅自加大药物剂量，也不随意调整服药时间；②饮食应规律，定时定量；③运动要适时适量，最好在餐后 1～2 小时进行；④尽量减少饮酒，尽量避免空腹饮酒；⑤平时应随身携带糖果，以备发生低血糖时急用；⑥随身携带糖尿病病情卡，卡上注明姓名、诊断、电话等，一旦出现严重低血糖，便于其他人了解病情、紧急施救并通知家人；⑦当出现低血糖症状时，有条件者立即测定血糖，无条件检测时应先按低血糖处理。

（2）紧急处理。①清醒的患者，应尽快吃一些含糖量高的食物或饮料，如糖果、果汁、蜜蜂、饼干等；②对意识不清的患者，应将患者侧卧，并拨打急救电话，尽快送医院抢救，有条件者可先静脉推注 50% 葡萄糖 20～40 mL，但禁止给患者喂食或饮水，因为容易引起窒息。

7. 心理指导

（1）提供糖尿病的相关知识，使患者正确认识疾病。糖尿病虽然不可治愈，但并不是不可控制。要协助患者建立应对糖尿病的信心。

（2）认真倾听患者的叙述并观察患者的心理活动，正确处理患者不遵医嘱的行为，给患者提供充分的理解与支持，及时肯定患者取得的进步。

（3）鼓励家属支持和积极参与糖尿病控制，使患者感到家人的支持与关心。

（4）教给患者一些心理调适的技巧，如情绪宣泄、音乐疗法等。

第四节　慢性阻塞性肺疾病患者的社区护理与管理

一、慢性阻塞性肺疾病概述

（一）概　念

慢性阻塞性肺疾病（COPD，简称慢阻肺）是慢性进行性呼吸道损害并引起呼吸道受阻的疾病，是严重危害人体健康的常见病和多发病，以老年人多见，可引发肺性脑病，酸碱失衡及水、电解质平衡紊乱，自发性气胸等，致残率和病死率高。

（二）临床表现

临床表现为慢性咳嗽、咳痰、气短或呼吸困难、喘息和胸闷等。COPD 分急性加重期和稳定期。急性加重期表现为短期内咳嗽、咳痰、气短和（或）喘息加重，脓痰量增多，可伴有发热等症状；稳定期表现为咳嗽、咳痰及气短等症状，病情稳定或轻微。

（三）流行病学特点

在世界范围内，COPD 的病死率居所有死因的第四位。根据 WHO 发表的研究，至 2020 年，COPD 将成为世界疾病经济负担的第五位。

（四）危险因素

1. 可改变因素

（1）吸烟。吸烟是导致 COPD 最主要的危险因素，烟草中的焦油、尼古丁和氢氰酸等化学物质可损伤上皮细胞，使纤毛运动减弱和巨噬细胞吞噬功能降低而致感染。吸烟刺激黏膜下感受器，引起支气管平滑肌收缩，气流受限。烟草、烟雾还可使氧自由基增多，诱发中性粒细胞释放蛋白酶，抑制抗蛋白酶系统，使肺弹力纤维受到破坏，诱发肺气肿。

（2）职业粉尘和化学物质。长期接触烟雾、过敏原、工业废气及室内被污染空气等可损伤呼吸道黏膜，使纤毛清除功能下降，黏液分泌增加，增加感染概率。

（3）空气污染。空气中有害气体的慢性刺激，特别是二氧化硫等物质的污染，使纤毛清除功能下降，黏液分泌增多，为细菌入侵创造了条件。

2. 不可改变因素

（1）感染。感染是 COPD 发生发展的重要因素之一。主要病毒为流感病毒、鼻病毒和呼吸道合胞病毒等，细菌感染以肺炎链球菌、流感嗜血杆菌及金黄色葡萄球菌多见，支原体感染也是主要因素之一。长期、反复病毒或细菌等感染，可破坏呼吸道正常

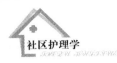

的防御功能，损伤细支气管和肺泡。

（2）蛋白酶—抗蛋白酶失衡。蛋白酶对组织有损伤和破坏作用，抗蛋白酶具有对弹性蛋白酶的抑制功能。蛋白酶增多和抗蛋白酶不足均可导致结构被破坏，产生肺气肿。其中，抗胰蛋白酶缺乏在 COPD 中所占比例很小，国内尚未发现该类病例。

（3）其他。机体内在因素，如呼吸道防御功能及免疫力降低、自主神经功能失调等。

二、慢性阻塞性肺疾病患者的社区管理与健康指导

（一）慢性阻塞性肺疾病患者的社区管理

1. 建立健康档案

在 COPD 患者的健康档案中，除填写基本信息外，还应填写其主要的危险因素，如吸烟史、家族史、生活方式、既往史等，并附上相关疾病的实验检查报告等。

2. 制订健康教育方案

针对个体存在的危险因素和病情恢复情况设计健康教育方案，并指导患者学会自我管理，认真执行方案。

3. 促进患者间交流

社区可以通过组织 COPD 患者俱乐部或相关论坛的方式，促进社区 COPD 患者间的交流，提高其战胜疾病的信心。

（二）慢性阻塞性肺疾病患者的健康指导

1. 日常生活指导

（1）休息与活动。早期患者根据病情安排适当的活动，以不感到疲劳、不加重症状为宜。发热、咳嗽时应卧床休息。

（2）饮食。COPD 患者呼吸频率的加快可使机体消耗增加，导致营养不良。社区护士应制订高热量、高蛋白、高维生素的饮食计划，其中避免高糖、产气的食物或饮料。水肿、少尿患者应限制水、钠的摄入。如果患者通过进食不能吸收足够的营养，可应用鼻饲进食或给予全胃肠外营养作为补充。

2. 疾病预防指导

社区护士应告知患者戒烟是防治 COPD 的重要措施；防治各种呼吸道感染；改善卫生环境，避免烟雾、粉尘和刺激性气体对呼吸道的影响；在呼吸道传染病流行期间，尽量少去公共场所。

3. 康复锻炼指导

（1）运动锻炼。根据患者心肺功能和体力情况，为患者制订康复锻炼计划，如慢跑、快走及打太极拳等，提高机体免疫力。鼓励患者进行耐寒锻炼，如冷水洗脸、洗

鼻等。

（2）呼吸锻炼。①腹式呼吸：患者取站立位，体弱者亦可取坐位或半卧位，左右手分别放在上腹部和前胸，吸气时用鼻吸入，尽量挺腹，呼气时用口呼出，同时收缩腹部，胸廓保持最小活动度，缓呼深吸，每分钟呼吸7～8次，每次练习10～20分钟，每日2次，反复训练。②缩唇呼吸：用鼻吸气，用口呼气，吸与呼的时间比为1：2或1：3。

4. 家庭氧疗指导

对COPD患者提倡长期家庭氧疗。呼吸衰竭者，应持续低流量（1～2 L/min）、低浓度（25%～29%）吸氧。社区护士应告知患者及家属吸氧的目的及必要性，嘱咐患者吸氧时注意安全，严禁烟火，防止爆炸。氧疗装置要定期更换、清洁和消毒。

5. 疾病观察指导

社区护士指导患者与家属监测咳嗽、咳痰的情况，应注意痰液的量及性状、呼吸困难的程度有无进行性加重等，及时控制病情的发展。对病情较重的患者，应建议其住院治疗。

6. 心理指导

社区护士应协助患者取得家庭和社会的支持，以积极的心态对待疾病，增强患者战胜疾病的信心。

（于　红　朱冬菊）

第七章 社区康复护理与临终关怀

第一节 社区康复护理

社区康复是 1976 年世界卫生组织提出的一种新的、有效的、经济的康复服务模式，也是康复的重要实施途径之一。2006 年第二次全国残疾人抽样调查主要数据公报（第一号）显示，我国各类残疾人的总数为 8296 万人，占全国总人口数的 6.34%，但现有的康复机构数量有限、费用较高，而且大部分需要康复训练的患者居住在社区、家庭中，不能得到及时有效的康复服务。因此，社区康复以其方便、可行、灵活多样、社区及家庭主动参与、满足各种需要、费用低廉等特点成为大多数康复对象参与康复的最有效形式。

一、社区康复护理概述

社区康复依靠社区资源（人力、财力、物力、技术）为本社区病、伤、残者就地服务，强调社区、家庭和个人的共同参与，以全面康复为目标，费用低、服务面广，有利于病、伤、残者回归家庭和社会。促进社区康复工作的开展，是我国社区卫生服务的中心任务之一。

（一）基本概念

1. 康复护理

康复护理（rehabilitation nursing）是康复医疗的重要组成部分，是以康复的整体医疗计划为依据，以预防残疾的发生、发展及继发性残疾，减轻残疾的影响，最终使患者达到最大限度的康复并重返社会为目的，对患者实施的专门护理和功能训练。

2. 社区康复护理

社区康复护理（community-based rehabilitation nursing）是指社区护士在康复医生的指导下，依靠社区内各种力量，与所在社区的卫生、教育、劳动就业及社会服务等部门合作，对社区伤残者实施的全面康复护理。

（二）服务对象

1. 残疾人

残疾人指生理、心理、精神和解剖结构功能异常或丧失，部分或全部失去以正常方式从事个人或者社会生活能力的人。包括视力障碍、听力障碍、言语障碍、肢体障碍、智力障碍、精神障碍等。

2. 老年人

人都会经历一个自然衰老的过程，进入老年期后，一方面表现为器官功能逐渐减退而出现如视听功能减退、行动不便等功能障碍，影响老年人的健康，降低老年人的生活质量；另一方面，老年人慢性病患病率较高，从医院回到社区环境后仍需要接受长期的康复和护理。随着我国人口老龄化的加速，老年人的社区康复护理服务备受关注。

3. 慢性病患者

慢性病患者患病时间长，在病程缓慢进展过程中出现的各种功能障碍可使原发病病情加重并形成恶性循环，因此需要长期医疗指导及康复训练。社区护士可通过康复护理指导对其进行功能恢复，防止原发病的恶化和并发症的发生。

（三）服务特点

1. 服务范围广

社区康复护理依靠社区人力、财力、物力等资源面向社区全体居民开展工作。

2. 服务形式灵活

在社区康复护理开展的过程中，可根据服务对象的具体需求灵活地确定时间和地点，对于行动困难者可以提供上门康复护理服务。

3. 服务对象参与性强

社区康复护理提倡服务对象的主动参与，充分考虑并尊重服务对象及其家庭的意愿，如参与康复计划的制订、康复目标的确定及康复训练的实施。鼓励服务对象树立自我康复意识，由"替代护理"转变为"自我护理"。

4. 以全面康复为目标

社区康复护理关注服务对象的躯体、精神、教育、职业、心理、社会等各个方面，与社会和社区的各部门配合，实现服务对象的全面康复，促使其早日回归社会。

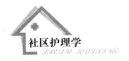

（四）工作内容

社区康复护理的主要任务是预防慢性病，促进伤残者康复，纠正不良行为，预防并发症和伤残的发生，最大限度地发挥伤残者的自理、自立能力以及生活应对能力。社区护士在社区工作中应依靠社区的力量，更应与伤残者保持良好的沟通和交流，保证他们在社区生活和法律上得到帮助。

1. 开展社区康复护理现状调查

社区护士应在社区范围内进行调查，了解社区康复资源，明确康复护理对象的数量、分布及康复护理需求并做好登记，为社区康复计划的制订提供依据。同时，社区护士要落实各项有关残疾的预防措施，如针对儿童的计划免疫接种；开展社区健康教育，如健康生活方式和妇女保健及优生、优育的保健指导，环境卫生、营养卫生、精神卫生、安全防护等的宣传教育。

2. 提供社区康复护理服务

（1）观察和记录。注意观察患者的残疾情况以及康复训练过程中残疾程度的变化，与相关人员保持良好的沟通、联系，记录并提供各类康复相关信息，做好协调工作，促进康复治疗的实施。

（2）预防继发性残疾和并发症。康复训练中应注意纠正残疾者的姿势，对于偏瘫患者应预防压疮、肌肉萎缩、关节挛缩的发生。

（3）康复训练。康复训练是社区康复护理最基本的内容，主要利用有关功能训练护理技术，配合康复医生及其他技术人员在患者家中或社区卫生服务中心的康复训练室对需要进行功能训练的残疾人开展必要的、可行的功能训练。

（4）训练患者"自我康复护理"能力。"自我康复护理"是鼓励患者主动参与某种活动，并在其中发挥主观创造性，以达到康复目的的一种方法。在病情允许的条件下，社区护士训练患者的日常生活活动能力，帮助其恢复自理。对患者及其家属要进行必要的康复知识教育，耐心引导，指导和帮助他们掌握技能，逐渐从部分自理转变为完全自理，增强患者信心，以适应生活，重返社会。

（5）辅助器材的使用指导及训练。社区康复护士必须熟悉和掌握义肢、矫形器、自助器、步行器等各种辅助用具的性能、使用方法和使用注意事项，帮助肢体功能障碍者选择合适的助具，并指导相应功能训练的方法及其在日常生活活动中的使用。

（6）心理护理。残疾人和慢性病患者都有其特殊的、复杂的心理活动，甚至可能存在精神、心理障碍和行为异常。护理人员应理解、同情患者，了解其心理动态，及时、耐心地做好心理护理，帮助他们树立信心。

3. 协助社区康复转介服务

在康复服务的过程中，一些康复技术由上级机构下传，而一些难于在社区解决的问题则向上级机构转送，这种上下转介系统是社区康复的重要内容。因此，社区护士应掌握与转介服务有关的资源与信息，了解康复对象的需求，提供有针对性的转介服务。

二、社区脑卒中患者的康复护理

（一）脑卒中概述

脑卒中，又称脑血管意外、卒中，是由于各种原因造成急性脑血管循环障碍导致持续性（＞24 小时）大脑半球或脑干局灶型神经功能缺损的一组疾病的总称。根据病因和临床表现的不同，可分为出血性脑卒中（脑实质内出血、蛛网膜下腔出血）和缺血性脑卒中（脑梗死、脑栓塞）两类。

脑卒中以其发病率高、致残率高、病死率高及复发率高的特征成为当前严重威胁人类健康的一类重要疾病。我国 2010 年卫生统计年鉴显示，脑卒中已成为继恶性肿瘤、心脏病之后引起我国城市居民死亡的第三位原因。因此，开展社区脑卒中康复护理对改善患者的功能障碍、提高患者的自理能力、促使其最大限度地回归社会具有重要意义。

脑卒中患者的康复护理分为急性期康复护理和恢复期康复护理。前者在患者发病，病情稳定 48 小时后即可开始；后者在患者病情稳定后、功能开始恢复时进行，约 1 年时间，此期往往在社区或家庭中进行。以下重点介绍脑卒中恢复期的康复护理。

（二）脑卒中患者的康复护理

1．功能康复

（1）关节活动度训练。由被动运动到主动运动，从而逐渐恢复原有关节活动范围。活动的主要顺序是从健侧到患侧，从肢体近端到远端，一般每天训练 2～3 次，每次 5 分钟以上。训练时要注意活动幅度由小到大、用力适度并保护好关节。

（2）抑制肌痉挛训练。对躯干肌、上肢肌和下肢肌的抑制痉挛训练，可改变其异常模式，恢复正常模式。

（3）转移训练。包括床边坐起训练、床边坐立位训练、轮椅与床间转移训练等。

（4）平衡训练。包括坐位和站立位的左右、前后平衡训练。

（5）步行训练。包括分解动作训练、平行杆步行训练、持拐步行训练、独立步行训练。在可独立步行后进一步练习上下楼梯、跨越障碍等。

（6）感觉功能训练。对感觉功能障碍者可用毛刷逆毛方向刷擦，用冰刺激局部皮肤，或用手指轻抓，以促进感觉功能的恢复。

2．心理康复

患者由于病灶的影响及病后致残的痛苦，容易产生社会废用感和自卑感，甚至失去生活的信心。社区护士应注意利用治疗及检查、随访等时机与之沟通，促使其重建良好的心理状态，激发其主动战胜疾病的信心，充分发挥患者在康复护理治疗中的主观能动性，从而积极配合各项康复治疗。

3．社会康复

（1）失语症训练。通过训练提高患者残存的言语功能，改善交流能力。护理人员要

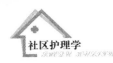

鼓励其开口说话，训练其从简单的拼音入手，由易到难，循序渐进。

（2）作业治疗。根据患者的功能障碍程度选择适当的作业活动。一般在患者能取坐位后开始，主要目的是提高其日常生活活动能力和适应社会生活能力，包括日常生活能力量表（ADL）、认知和手的精细动作的训练等。

三、社区脊髓损伤患者的康复护理

（一）脊髓损伤概述

脊髓损伤是由于外伤或疾病等因素引起的脊髓结构和功能的损害，常导致损伤水平以下运动、感觉和自主神经功能障碍。脊髓损伤按病因可分为两类：一类为外伤性脊髓损伤，如车祸、高处坠落、意外伤害等造成的损伤；另一类为非外伤性脊髓损伤，包括先天性（如脊柱侧弯、脊柱裂等）及获得性病因（如感染、肿瘤等）。

随着医学科学的进步，脊髓损伤患者存活时间延长，提高脊髓损伤患者的生活质量成为医护人员关注的新问题。脊髓损伤患者的康复护理分为急性期和恢复期。急性期是指患者伤后住院期间，临床抢救告一段落，生命体征和病情基本平稳，脊柱稳定的一段时间，此时即可在医院开始康复训练；恢复期训练主要在社区完成。以下重点介绍脊髓损伤患者恢复期的康复护理。

（二）脊髓损伤患者的康复护理

1．功能康复

（1）肌力训练。脊髓损伤患者为应用轮椅、拐杖等辅助器具，要进行上肢支持力量训练、肱二头肌和肱三头肌训练等。

（2）转移训练。训练患者在床上横向或纵向转移、床与轮椅间转移。

（3）站立训练。在经过早期坐位训练且无直立性低血压等不良反应后，可进行站立训练。要注意保持脊柱的稳定性，可佩戴腰围进行站立训练。

（4）步行训练。在完成上述训练后，可借助平衡杠进行步行训练。患者先在平衡杠内站定，然后进行行走训练。平稳后可移至杠外进行训练，用双杠代替平行杠。

2．社会康复

（1）日常生活活动能力训练。指导和协助患者进行床上活动、进餐、洗漱、更衣、排泄等日常生活活动。

（2）康复器具使用训练。社区护士应在治疗师指导下，熟练掌握义肢、矫形器和辅助器具的性能、使用方法和注意事项，监督和保护患者完成特定动作，发现问题及时处理和纠正。

四、社区重性精神疾病患者的康复护理

（一）重性精神疾病概述

重性精神疾病是指临床表现有幻觉、妄想、严重思维障碍、行为紊乱等精神病性症状，且患者社会生活能力严重受损的一组精神疾病。主要包括精神分裂症、分裂情感性障碍、偏执性精神病、双相障碍、癫痫所致精神障碍、精神发育迟滞伴发精神障碍。

重性精神疾病患者的社区康复护理是精神病护理学的重要组成部分，它是以社区为单位，通过严密的组织管理有效地开展精神卫生保健工作，延缓精神疾病的复发，促进精神疾病患者的康复护理。当患者病情严重时，社区护士应建议并协助患者家属将其送往专科医院治疗。社区康复主要针对辖区内诊断明确、在家居住且病情较稳定的重性精神疾病患者。

（二）重性精神疾病患者的康复护理

1. 心理康复

由于观念的原因，重性精神疾病患者被歧视的现象仍然存在，社区护士应与患者及其家属建立良好的护患关系，通过电话随访、家庭访视等方式，了解患者及其家属的心理状态，及时进行有针对性的心理疏导和心理支持，消除患者及其家属的思想顾虑。

2. 社会康复

（1）日常生活训练。精神疾病患者彻底治愈后能够正常生活，但部分患者由于长期住院治疗，存在不同程度的生活技能缺损，社区护士应协助患者家属帮患者制订合理的生活计划，使其尽量自己料理生活，并提高其服药依从性。

（2）人际交往训练。根据患者的实际情况，指导患者家属与患者建立良好的人际关系。社区护士应为患者设立适宜的人际交往目标，循序渐进地扩大患者的人际交往范围，提高人际交往频率；为其营造良好的社区氛围，鼓励患者多与外界接触，积极主动地融入集体中去，参加力所能及的工作和劳动，丰富生活，活跃情绪，使其在人际交往中增加生活的信心，防止社会功能的衰退。

（3）职业技能训练。职业技能训练包括学习技能和工作能力的训练。学习技能训练首先应掌握患者的作息规律，为其制订可行的计划，并督促患者按计划执行，帮助患者养成良好的时间观念，如按时起床、按时上课、按时读报等。工作能力训练首先应确认患者的个体能力、技能/特长和兴趣，针对个体需要给予训练和有效的指导。

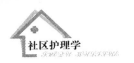

第二节 社区临终关怀

临终关怀最早出现于中世纪，是一种隶属于宗教的慈善服务机构，基于基督博爱的精神。现代临终关怀始于 1967 年英国护士桑德斯创办的圣克里斯多费医院，它体现了对临终患者整体护理的理念，成为全世界的典范。到了 20 世纪 70 年代，60 多个国家先后出现了临终关怀机构和各种学术团体。1988 年，天津医学院（现天津医科大学）设立了我国第一所临终关怀研究中心。目前，我国已有临终关怀机构 100 余所。

一、临终关怀概述

1. 临终关怀的概念

（1）临终。临终又称濒死，一般指由于疾病或损伤等原因而造成人体主要器官功能趋于衰竭，显示生命活动即将终止或临近死亡的阶段，是生命活动的最后阶段。死亡是生命的终点，是生命活动不可逆的终止，而临终是一个过程，所以又称为临终阶段。关于临终的时间界定，各国有不同的标准，美国为 6 个月内，日本为 2~6 个月，我国为 2~3 个月。

（2）临终关怀。临终关怀又称临终照顾或安宁医疗，一般指向临终患者及家属提供的包括生理、心理、社会等方面的一种全方位的照料，使临终患者的生命得到尊重，疾病生命质量得到提高，安宁、舒适地走完人生的最后旅程，家属身心健康得到维护和增强。

2. 临终关怀的目的

（1）提高患者的生存质量。临终关怀的目的不在于延长患者的生存时间，而以丰富患者有限的生命，提高其临终阶段的生命质量为宗旨。通过缓解其疼痛和症状，提供给临终患者舒适、有意义、有尊严的生活体验，使患者在有限的时间里，在可控制的病痛中接受关怀，享受生命的余晖。

（2）帮助患者接纳死亡。通过死亡教育，帮助患者了解死亡、认识死亡，肯定生命并把死亡视为生命的一部分，消除对死亡的恐惧，积极地活到生命的最后一刻，安详地走完人生的最后一程。

（3）维护患者的尊严。使患者个人的尊严不因生命活力的下降而降低，个人权利也不因身体的衰竭而丧失。临终患者有权对自己的生活方式、医疗护理措施等提出要求并做出选择，也有权得知病情真相，有权选择死亡的方式。

（4）给患者家属以精神支持。在患者临终阶段，要将患者及其家属视为一体，指导和帮助家属正视患者的疾病和死亡，与患者和家属一起讨论患者的病情以及护理、治疗和照顾方案，给予他们承受所有事实的力量，进而坦然地接受即将面对的问题，减轻心理压力。

3．临终关怀机构

（1）独立临终关怀机构。独立临终关怀机构指不隶属于任何医疗卫生服务机构的独立临终关怀机构，如临终关怀院、宁养院等。机构内布置得像家一样，精心设计的庭院草木繁茂，鸟语花香，所有设施一应俱全。专业医务人员针对患者的不同需要给予照顾，患者可以像在家一样或在比家还舒适的环境中度过余生。英国的临终服务大多采用这种模式，它的缺点是运作成本昂贵，优点是患者能得到较好的服务。

（2）附属临终关怀机构。附属临终关怀机构指在医疗卫生服务机构内设置某个病区或若干个病房用以收住临终患者，如临终关怀病房、宁养病房。目前，我国主要以此类机构作为主要的临终关怀机构。它是综合性医院利用现有的物力、财力，对现有的医护人员进行培训后开展的临终服务，服务周到程度及质量有一定欠缺。

（3）居家式临终关怀。居家式临终关怀指以社区卫生服务中心（站）等医疗卫生服务机构为依托，以家庭为单位开展的临终关怀服务。临终患者居住在自己家中，主要由家属承担生活护理工作，社区医务人员定期或按需进行家庭访视，提供必需的医疗指导和护理服务。

二、临终患者的护理

认识和尊重临终患者的生命价值，提高临终患者的生存质量，是临终关怀的真谛所在。临终患者大多有食欲减退、便秘或腹泻、呼吸不规则、知觉改变、运动障碍、意识改变等表现。最大限度地做好身心护理，保持患者身体舒适，满足其需要，提高临终患者的生活质量，是临终护理的基本目的。

（一）生活护理

1．提供适宜环境

将临终患者安排在阳光充足、空气新鲜、温度适宜、整洁安静的环境中。有条件的最好为临终患者安排单人房间，设施应方便患者活动和各种治疗、护理操作的实施。

2．做好皮肤护理

维持患者良好舒适的体位，定期翻身，避免某一部位长期受压。勤换衣裤，床单应保持清洁、干燥、平整。做好排泄护理，保持会阴部和肛周皮肤清洁干燥。

3．加强营养

饮食上应注意食物的色、香、味，少量多餐，以减轻恶心，增进食欲。给予流质或半流质饮食，便于患者吞咽。必要时采用鼻饲或完全胃肠外营养，保证患者营养供给。

4．改善呼吸

协助意识清醒的患者取半坐卧位，扩大胸腔容量，减少回心血量，改善呼吸困难。昏迷患者采用仰卧位，头偏向一侧，防止误吸。必要时给予吸痰，以保持呼吸道通畅，纠正缺氧状态，改善呼吸功能。

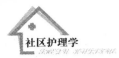
（二）疼痛护理

疼痛是临终患者常伴有的症状，护理中应注意认真观察患者每次疼痛发作的部位、时间、程度、性质、诱发因素等，有针对性地采取个性化的止痛措施。按照 WHO 提出的三阶段止痛方案，选择恰当的方法镇痛。心理护理在临终患者止痛方面发挥着独特的作用，护理人员持同情的态度耐心聆听，与患者共同讨论感兴趣的话题，可以使他们放松，转移注意力，减轻疼痛的困扰。

（三）心理护理

临终患者接近死亡时多经历了否认、愤怒、协议、抑郁、接受等复杂的心理反应过程，精神极度脆弱，对患者的心理支持往往比生理上的治疗更重要。社区护士需要了解患者的心理特点及情绪变化，采取有针对性的措施。

1．加强沟通

对能用语言交流的患者，护士应主动营造一种亲切的氛围，用自然柔和的语气与之交谈，尽可能让患者多讲话，通过交谈分担患者的痛苦，了解患者临终前的心愿，倾听患者的心事，尽量满足患者的要求，使其没有遗憾地离开人世。对因虚弱而无力进行语言交流的患者，可以通过语言、神态、手势表达出理解和爱，如握着患者的手，帮患者倒水等。

2．进行死亡教育

对患不治之症的患者进行死亡教育是临终关怀的重要内容。通过死亡教育，患者对死亡有正确的认识，能够坦然接受死亡，真实表达自己的内心感受。患者能直言不讳地谈论有关死亡的问题，一方面有利于患者积极配合治疗，预防不合理性自杀；另一方面还可使患者认识到自己的价值，保持平衡的心态和健全的人格，方便为自己的后事做妥善安排，自始至终保持个人的尊严，从而提高生命质量。同时，死亡教育有助于患者家属应对危机，维持家庭和谐稳定。

3．满足患者需求

鼓励患者继续与周围亲戚朋友保持联系，鼓励其集中精力做自己力所能及又非常喜欢的事，以体现生命价值，减少孤独和悲伤。

三、临终患者家属的护理

从患者生病到临终甚至到死亡，对患者个人、家属都是哀痛的过程。患者家属承担着生理、心理、经济等方面的多重压力，往往比患者本人更难以应对死亡带来的一系列危机，因此，临终关怀需要在关注患者的同时，做好对患者家属的指导和帮助。

1．帮助家属积极面对事实

当家属获知亲人临终时，也会像患者一样震惊、恐惧、焦虑，拒绝接受现实。面对突然的变故他们惊慌失措、茫然无助，不知该如何调适心态、对待亲人。护士需要给家属以安慰、关怀和指导，帮助他们正确面对亲人即将死亡的现实，指导其配合医务人员做好临终患者的护理工作。

2. 鼓励家属表达情感

护理人员要积极与患者家属沟通互动，提供机会鼓励家属说出内心的感受和遇到的困难，帮助他们发泄心中的悲伤，舒缓哀伤情绪。

3. 指导家属照顾患者

让家属参与医疗和护理计划的制订，指导家属做一些护理操作。这既可以让家属了解患者的治疗护理情况，也可以满足家属照顾患者的心理需要，使他们得到慰藉，减少负疚感。

4. 帮助家属顺利度过居丧期

患者死亡后，护士要提供相关信息，帮助家属妥善处理后事。居丧期内社区护士应定期进行访视，做好情绪疏导工作。

四、我国社区临终关怀发展趋势

1. 加强人才培养

把临终关怀的内容纳入医务人员的培养教育之中，如拓展临终关怀教育，采用多种教学模式，设置对各个层次护士的核心课程，建立专科学术组织，创办专业性刊物，开展学术交流，加强国际学术交流活动；强化医务人员准确预测生存期的基本技能，完善构建生存期评价体系，发展临终患者预后评估工具等。

2. 整合社会资源

政府应提供并建立可执行的临终关怀医学技术标准，临终关怀对象的准入标准、效果评价标准，临终关怀的立法和政策，使临终关怀事业走向制度化、规范化。将临终关怀事业纳入社会养老、医疗保障体系进行制度安排。医院充分发挥主动性，争取各方面社会力量，争取康复科、肿瘤科、全科医生，心理治疗师、理疗师、志愿者、法律顾问、社会工作者的参与和支持。鼓励护工到临终病房服务，对他们进行规范化培训和考核；组建社区义工和志愿者服务团体，并形成定期服务的制度；大学生参加社会实践时，增强其尊老敬老的意识；争取宗教组织、慈善机构及其他社会资源，为临终患者提供更多的社会关怀和综合服务。

3. 发展临终关怀机构

因临终关怀需求和各地区情况的不同，临终关怀机构的形式也逐渐多样化，发展为临终关怀专业机构、宁养院、综合医院的专科病房、社区家居护理、日间日托临终关怀机构等。随着政府对社区卫生保健服务投入的进一步增加，临终关怀已由医院走进社区，走进家庭，使得经过专业培训的社区护理人员能够为社区开展临终关怀和家庭临终病房提供保障。

（秦素霞　张　群）

第八章　社区传染病的预防与护理

学习目标

1. 掌握社区护士在传染病预防与护理中的职责，肺结核、手足口病和流行性感冒的社区预防与护理。

2. 理解传染病的特征和流行条件，艾滋病和病毒性肝炎的社区预防与护理。

3. 了解细菌性痢疾、人感染高致病性禽流感和水痘的社区预防与护理。

第一节　传染病概述

传染病（infectious disease）是指由病原微生物和寄生虫感染人体后产生的有传染性、在一定条件下可造成流行的疾病。

一、传染病的特征

（一）基本特征

1. 病原体

每种传染病都是由特异性的病原体引起的，病原体的检出是诊断的依据。

2. 传染性

传染性是病原体从一个宿主传给另一个宿主的特性，是区别于其他感染性疾病的主要特性。不同传染病传染性强弱不一。

3. 流行病学特征

（1）流行性。指传染病在人群中扩散、传播的特性。根据传染病流行强度和广度不同分为散发、流行、大流行、暴发等。

（2）季节性。多数传染病的发病率呈季节性升高，主要与气温、媒介昆虫繁殖等因素有关。

（3）地方性。受地理、气候等因素的影响，某些传染病仅发生于特定地区，如血吸虫病，称地方性传染病。

（4）人群分布。某些传染病的发病存在年龄、性别和职业差异，主要与感染病原体机会的多少有关。

4. 免疫性

免疫性指免疫功能正常的人感染某种病原体后在一定时间内对同一种病原体不再易感的特性。病原体不同，感染后免疫力持续时间的长短和强弱也不同。一般病毒感染后免疫力持续时间较长，细菌、螺旋体、原虫性传染病感染后免疫力持续时间较短，蠕虫感染后通常不产生保护性免疫。

（二）临床特点

1. 病程发展的阶段性

急性传染病的发生、发展和转归分为四个阶段：

（1）潜伏期。从病原体侵入人体至出现临床症状的时期，相当于病原体定居、繁殖、转移，引起组织损伤和功能改变，出现临床症状之前的整个时期。传染病潜伏期长短不一，但相对恒定。了解潜伏期有助于临床诊断和确定检疫期限。

（2）前驱期。指从起病至出现明显症状之前的时期。前驱期常出现许多传染病所共有的非特异性的表现，如头痛、发热、乏力、食欲减退、肌肉酸痛等。个别例外，如麻疹早期出现麻疹黏膜斑（柯氏斑）。

（3）症状明显期。此期传染病特有的症状和体征得到充分表现，病情达高峰，传染性强，容易发生并发症。

（4）恢复期。此期机体免疫功能增强至一定程度，组织损伤逐渐修复，病理生理过程基本终止，症状及体征消失，体力、食欲恢复正常。但病原体尚未完全清除，病理改变还有待修复，还有可能出现并发症，或复发和再燃，如伤寒。以中枢神经系统病变为主的传染病可遗留后遗症。

2. 常见症状与体征

（1）发热。发热是机体对感染的一种全身性反应，也是许多传染病共有的表现，有的传染病就以"热"命名，如猩红热、肾综合征出血热等。按热度高低可分为低热、中度发热、高热和超高热，按热型可分为稽留热、弛张热、间歇热、回归热、不规则热等。热型是传染病的特征表现之一，有助于传染病诊断与鉴别诊断。

（2）发疹。常见的有斑丘疹、出血疹、疱疹、荨麻疹等。不同传染病皮疹出现时间、部位、顺序、数目、形态和消退时间等各有不同，有助于疾病诊断和鉴别诊断。

（3）毒血症状。病原体毒素及代谢产物除导致发热外，还可引起乏力、头痛、厌食、恶心、肌肉及关节疼痛等非特异性的感染中毒症状，重者还可致心、脑、肝、肾等多器官功能障碍，危及生命。

（4）单核—巨噬细胞系统反应。病原体及代谢产物可刺激单核—巨噬细胞系统充血、增生，临床表现为肝、脾和淋巴结的肿大。

3. 临床类型

临床分型对传染病的隔离、治疗和护理有重要意义。

（1）按起病缓急和病程的长短，可分为急性、亚急性和慢性。

（2）按病情轻重，可分为轻型、中型、重型和暴发型。

（3）按临床特点，可分为典型（中型或普通型）与非典型（轻型、重型、暴发型）。

二、传染病流行的基本条件

传染病流行是指传染病在人群中发生、发展和转归的过程。传染病的流行必须具备三个基本条件：传染源、传播途径和易感人群。

（一）传染源

传染源是指体内有病原体生长繁殖并能将其排出体外的人或动物。常见传染源包括以下四个。

1. 患　者

患者是重要传染源之一，患者通过咳嗽、呕吐、腹泻等将病原体排出体外，感染他人。轻型、慢性患者症状轻、持续时间长，不易发现和管理，是更主要的传染源。传染病患者排出病原体的整个时期称为传染期，是确定隔离期限的重要依据。

2. 隐性感染者

某些传染病（如脊髓灰质炎）的隐性感染者在病原体被清除前都是主要传染源。

3. 病原携带者

慢性病病原体携带者无明显症状而长期排出病原体，也是主要传染源之一，如伤寒、细菌性痢疾等。

4. 受感染的动物

由受感染动物传播的传染病，称为动物源性传染病，如狂犬病、鼠疫、钩端螺旋体病等。以野生动物为传染源的传染病，称为自然疫源性传染病。

（二）传播途径

传播途径是指病原体由传染源排出后侵入另一易感者体内的途径。

（1）呼吸道传播。易感者吸入带有病原体的空气、飞沫、尘埃而感染，如流行性感冒、肺结核。

（2）消化道传播。易感者食入被病原体污染的食物、水等而感染，又称粪—口传播途径，如霍乱、细菌性痢疾。

（3）接触传播。易感者皮肤或黏膜接触被病原体污染的血液及血液制品、分泌物、疫水、土壤等而感染，如艾滋病、乙型病毒性肝炎、钩端螺旋体病、破伤风。

（4）虫媒传播。易感者被带有病原体的节肢动物（蚊子、跳蚤等）叮咬而感染，如疟疾、斑疹伤寒等。

（5）垂直传播。病原体经母体胎盘、分娩、哺乳等方式传给胎儿或婴儿，又称母婴传播，如艾滋病、乙型病毒性肝炎、丙型病毒性肝炎。

（三）易感人群

对某种传染病缺乏特异性免疫力而容易感染的人称为易感者。若人群中易感者达到一定比例，又有传染源和合适的传播途径时，易引起某传染病的传播流行。自然感染及人工免疫均可降低人群中易感者的比例，从而减少或终止传染病传播。

第二节　社区护士在传染病防护中的职责

作为基层卫生机构的重要成员，社区护士在传染病的预防和控制中具有不可替代的作用。社区护士对辖区内的幼托机构、学校、机关团体、餐饮服务、娱乐场所等较为熟悉，有利于通过日常护理干预措施帮助居民提高对传染病防护的认识，并对传染病患者进行有效的管理。

一、参与社区传染病预防

1. 健康教育

社区护士可利用宣传海报、知识讲座等多种形式，有计划地组织和开展预防传染病的宣传活动，让居民了解并掌握传染病的相应防治措施，提高自我防范意识与能力。督促社区内公共场所从业人员、餐饮业服务人员和传染病痊愈者等，定期到相应卫生机构接受体检。在家庭访视或执行各种护理活动时，随时注意是否有引起传染病发生的危险因素，及时去除，如发现居民的不良卫生习惯，应提出改进建议，预防传染病的发生和传播。

2. 疫苗接种

社区护士须熟知社区内传染病的易感人群，督促家长及时为适龄儿童接种疫苗，建议年老体弱等重点人群在传染病流行期间接种疫苗，有效降低人群易感性。

3. 病情监测

社区护士应配合卫生防疫工作者在社区开展针对传染病的护理评估，协助开展流行病学调查，及时发现疫情并进行连续监控，掌握社区传染病动态，分析历年社区传染病的发生、发展情况；掌握本社区传染病发病率、病死率、计划免疫接种率及患者和携带者的情况，并从社区整体的角度与相关部门合作，制订传染病管理方案。利用社区各种筛查机会发现感染者，并尽早采取措施，以预防传染病的流行。

二、协助社区传染病管理

社区护士应针对造成传染病流行的三个环节采取综合性措施。

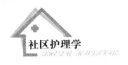

（一）管理传染源

1．传染病患者

应做到早发现、早诊断、早报告、早隔离、早治疗。严格执行传染病报告制度是控制传染病的重要措施。

（1）报告病种。《中华人民共和国传染病防治法》将传染病分为甲、乙、丙3类，共计39种：①甲类2种（强制管理）：鼠疫、霍乱；②乙类26种（严格管理）：传染性非典型肺炎、艾滋病、病毒性肝炎、脊髓灰质炎、人感染高致病性禽流感、甲型H1N1流感、麻疹、流行性出血热、狂犬病、流行性乙型脑炎、登革热、炭疽、细菌性和阿米巴痢疾、肺结核、伤寒和副伤寒、流行性脑脊髓膜炎、百日咳、白喉、新生儿破伤风、猩红热、布鲁氏菌病、淋病、梅毒、钩端螺旋体病、血吸虫病、疟疾；③丙类11种（监测管理）：流行性感冒、流行性腮腺炎、风疹、急性出血性结膜炎、麻风病、流行性和地方性斑疹伤寒、黑热病、棘球蚴病、丝虫病，除霍乱、细菌性和阿米巴性痢疾、伤寒和副伤寒以外的感染性腹泻病、手足口病。

（2）报告人。所有疾病预防控制机构、医疗机构和采供血机构及其执行职务的人员均为责任报告人。

（3）报告时限和方式。①发现甲类传染病和乙类传染病中的肺炭疽、传染性非典型肺炎、脊髓灰质炎、人感染高致病性禽流感患者，疑似患者以及其他爆发、新发原因不明传染病疫情时，应于2小时内以最快的方式向当地疾病预防控制机构报告，同时将传染病报告卡通过传染病疫情监测信息系统报告或送（寄）出；②发现乙、丙类传染病患者应于24小时内进行网络直报或送（寄）出传染病报告卡。

2．传染病接触者

接触者可能是传染源，对接触者采取的防疫措施称为检疫。不同类型传染病接触者分别采取医学观察、留验、预防接种或预防服药等措施。

3．病原携带者

主要采取普查、登记、教育、治疗、随访观察等措施。对特殊人群如托幼机构、饮食服务行业、供水机构人员定期进行健康检查，及时发现病原携带者，必要时调整工作岗位。

4．动物传染源

对经济价值较高而又非烈性传染病的家禽、家畜应隔离、治疗；对无经济价值或所患疾病危害性大的动物则应杀灭，深埋或焚烧；对与人类接触密切的动物进行预防接种。

（二）切断传播途径

1．一般卫生措施

开展爱国卫生运动，搞好环境卫生。对消化道传染病，应重点加强饮食、饮水卫生，个人卫生，搞好水源及粪便管理，消灭苍蝇、蟑螂等。对呼吸道传染病，应着重保持室内空气流通，必要时进行空气消毒。

2．消毒与杀虫

用物理或化学的方法清除、杀灭环境中的病原体和媒介昆虫（蚊、蝇、虱、跳蚤、白蛉、螨、蜱等）是预防传染病的重要措施。

（三）保护易感人群

1．提高非特异性免疫力

合理营养，劳逸结合，改善生活、居住条件，加强体育锻炼，保持身心愉悦与良好的人际关系等，可提高人群非特异性免疫力。

2．提高特异性免疫力

通过有重点、有计划的预防接种可提高人体特异性免疫力。

（1）人工主动免疫。按照科学免疫程序接种疫苗、菌苗、类毒素等，使机体产生针对病毒、细菌和外毒素的特异性主动免疫。特点是显效迟缓，接种1～4周方起保护作用，但免疫力持久，可持续数月至数年，是目前预防传染病的主要措施。我国儿童计划免疫的普遍实施，使儿童传染病发病率显著下降。

（2）人工被动免疫。接种抗毒素、特异性高效价免疫球蛋白，使机体快速获得特异性被动免疫，但免疫力仅持续2～3周。常用于与某些传染病患者接触后的紧急预防或配合主动免疫使用。

3．预防性用药

某些传染病可服用药物进行预防，如进入疟疾疫区可服用抗疟药预防。

三、负责社区传染病患者家庭访视

（一）访视目的

1．疫情评估

社区护士发现疫情时应按法律规定的程序上报疫情，并通过家庭访视调查该传染病是何时、何地发生及如何传播的，从蔓延情况判断疫情的性质，了解患者病情的发展或痊愈情况，观察接触者的健康状况及患者周围人群的健康情况，并对继发患者进行立案管理。做好疫情调查记录，认真填写传染病调查表或家庭访视表，以备分析。患者痊愈或死亡即结束本案管理。

2．防护指导

重点帮助患者及家属了解疾病的传播途径、预防方法，教会患者及家属有效的家庭防治措施，促使其认真落实。指导患者疗养，督促其正确遵医嘱服药，注意观察药物的作用及不良反应。

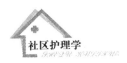

（二）访视时间

当接到疫情报告后，社区护士应于 24 小时内进行首次家庭访视。了解发病情况，依据病情需要进行复访。由于不同传染病的潜伏期、传播途径和病程有差异，复访的时间安排各不相同。一般第一次复访在发病后 3~10 天，第二次复访在发病后 40 天左右。对于转为慢性传染病的患者，每年还需进行 1~2 次访视；对于不可能转为慢性传染病的患者，仅进行 1 次复访即可。

（三）访视要求和内容

1. 初 访

社区护士先要核实传染病诊断，调查传染源，判断传染病流行的性质、蔓延的现状和趋势，再采取有效措施控制传染源，切断传播途径。社区护士应对患者及其家庭成员进行相关传染病知识的健康教育，使他们掌握传染病的控制方法，预防传染病的进一步蔓延。在初访中，要认真填写传染病调查表或其他相关护理文件，并对此传染病访视的相关内容做好记录，以便作为对社区总体疫情分析的依据，同时为复访奠定良好基础。

2. 复 访

社区护士应主要了解患者病情发展情况或痊愈情况，同时对患者密切接触的人群进行调查，掌握此传染病的继发情况，是否存在疫情的蔓延，如果发现疫情的流行，要及时记录并上报主管部门。社区护士还应了解社区防疫措施的落实情况，患者及其家属对传染病预防和控制措施的实施情况。对患者的痊愈或死亡做好的记录，依据实际情况确定下次是否复访，如果需要继续访视，需确定下次复访的时间。

第三节　社区常见传染病的预防与护理

一、肺结核的社区预防与护理

肺结核是由结核分枝杆菌引起的肺部慢性感染性疾病，主要经呼吸道传播。其一般临床表现为长期低热、咳嗽、咯血、消瘦等。病原体还可侵入肠道、骨关节、淋巴结等引起相关结核病变。

（一）社区预防

向社区居民宣讲结核病的流行特点及传播方式等，讲解保持空气流通、增强体质及接种疫苗对预防本病的重要意义。对肺结核患者应特别强调合理抗结核及饮食治疗的重要性，力争其对医护措施的理解和配合，以达到痊愈的目的。

（二）社区管理

（1）管理传染源。及早诊断、合理治疗痰菌阳性的肺结核患者是控制本病的关键措施。

（2）切断传播途径。保持空气流通、处理好患者痰液可有效防止结核菌传播。

（3）保护易感人群。在新生儿中普遍接种卡介苗是预防结核病的重要措施。

（三）家庭访视

1. 日常生活指导

（1）休息与体位。有发热、咳嗽等症状者应卧床休息，咯血者取患侧卧位，头偏向一侧，及时排出咳吐物。恢复期患者可适当活动。保持病室安静、舒适、清洁。

（2）饮食。向患者及其家属宣传保证充足营养的重要性，制订合理的营养计划，给予富含蛋白质、维生素的食物，维持水、电解质及热量平衡，适当补充钙剂。

（3）用药。向患者及其家属讲解合理抗结核治疗的重要性，取得患者的理解和配合。督促患者遵医嘱使用抗结核药物，注意观察药物疗效及不良反应，并及时通报医生。如异烟肼、利福平等药物可引起肝损害，链霉素可引起听力障碍和肾损害。

2. 隔离消毒指导

对肺结核患者采取呼吸道隔离措施。患者咳嗽时用双层纸巾捂住口鼻，随后将纸巾焚烧，切忌随地吐痰。痰液最好吐在纸内烧毁；容器中的痰液用2%煤酚皂处理；餐具煮沸消毒，衣被暴晒6小时。

3. 咯血患者的护理指导

对肺结核咯血的患者，社区护士应做到以下几点：①守护并安慰患者，消除紧张情绪，必要时使用镇静、止咳药物；②取适当体位，保持呼吸道通畅，及时清除呼吸道内血块；③大咯血时可经纤维支气管镜局部止血；④遵医嘱使用垂体后叶素等止血药物；⑤高浓度吸氧，必要时可适量输血；⑥密切观察生命体征，观察咯血的量、颜色、性质，发现有烦躁不安、呼吸急促者，应及时通报医生，并配合医生采取抢救措施。

4. 心理支持

因肺结核病程、疗程长，给患者及其家庭造成一定压力，加之缺乏对本病的认识，患者均有不同程度的焦虑、烦躁等情绪，医护人员应耐心细致地进行相关知识教育，树立其战胜疾病的信心，使其积极配合医护活动，力争彻底痊愈。

二、艾滋病的社区预防与护理

艾滋病是获得性免疫缺陷综合征（Acquired Immune Deficiency Syndrome，AIDS）的简称，是因人类免疫缺陷病毒（HIV）感染引起的慢性传染病。主要经性接触、血液接触及母婴传播。临床常表现为严重的机会性感染和肿瘤。本病传播迅速，潜伏期长，病死率高。

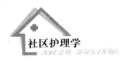

（一）社区预防

通过多种途径广泛宣传艾滋病预防知识，增强防范意识。由于 HIV 外界抵抗力很弱，离开人体迅速失去活性，所以握手、拥抱、共用办公用具等日常生活接触不会传播 HIV。蚊虫不是 HIV 的适宜宿主，因此蚊虫叮咬不会传播艾滋病。

（二）社区管理

1. 管理传染源

及时发现并隔离 HIV 携带者和患者。对高危人群进行重点监测，加强口岸检疫及接触者检疫。

2. 切断传播途径

广泛开展艾滋病防治知识宣传教育，禁毒、禁娼、禁性乱交，提倡使用安全套。加强服务行业卫生管理，修面、美容美发、洗浴用具等应严格消毒。加强血液及其制品的管理，禁止 HIV 感染者捐献血液、器官、组织和精液等。医院使用一次性诊疗用品，用后消毒、焚毁。感染 HIV 的女性应避免妊娠或采取药物阻断措施，不宜哺乳。

3. 保护易感人群

与 HIV 感染者密切接触者或医护人员应加强自身防护，若被 HIV 污染的针头、器械刺伤，应立即进行局部处理，同时进行职业暴露评估，必要时尽快（2 小时内，不超过 24 小时）服药预防。安全使用血液制品。艾滋病疫苗正在研制中。

（三）家庭访视

1. 日常生活指导

（1）休息。发生机会感染时应卧床休息。有呼吸困难者取半卧位。病室须保持清洁、安静。如出现呼吸困难症状时，取舒适体位，及时清除口鼻分泌物和呕吐物，面罩高流量给氧，氧流量为 4~6 L/min。

（2）饮食。保证营养补充，增强机体抵御能力。给予营养丰富、易消化的食物，必要时经静脉补液或鼻饲。

（3）皮肤。保持皮肤清洁，勤换衣被，严格无菌操作。皮肤卡波西肉瘤有溃疡时，用无菌生理盐水清洗后给予微波理疗。长期卧床患者，勤翻身、按摩，受压部位放置气垫。一旦发生压疮，立即采取相应护理措施。

（4）用药。抗病毒及抗感染、肿瘤药物均对肝、肾、骨髓及神经系统有不同程度损害，可出现相应不良反应，一旦发现，应及早通报医生。

2. 隔离消毒指导

血液、体液隔离。接触患者时，应穿隔离衣，戴帽子、口罩、眼罩、手套。进行诊疗操作时，应防止皮肤损伤。被污染物品用 0.2% 次氯酸钠溶液随时消毒。患者的排泄物用 20% 漂白粉乳液混合后放置 2 小时。

3. 病情观察指导

密切观察生命体征；观察有无胸闷、气促、烦躁、发绀，有无皮肤、口腔、胃肠道及中枢神经系统感染征象。如有异常，及时通报医生，并及时对症护理。

4. 心理支持

由于目前还不能根治，艾滋病患者都会不同程度出现悲观、恐惧等心理，医护人员应真诚理解、关心病者，及时了解其心理变化，做好解释和疏导工作，消除悲观、恐惧感，说服其积极配合治疗和护理。

三、病毒性肝炎的社区预防与护理

病毒性肝炎是由多种肝炎病毒引起的以肝脏损害为主的全身性传染病。目前已确定的有甲、乙、丙、丁、戊五型肝炎病毒可引起病毒性肝炎。各型病毒性肝炎的临床表现基本相似，常表现为乏力、消化道症状（食欲减退、厌油、恶心、腹胀），部分出现黄疸、肝大、肝功能异常。甲型和戊型肝炎表现为急性肝炎，大多在 6 个月内恢复。乙型、丙型、丁型肝炎可呈急、慢性发病，可发展为肝硬化或肝癌。

（一）社区预防

督促社区居民搞好环境卫生和个人卫生，养成良好的卫生习惯。协助社区加强水源管理和粪便管理，做好饮水消毒和食品卫生工作。加强托幼单位和服务行业的卫生监督和管理工作，严格执行餐具、用具消毒制度。要求儿童实行"一人一巾一杯"制。监督理发、美容、洗浴等场所的用具按规定进行消毒处理。

（二）社区管理

1. 管理传染源

（1）隔离传染源。急性患者应隔离治疗至病毒消失（21 日），慢性患者和携带者可根据病毒复制指标评估传染性大小。从事食品加工、饮食服务、饮用水供应、托幼保育等工作的肝炎患者和病毒携带者，应暂时调离工作岗位。

（2）观察接触者。接触甲型、乙型、丙型、戊型肝炎者应进行医学观察（45 日）。

（3）献血员管理。各型病毒性肝炎患者、病毒携带者、有肝炎病史以及肝功能异常者严禁献血。普通人献血前应按规定进行健康检查。

2. 切断传播途径

注射器具实行"一人一针一管"制。各种医疗器械和患者用具实行"一人一用一消毒"制。对带脓、血、分泌物及被感染者污染的物品必须严格消毒处理。

3. 保护易感人群

（1）血清抗 HAV IgG 阴性的易感人群，可接种甲肝疫苗。

（2）凡乙肝两对半阴性者可接种乙肝疫苗。乙肝疫苗是预防和控制乙型肝炎流行最

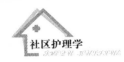

关键的措施，同时有利于预防丁型肝炎病毒感染。

（3）目前对丙型、丁型及戊型肝炎还缺乏特异性免疫预防措施。

（三）家庭访视

1．日常生活指导

（1）休息。急性肝炎、重型肝炎、慢性肝炎活动期、转氨酶升高者应卧床休息，以减轻肝脏负担，增加肝脏血流量，利于肝细胞修复。待症状好转、黄疸消退、肝功能改善后，逐渐增加活动量，以不疲劳为度。肝功能正常 1~3 个月后可恢复日常活动。

（2）饮食。肝炎患者均应戒烟禁酒，不宜长期进食高糖、高热量饮食。①急性肝炎患者：宜进食清淡、易消化、富含维生素的流质饮食，多食蔬菜和水果，保证适量热量、碳水化合物、蛋白质摄入，适当限制脂肪的摄入。②慢性肝炎患者：应适当增加蛋白质的摄入。③重型肝炎患者：宜进食低盐、低脂、高热量、高维生素、易消化的饮食，有肝性脑病倾向者应严格控制或禁止蛋白质摄入。

（3）用药。使用干扰素治疗时患者可能出现发热、恶心、呕吐、食欲减退、白细胞减少、血小板下降、黄疸、脱发、甲状腺功能减退等，可通过适当增加溶媒量并缓慢注射以避免上述反应发生。治疗期间护士应注意观察，及时对症处理。

2．隔离消毒指导

（1）向患者及其家属介绍病毒性肝炎的隔离消毒措施，力争得到理解和配合。

（2）甲型、戊型肝炎进行消化道隔离至病后 21 日；慢性乙型、丙型、丁型肝炎进行血液、体液隔离，家庭内注意个人防护，避免共用个人用具，密切接触者可接种乙肝疫苗。

（3）患者的排泄物、分泌物及污染物，如餐具、便具、医疗器械应进行彻底消毒。粪便用漂白粉消毒，用具及地面用含氯消毒剂消毒。尽量采用一次性医疗用品。

3．并发症的观察及护理指导

（1）出血。注意观察牙龈出血、皮肤瘀斑等早期出血征象，通知医生作相应处理。

（2）感染。应密切观察生命体征，注意血象变化及相关的症状和体征。保持室内清洁、通风，重症肝炎患者应做好病房物体表面和空气消毒，加强口腔护理。

（3）肝肾综合征。准确记录 24 小时出入量，定期测量腹围、体重，观察患者有无水肿、腹水，定时检测尿常规、尿比重及尿钠等。

（4）肝性脑病。密切观察肝性脑病的早期征象，判断患者意识障碍的程度。严密观察生命体征及瞳孔的变化，定时或按需测定肝肾功能、电解质及血氨。

4．病情观察指导

肝炎患者都需密切观察生命体征变化和肝功能的情况，还需注意以下几点：

（1）对急性肝炎患者还应观察消化道症状、黄疸、尿的颜色。

（2）对慢性肝炎患者应加强评估，仔细分析各种实验室检查的情况。

（3）对重型肝炎患者应密切观察其精神和意识状况、凝血酶原时间、血小板计数、血红蛋白、24 小时尿量、尿常规、尿比重及尿钠、血尿素氮、血肌酐及血清钾、血清钠等。

四、流行性感冒的社区预防与护理

流行性感冒简称流感，是由流感病毒引起的急性呼吸道传染病。流感传染性强、传播迅速，且病毒极易发生变异而引起流行。临床常表现为高热、乏力、头痛等全身中毒症状，而呼吸道症状相对较轻。婴幼儿及年老体弱者易并发肺炎。

（一）社区预防

向患者及其家属介绍流感的病因、表现、治疗及护理措施，增强其防病意识。流感流行季节勿去公共场所，必须外出则应佩戴口罩。根据当地防疫部门对流感流行的预测，及时接种流感疫苗。出现流感症状及时就诊。

（二）社区管理

（1）管理传染源。及早隔离患者，隔离至病后一周或热退后48小时。

（2）切断传播途径。流行期间暂停开展公众集会以及集体娱乐活动，注意室内的空气流通，房间消毒可以采用1‰的漂白粉液喷雾及食醋熏蒸等方法。患者用过的餐具、茶杯及毛巾要煮沸消毒。

（3）保护易感人群。每年流行季节前进行流感疫苗接种。

（三）家庭访视

1. 日常生活指导

（1）休息。急性期卧床休息，取舒适体位。

（2）饮食。以营养丰富、易消化的流质或半流质饮食为佳，多饮水，必要时给予静脉补液。

（3）用药。遵医嘱用药，观察药物的治疗效果及副作用。

2. 隔离消毒指导

呼吸道隔离1周或至主要症状消失。

3. 对症护理指导

（1）高热。采用物理降温（冰敷、酒精擦浴等）或遵医嘱给予解热药物。

（2）呼吸困难。有气急、胸闷、发绀等肺炎症状时，协助患者取半卧位，吸氧。及时清除气道分泌物，勤翻身、拍背。必要时采用雾化吸入、机械吸痰等。

4. 病情观察指导

监测生命体征，重点观察体温变化，有无呼吸困难、发绀、休克等症状。

5. 心理支持

关心与同情患者，主动与患者交谈、沟通。耐心细致地讲解疾病的相关知识，使患

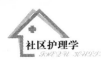

者及其家属能正确认识该疾病，教给患者及其家属正确的隔离与护理知识。

五、细菌性痢疾的社区预防与护理

细菌性痢疾简称菌痢，是由痢疾杆菌引起的肠道传染病。主要临床表现为发热、腹痛、腹泻、黏液脓血便和里急后重。严重者可发生感染性休克和（或）中毒性脑病。菌痢多见于夏、秋季，是我国常见的肠道传染病。

（一）社区预防

向社区居民讲解菌痢的病因、临床特点，强调预防菌痢的重要性，督促其注意饮食卫生，防止病从口入。

（二）社区管理

采取以切断传播途径为主的综合措施。

1. 管理传染源

（1）对患者应行消化道隔离至症状消失，粪便培养 2 次阴性。对接触者医学观察 1 周。

（2）对饮食业、保育工作和自来水厂人员定期粪检，发现带菌者即令暂时调离岗位并彻底治疗。

2. 切断传播途径

加强对饮水、食品和粪便的管理。防蝇灭蝇，改善环境卫生。注意个人卫生，养成饭前便后洗手的良好生活习惯。

3. 保护易感人群

口服痢疾活菌苗保护率达 66％～90％，免疫期可维持 6～12 个月。流行期间，口服大蒜、马齿苋等，也有一定预防效果。

（三）家庭访视

1. 日常生活指导

（1）休息。急性期卧床休息，避免烦躁、紧张等不良情绪。应协助频繁腹泻伴发热、乏力、脱水的患者床边解便，以减少体力消耗。

（2）饮食。严重腹泻伴呕吐者，可暂禁食，静脉补充所需营养。能进食者，可给予高蛋白、高维生素、易消化、清淡的流质或半流质饮食，如米汤、脱脂奶、藕粉等，忌食生冷、多渣、油腻或刺激性食物。

（3）用药。遵医嘱使用有效抗菌药物。注意观察药物的治疗效果及副作用，如胃肠道反应、肾毒性、过敏、粒细胞减少等。

2. 隔离消毒指导

消化道隔离至临床症状消失，大便培养 2 次阴性。排泄物及污染物品及时消毒。

3. 对症护理指导

（1）腹痛。对腹痛剧烈者，可予热水袋热敷。禁食生、冷食物。遵医嘱使用阿托品或颠茄制剂等药物。

（2）腹泻。记录大便次数、性质、量，及时留取大便标本做细菌培养，注意肛周护理。

（3）循环衰竭。嘱咐患者取平卧或休克体位，每 15～30 分钟监测生命体征 1 次，密切观察意识、面色、肢端肤色、尿量等；给氧，保暖，遵医嘱进行抗休克治疗。

（4）中枢性呼吸衰竭。严密观察病情，及时发现呼吸衰竭，若出现烦躁、嗜睡、抽搐、双侧瞳孔不等大、对光反应迟钝或消失、进行性呼吸困难等症状，应立即与医生联系。并配合医生，及时清除气道分泌物，给予高流量吸氧，做好人工辅助呼吸、气管插管、气管切开及各种抢救器械与药品的准备，遵医嘱使用脱水剂、呼吸兴奋剂等药物。

4. 病情观察指导

重点监测患者生命体征和营养情况，观察记录排便次数、量及性状，并准确记录 24 小时出入液量。观察有无肛周皮肤破损、脱水和电解质紊乱症状。

5. 心理支持

提供安全、舒适的环境，多与患者交流沟通，尊重关心患者，对提出的问题耐心解释，并尽量帮助解决。向患者介绍疾病的相关知识，消除紧张、焦虑情绪。鼓励患者树立信心，配合医护措施，尽早康复。

六、手足口病的社区预防与护理

手足口病是由多种人肠道病毒引起的一种儿童常见传染病。多数患者症状较轻，表现为发热，手心、足底、臀部出现斑丘疹和疱疹，口腔黏膜出现疱疹和（或）溃疡，疼痛明显。部分患者可伴有咳嗽、流涕、食欲不振、恶心、呕吐和头痛等症状。少数患者可出现并发症，个别重症患者病情进展快，可导致死亡。

（一）社区预防

社区卫生服务中心要充分利用多种方式，开展手足口病防治知识的宣传，使 5 岁以下儿童家长及托幼机构工作人员等了解该病的临床症状，掌握最基本的预防措施，强调保持良好的个人卫生习惯及环境卫生措施对于有效预防手足口病的重要性，动员托幼机构老师和管理人员、儿童家长成为手足口病防控工作的主动参与者，形成群防群控。

（二）社区管理

1. 管理传染源

自 2008 年 5 月 2 日起，卫生部将手足口病纳入丙类法定传染病管理，要求各级医疗卫生机构发现病例后要及时通过网络直报系统上报。流行期每天晨检儿童皮肤和口腔有无异常，注意体温的变化。发现患者应及时就医，采取居家或住院方式治疗。发现手

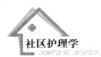

足口病集聚性病例、重症或死亡时，社区护士应及时报告，县级及以上疾病预防控制机构要立即组织开展现场调查处置。

2．切断传播途径

（1）个人卫生。勤晒衣被，尿布要及时清洗、暴晒；饭前、便后、外出回家后要用肥皂或洗手液等给儿童洗手；奶瓶、奶嘴及餐具使用前后应充分清洗、消毒；不要让儿童喝生水、吃生冷食物。

（2）环境卫生。流行期间不宜带儿童到人群聚集、空气流通差的公共场所。注意保持家庭环境卫生，居室要经常通风。患者家庭、托幼机构和小学应在当地疾病预防控制机构的指导下及时进行消毒处理。

（3）及时就诊。儿童出现发热、出疹等相关症状要及时到医疗机构就诊。

3．保护易感人群

手足口病目前没有疫苗，但只要早发现、早诊断、早治疗，是可以防治的。主要方式是健康教育。

（三）家庭访视

1．日常生活指导

（1）休息。患儿应卧床休息一周，房间要定期通风，保持空气新鲜、流通，温度适宜。

（2）饮食。多喝温开水，吃清淡、可口、易消化、柔软的流质或半流质饮食，禁食冰冷、辛辣等刺激性食物。

（3）用药。皮疹初期可涂炉甘石洗剂擦洗，待有疱疹形成或疱疹破溃时可涂0.5％聚维酮碘。注意观察药物的疗效和不良反应。

2．隔离消毒指导

一旦发现感染了手足口病，患儿应及时就医，避免与外界接触；患儿家庭应每天进行空气消毒；患儿用过的物品要彻底消毒；患儿的痰液、唾液、粪便、擦拭用纸等最好倒入适量消毒剂，搅拌消毒后再倒入厕所。

3．对症护理指导

（1）口腔护理。保持口腔清洁，饭前饭后用生理盐水漱口。可将维生素 B_2 粉剂直接涂于口腔糜烂部位，以减轻疼痛，促使糜烂早日愈合，同时预防细菌继发感染。

（2）皮疹护理。患儿衣被要清洁，衣着要舒适、柔软，经常更换。指甲要剪短，防止抓破皮疹。注意保持皮肤清洁，防止感染。

（3）发热护理。患儿一般为低热或中度发热，无须特殊处理，可让患儿多喝水；高热时给予物理降温。

七、人感染高致病性禽流感的社区预防与护理

人感染高致病性禽流感简称人禽流感，是由甲型禽流感病毒引起的人类急性呼吸道

传染病。目前流行的高致病性禽流感病原体为 H5N1 甲型流感病毒。主要临床表现为高热、咳嗽、呼吸急促等，病死率较高。

（一）社区预防

向社区居民宣传，人禽流感流行期间要避免接触活禽，食用猪肉、鸡肉、牛肉等一定要煮熟。加强对患者家庭成员的教育和检测，了解社区内是否还有接触过受感染禽类的其他人发病，特别是从事饲养、捕杀、屠宰和销售禽类的人员。

（二）社区管理

（1）管理传染源。传染源按甲类传染病进行隔离和管理，禽流感密切接触者应进行医学观察。疫区周围 3 公里范围内的家禽实施宰杀和无害化处理，并对其环境进行预防消毒和终末消毒。

（2）切断传播途径。不食用未熟的肉类，特别是禽类食物，不饮用生水，注意饮食卫生，勤洗手。食用禽类食品时尽量高温烹饪，使禽流感病毒因高温而灭活。

（3）保护易感人群。接触患者时必须要戴口罩、手套，接触后要洗手。

（三）家庭访视

1. 饮食指导

食用家禽类食品要高温煮熟、煮透，不吃病死的鸡、鸭等。加工时容器应生熟分开。勤洗手，养成良好的卫生习惯。

2. 隔离消毒指导

避免与鸡、鸭等家禽及其羽毛、排泄物等接触，尤其是与病、死禽类接触。避免到禽流感疫区旅行，少到人群集中处。

3. 对症护理指导

部分患者易出现严重并发症，如重症肺炎、急性呼吸窘迫综合征、多器官功能衰竭、脓毒血症等，可导致死亡，应注意观察病情变化。

八、水痘的社区预防与护理

水痘是由水痘—带状疱疹病毒引起的急性呼吸道传染病，常见于儿童，临床以皮肤分批出现斑疹、丘疹、疱疹及结痂为主要特点，全身症状较轻微，预后良好。水痘病后潜伏于神经节内的病毒再次激活，引起沿周围神经分布的皮肤疱疹，即带状疱疹，成人多见。

（一）社区预防

向患者、家属及社区居民普及水痘的传播途径、流行特征等知识，告知其保持空气流通的必要性和措施，流行季节可指导托幼机构用紫外线照射进行消毒。

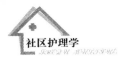

（二）社区管理

1. 管理传染源

对水痘患者采取呼吸道隔离至疱疹完全结痂或出疹后 7 日，接触者医学观察 3 周。

2. 切断传播途径

注意房间通风换气，对患者呼吸道分泌物及污染物品及时消毒，流行季节易感儿童不宜去公共场所。

3. 保护易感人群

（1）主动免疫。注射水痘减毒活疫苗，接种对象主要为 1 周岁以上儿童及免疫功能低下者。

（2）被动免疫。对于有免疫缺陷者、应用免疫缺陷剂治疗者、患有严重疾病者，可在接触水痘患者后 12 小时内使用水痘—带状疱疹免疫球蛋白 5 mL 肌肉注射。

（三）家庭访视

1. 日常生活指导

（1）休息。急性期卧床休息，勤晒被褥，着宽大、清洁的病号服。

（2）饮食。给予清淡、易消化的饮食，补充足够的水和电解质。

（3）皮肤。对出现皮肤瘙痒的患者，建议其口服抗组胺药物，或局部涂擦 0.25% 苯酚炉甘石洗剂，疱疹破溃，可涂 1% 甲紫，化脓可涂抗生素软膏。注意修剪指甲，婴儿可戴棉质手套，防止患儿用手抓破水痘引起继发感染，若病变损伤较深，可留瘢痕。

（4）用药。尽量采用物理降温，慎用阿司匹林等解热剂。遵医嘱应用抗病毒及抗组胺药物，并注意观察不良反应。

2. 隔离消毒指导

呼吸道隔离，有条件时每日用紫外线照射消毒患者居室 1 小时。

3. 病情观察指导

（1）体征。应重点观察体温的变化，4 次/日。记录 24 小时出入量。

（2）症状。观察出疹情况和皮肤是否继发感染。

（3）并发症。如果患者出现高烧不退，咳喘，头痛、呕吐、烦躁或嗜睡症状，应警惕并发肺炎或脑炎，及时报告医生。

4. 心理支持

患儿可因皮疹瘙痒烦躁不安，应及时与患儿或家长沟通，耐心解释疑问，说明水痘护理得当可不留瘢痕。并告知该病为自限性疾病，正确治疗和护理可完全康复。

（秦素霞　于　红）

第九章　社区灾害护理

学习目标

1. 掌握灾害护理的概念，社区护士在灾害护理中的工作内容，社区灾害应对阶段的护理与管理。

2. 理解灾害的概念、分类和分级，社区灾害准备阶段的护理与管理。

3. 了解灾害护理对社区护士素质的要求，社区灾害重建期居民的常见健康问题和健康管理。

第一节　灾害和灾害护理

一、灾害概述

（一）相关概念

1. 灾　害

联合国国际减灾十年专家组对灾害（disaster）的定义："灾害是一种超出受影响地区现有资源承受力的人类生态环境的破坏。"世界卫生组织认为："任何能引起设施破坏、经济严重损失、人员伤亡、人的健康状况及社会卫生组织服务条件恶化的事件，当其破坏力超过了所发生地区所能承受的程度而不得不向该地区以外的地区求援时，就可以认为灾害或灾难发生了。"由以上可以看出，灾害是对能够给人类和人类赖以生存的环境造成破坏性影响的事件的总称。灾害是危害人类生命财产和生存条件的各类破坏性事件，当这些自然的或人为的破坏性事件超出了受灾地区的自救力或承受力时，就构成了灾害。

2. 社区灾害

社区灾害（community disaster）是指在社区发生的所有危及人群生命安全或导致人员伤亡的突发性灾难事件，主要是由各种自然因素或人为因素造成的，通常无法预测。

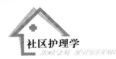

（二）灾害分类

1. 根据灾害发生的原因分类

（1）自然灾害。自然灾害是以自然因素变异为主因而产生并表现为自然态的灾害，即"天灾"。这些灾害目前尚不能完全被人类所认识和避免，但可以通过采取积极的预防和应急措施，使灾害的损失减少到最低。自然灾害包括：①天文灾害：如陨石、磁暴、电离层扰动、星球撞击等；②地质灾害：地震、火山爆发等；③气象灾害：水灾、旱灾、台风、龙卷风、冰雹、沙尘暴等；④地貌灾害：滑坡、泥石流、塌方等；⑤水文灾害：海啸、厄尔尼诺现象等；⑥生物灾害：病害、虫害、草害等。

（2）人为灾害。人为灾害是以人的因素为主因的灾害，即"人祸"。这些灾害多数是可以通过人类的努力避免的，如改善劳动安全条件、加强防范意识等，可以防患于未然。人为灾害包括：①环境灾害：水污染、大气污染、海洋污染、噪声污染、农药污染以及其他污染等；②火灾灾害：城市火灾、工况火灾、森林火灾以及其他火灾等；③爆炸灾害：火药爆炸、石油化工制品爆炸、工业粉尘爆炸等；④大型交通事故灾害：公路铁路交通事故、民航事故、海洋事故等；⑤建筑物事故灾害：房屋倒塌、桥梁断裂、隧道崩塌等；⑥工伤事故灾害：电伤、烧伤、跌伤、撞伤等；⑦卫生灾害：医学事故、中毒事故、职业病、地方病、传染病及其他疫病；⑧矿山灾害：矿井崩塌、瓦斯爆炸等；⑨科技事故灾害：航天事故、核事故、生物工程事故等；⑩战争及恐怖爆炸灾害等。

2. 根据灾害发生的先后顺序分类

（1）原生灾害。始发或原发灾害，如火山爆发。

（2）次生灾害。原生灾害所诱发的灾害，如火山爆发引起的火灾。

（3）衍生灾害。由原生灾害和次生灾害所衍生出来的较为间接的灾害，如火山爆发后对气候的影响等。

（三）灾害分级

从灾害的定义可以看出，灾害的严重程度或等级是与受灾地区的承受能力或自救能力相关联的。因此，要对灾害进行严格的分级是比较困难的。目前，国际上尚无统一的灾害分级。国内学者根据我国国情，参考人口的直接死亡数和经济损失数，将灾害分为以下5个级别：

A级（巨灾）：死亡10000人以上或损失1亿元人民币以上者。

B级（大灾）：死亡1000～9999人或损失1000万（包含1000万）～1亿元人民币者。

C级（中灾）：死亡100～999人或损失100万（包含100万）～1000万元人民币者。

D级（小灾）：死亡10～99人或损失10万（包含10万）～100万元人民币者。

E级（微灾）：死亡10人以下或损失10万元人民币以下者。

二、灾害护理概述

（一）相关概念

1. 灾害护理

目前引用较多的是日本护理学会对灾害护理（disaster nursing）的定义："系统、灵活地应用护理学独特的知识和技能，同时与其他专业领域合作，为减轻灾害对人类的生命或健康所构成的危害而开展的活动。"灾害护理一般分为准备、应对和恢复三个阶段，可以循环发生。

2. 灾害护理学

灾害护理学是研究在各种自然灾害和人为事故所造成的灾害性损伤条件下实施紧急护理学救援、疾病预防和卫生保障的一门科学，是为受灾伤病员提供预防、救治护理、康复等卫生服务的科学，是介于灾害学、临床医学与护理学之间的学科。

（二）灾害护理学的发展

1. 国外灾害护理学的发展

相比于现代灾害医学，灾害护理学起步较晚。国际救援活动最早提倡者是国际红十字会的创始人之一亨利·杜安。随着各种灾害的发生频率及社会对医疗救援服务需求的增加，逐渐形成了现代灾害救援医学这门学科。

（1）英国。最早尝试灾害护理研究并根据研究让现实发生转变的人是英国的弗洛伦斯·南丁格尔。在克里米亚战争期间，南丁格尔认识到，伤员死亡的最主要原因是极差的卫生状况造成的感染，因此，她从改善疗养环境入手开展救护工作，此举大大降低了伤员的死亡率。后来，护士开始积极参与各类灾害的救援活动。但由于一开始护理在医学救援中的作用并未得到应有的重视，更缺乏对护理的认真总结，灾害护理未能形成一门学科。

（2）美国。1963 年，美国护理联盟对灾害护理教育的调查结果显示，将灾害护理教育作为特定的研究领域且能同时承担灾害护理教育的教师极少。直到 20 世纪 90 年代，随着联合国"国际防灾减灾十年"理念的提出，在世界各地强化灾害的防灾备灾等危机管理大环境下，护理在防灾救灾活动中的作用开始得到社会和学术界的重视。在 2001 年美国的"9·11"事件、2005 年的卡特琳娜飓风等急救单元的建立、启动、运行中，护士的作用得到了充分的肯定，灾害护理得到了社会的认可。

（3）日本。国际上，灾害护理发展较快的国家是日本。日本作为一个自然灾害发生十分频繁的国家，其对灾害的预防、演习及医学救援工作一直较为重视，因此，其灾害护理发展步伐很快。日本对灾害护理的教育与实践研究开始较早，部分护理大学认识到灾害护理教育的必要性，将灾害护理学纳入教学计划中，开始了灾害护理学教学大纲的开发研究，把灾害教育从基础教育扩展到继续教育，使很多护士得到相关的培训。灾害护理学作为护理学的特定领域，也引起了护理界的重视，促使了国际灾害护理相关团体的成立，如大规模灾害教育的国际护理联盟（INCMCE）和世界灾害护理学会。

2. 我国灾害护理学的发展

1995年是我国灾害救援发生质变的一年，国务院颁布了《破坏性地震应急条例》，规定地震发生时"卫生部门应当立即组织急救队伍，利用各种医疗设施或者建立临时治疗点，抢救伤员，及时检查、监测灾区的饮用水源、食品等，采取有效措施防止和控制传染病的暴发流行，并向受灾人员提供精神、心理卫生方面的帮助。医药部门应当及时提供救灾所需药品。其他部门应当配合卫生、医药部门，做好卫生防疫以及伤亡人员的抢救、处理工作"。在灾害医学救援跨越式发展的同时，灾害护理的地位也逐步得到认可和重视。在我国SARS、汶川大地震和国际救援等一系列的救援实践中，护理学科和护士的出色表现，使社会重新认识、审视、评估护理在医学救援中的地位和作用。医学及相关学科的专家们普遍认为，医学救援离开了护理学科的理论和实践支持将难以承担其使命，我国有必要建设和发展灾害护理学。在紧急事件、灾害挑战中崛起的灾害护理学，在中国医学救援协会下设护理学术团体，承担起救援护理相关培训和教育工作。不少学者开始撰写灾害护理相关著作或发表学术论文，部分护理学院在教学内容改革中尝试着增加灾害护理内容或增设课程，部分护理学科把灾害护理作为一个独立的研究方向。随着护理学升为一级学科，个别学校已把灾害护理作为二级学科，重点培养硕士以上的高层次人才。这些举措不仅将在常态下和突发灾难性事件的救援中做出重要、独特的贡献，还为现代护理学的发展开拓出一个崭新的广阔的领域。我国作为世界灾害多发地区之一，急需储备灾害护理人力资源，提升灾害救援护理质量。我国灾害安全和急救教育还处于起步阶段，灾害发生时的自救、互救、现场评估、心肺复苏等现场急救技能训练尚未在普通民众中普及。我国的灾害护理要与国际灾害护理接轨，适应世界灾害救援的需要。因此，我们有必要借鉴先进国家的经验，促进我国灾害护理学科的建设和发展。

（三）灾害护理学的任务

1. 研究灾害致伤规律

灾害护理学通过研究分析各类灾害致伤的规律，可为后期制订有针对性的现场应急预案和预防灾后传染病流行等继发性伤害方案打好基础。

2. 制订和实施救护预案

制订应急预案要全面、可操作性强。参与并组织院前及院内急救、多学科联合演练等，提高应急反应能力及救护技术、常用急救器材的准备和使用能力。

3. 研究灾害救护管理

各类不同性质、原因的灾害具有其独特的致伤特点和规律。灾害护理学要研究不同类型的灾害救护中，护士应如何合理地调度卫生资源及有效指挥现场急救。联合交通、消防、军队、武警、公安等有关部门建立起灾害急救护理高速网络，这与护理人员的现场指挥技巧紧密相关。

4. 急救护理网络建设

急救护理网络建设分为院前急救及院内急救系统的建设，包括现代通信、交通工具、急救器材、急救专业护理人员等，目的在于提高急救护理反应能力。

5. 参与灾害现场救护

灾害应对是争分夺秒的，不同的阶段、不同的对象需要提供的护理服务是有差异的。灾害护理要在合适的时间和地点对尽可能多的伤员实施恰当的救护。在地震、飓风等灾难突然发生的数分钟内，只能依靠自救、互救和第一目击的救助。这些救助的操作虽然简单，但十分有效。灾害发生后数分钟至数小时内或1～2天，本地医护人员和少数急救人员开始进入灾区对伤员实施初级生命支持和创伤救治，如止血、人工呼吸、胸外按压等。此后，大批外来医学救援人员进入灾区，开始有组织地对伤员进行高级创伤救治。此时由医生对重伤员开展胸腔引流、供氧、止痛、除颤等抢救措施。受灾的重伤员经抢救病情稳定后，及时送至固定医疗机构。在出现大批伤员的情况下，要把主要力量放在大多数伤员的救治上，而不是把个别极重伤员作为救护的重点。正如科韦尔（Kover）所说，组织救护大批伤员的原则是"在最适当的时间和地点对为数最多的伤员施行最好的救护"。

第二节　社区灾害各阶段的护理与管理

一、社区灾害准备阶段的护理与管理

1. 社区环境评估

社区护士熟悉社区环境，掌握社区居民的基本情况，如社区的地理形态，交通，居民集中居住区域、商业区、学校、医院和其他机关及厂矿的分布情况，社区的人口构成，老年人和儿童在社区中各自所占的比例。

2. 加强灾害教育

社区灾害预防知识的宣传、减灾科技知识的普及应是社区灾害管理中常抓不懈的一项工作，宣传实效将服务于整个社区的灾害管理模式体系。开展社区防灾教育和培训是建设防灾型社区的重要前提，从某种程度上说社区居民是社区减灾管理的主体，社区居民在防灾减灾中有着特殊的责任感和意义。社区护士应在灾害发生前对社区居民进行备灾减灾相关知识的讲解，鼓励社区居民认知灾害发生的风险并积极参与减灾备灾，采取有效的管理措施，从根本上将人员和财产损失降到最低。

3. 排除灾害隐患

社区护士应与相关部门合作，排除可能引发灾害的隐患，如加强监测，建立预警机制和应急预案。排除灾害隐患的同时应强化指导工作，相关部门要进一步加强对该地区

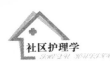

隐患点的监管力度，严防灾害的发生；进一步加强宣传教育，提高社区居民的认识水平和防范意识。

4. 开展应对演习

社区护士要配合居委会和其他相关部门（如消防队和急救中心等）指导社区居民进行应对水灾、火灾、地震和意外事故、冲突等事件的演习。防灾型社区建设的核心是建立社区与企业、政府部门、民间组织等相关组织和机构的伙伴关系。

二、社区灾害应对阶段的护理与管理

应对阶段主要是指灾害发生后 48 小时以内的一段时间。社区护士作为救护人员参与灾害救护，应及时评估社区灾情，以确定灾害的性质和范围、受灾人群的基本情况、存在的安全隐患等，以便快速做好全面的准备。社区护士要对居民的健康负责，听从政府的指挥，积极配合相关部门救助伤员。其工作内容包括寻找并救出生存者，预检分诊和移送伤员，评估受灾程度，根据伤员的伤情或病情给予相应的处理，对伤员的心理问题进行预检分诊，运送和疏散伤员。

（一）信息上报

社区卫生服务中心（站）在接到发生灾害事件的信息后，在迅速启动救灾预案的同时，应立即将灾害的性质和范围，人员伤亡、抢救等情况报告给现场医疗卫生救援指挥部或当地卫生行政部门。

（二）预检分诊

预检分诊包括伤病员的预检分诊、心理问题的预检分诊两部分内容。

1. 预检分诊的原则

要求在 1 分钟内完成对一个患者的现场预检分诊，并最大限度地为患者实施急救措施，包括对病情较轻、可以行走的患者进行预检分诊及实施急救。参与救护的社区护士通过预检分诊，判别伤员病情的轻重缓急，确定救护先后次序，做好记录并指挥担架员运送伤病员进入临时指定的救护室或医疗机构。

2. 预检分诊中的标识

在现场初步进行预检分诊、采取急救措施后或转运患者之前，必须再次进行预检分诊。每次进行预检分诊后，需标示不同颜色以提示区别患者伤情的危重程度。通常采用红、黄、蓝（绿）、黑进行标示。

（1）红色。非常紧急，第一优先处置。患者伤情危重，已威及生命并（或）处于休克状态，应在 1 小时内送往医院救护。常见于心搏和呼吸骤停、上呼吸道梗阻、张力性气胸、大出血等的患者。

（2）黄色。紧急，第二优先处置。患者生命体征虽稳定，但有潜在危险，尚未休克，但伤情严重，应在被发现后 4~6 小时内进行初步紧急救护后优先转运。常见于严重烫伤、头皮撕裂、肱骨骨折、肩关节错位、稳定性的药物中毒的患者。

（3）蓝（绿）色。不紧急，第三优先处置。患者的伤情比较轻，不需要转运及立即入院救护。常见于单纯的伤口破裂、踝扭伤等。

（4）黑色。已死亡者。常见于心搏和呼吸停止、躯干分离、高处坠落致严重创伤及内脏脱出的患者。

3. 伤病员的预检分诊

伤病员的预检分诊是指评估伤员身体状况的紧急与严重程度，以及在必须同时处理多位伤员时的优先顺序。其目的就是以有限的人力资源在最短的时间内尽可能多地救护伤员。承担伤病员预检分诊工作的救护人员需佩戴进行预检分诊的标示（如身穿马甲、戴臂套等）。

4. 心理问题的预检分诊

心理问题的预检分诊主要是对受灾人员和/或救灾人员进行精神损伤的预检分诊。被检人员的常见心理问题有以下五种：

（1）正常反应。表现为不安、寒战、恶心、呕吐，可执行简单命令。

（2）外伤性抑郁。表现为常处于呆坐的状态，如同正常反应，能参与简单的救助活动。

（3）惊吓。表现为丧失判断力。此类患者有可能引发群体恐惧心理，应对其采取相应的隔离措施。

（4）过度反应。常常表现为讲恐吓性故事、说不恰当的幽默、到处乱窜等过分反应，应尽快将其与现场隔离。

（5）转换反应。多出现听觉障碍、视觉障碍、癔症性昏迷、麻痹等躯体性症状，应及时给予护理措施。

（三）现场救护

灾害发生后，社区卫生服务中心的相关负责人立即通知社区卫生服务机构的抢救小组（由医生和护士组成），就地开展抢救，采取有效措施，使伤亡人数降至最低。

对长时间被困在倒塌的建筑物中或身体的一部分被压在建筑物下的伤员的救助方法：稳定生命体征，供氧；利用颈托或脊柱固定板等固定骨折部位；进行疼痛管理。根据情况使用特殊装置，必要时协助实施截肢手术。伤员脱困后应根据情况转送到能得到集中治疗的邻近医疗机构。

1. 现场救护的基本要求

（1）快速有序。伤员的现场救护是在患者的诊断和救护均受到限制的情况下，在受灾现场为患者进行快速有序的检查并实施救护。要求在 1 分钟内完成对伤员伤情的检查与评估，并给予紧急的救护，优先处理危重症患者，如心搏骤停、张力性气胸、失血性休克等。在初步评估伤情与实施救护后，对病情危重者进行系统检查，防止漏诊、误诊，同时避免在搬运途中加重患者创伤。

（2）对救护人员的要求。担任现场救护的工作人员，应分担相关任务，并选择、确

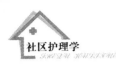

定能容纳伤员的较宽敞的安全的救护场所。灾害所致伤病种类繁多、伤情复杂，对到达现场的各类技术力量要进行统筹安排，根据实际需要进行调整，专科救护人员要适时调整，从事本专业以外的任务，如内科医生需要做血管结扎、气管切开等简单的外科操作，外科医生要救护内科疾病、传染性疾病等。要把救护区域分为非常紧急的、紧急的、不紧急的三个区域，对救护区域制订出入口，避免混乱。要将经过现场救护的伤员及时移交给负责转运的有关人员。

2. 现场救护的基本原则

现场救护的基本原则是救命、稳定病情及迅速转运。灾害事故现场救护首先要强调整体观念。为抢救尽量多的伤患，护理应急救援应以整体救护为原则，实施全面救护与重点救护相结合的救援模式。"快"是救治伤患的首要要求，但在快的同时也要抢救得法，强调反应时间与救治效率相结合，确保重伤患者的救治。要采取及时有效的急救措施和技术，最大限度地减少伤病员的疾苦，降低伤残率、死亡率，为医院抢救打好基础。因此，灾害事故现场救护要遵循以下原则：

(1) 组织现场救护小组。快速组织现场救护小组，统一指挥，加强灾害事故的现场救治，这是保证抢救成功的关键措施之一。

(2) 呼叫急救车。当紧急灾害事故发生时应尽快拨打120呼叫急救车。打电话时语言要清晰简明，让急救人员尽快了解大概伤情，最重要的是要告知伤患的详细所在地。有条件时应快速创建一条安全有效的绿色抢救通道。

(3) 先救命后治伤，先重后轻。该原则在灾害事故的抢救工作中常被忽略或受到干扰，医护人员常因轻伤患的喊叫，而延误危重伤患的抢救。遇到呼吸、心搏骤停又有骨折的伤患，要"先复后固"，应首先进行心肺复苏，直至心搏、呼吸恢复后，再固定骨折部位。遇有大出血的伤员时，要"先止后包"，先立即用指压、止血带或药物等止血，然后再消毒包扎伤口。

(4) 先抢后救，抢中有救。尽快脱离事故现场，特别是遇到飞机失火时，以免发生爆炸或有害气体中毒。

(5) 先分类后转运。对于大出血、严重撕裂伤、内脏损伤、颅脑重伤的伤患，未经伤员分类或任何医学急救处置就直接转运，将可能会加重病情或造成不必要的损失。

(6) 医护人员以救为主，其他人员以抢为主。各司其职，相互配合，以免延误抢救时机。通常先到现场的医护人员应该担负现场抢救的组织指挥工作。

3. 现场救护的基本技术

救护技术主要包括心肺复苏（CPR）、控制外出血、保护受伤的颈椎、骨折固定等。有危重症患者以及大批伤员的现场救护，容易受到人力、物力、时间等客观条件的限制，很难得到确定性诊断与救护。目前，常见的救护措施多按VIGCF救护程序进行程序化处理，及时解除威胁生命的相关因素，稳定伤病员的生命体征，快速安全转运，提高救护率，降低伤员的死亡率和伤残率。VIGCF的救护程序如下：

(1) V（ventilation）：保证气道通畅。保证气道通畅，维持正常通气和充分氧合。严重的伤员常常伴有呼吸道梗阻以致窒息，必须即时吸引或用手及时清理口咽中的分泌物、呕吐物、血凝块、泥土等。向上托起下颌时，把舌拉出并将伤员的头转向一侧，以预防窒息。

（2）I（infusion）：维持有效循环。用输血、输液扩充血容量以防止休克发生和病情恶化。使用动、静脉套管针迅速建立2～3条静脉通道，保证大量输液、输血通畅。及时恢复有效的循环血量，可使休克尽快得到恢复，为进一步专科救护赢得时间。

（3）G（guardianship）：观察伤情变化。观察记录伤员的意识、瞳孔、呼吸、脉搏、血压、尿量、出血量、皮肤温度及伤情变化等，以助于判断伤情、估计出血量和指导救护。头部创伤后躁动不安的患者，提示可能有继发颅内血肿、脑疝，对这类患者应特别加强观察处置。

（4）C（control bleeding）：控制活动性出血。控制活动性出血是伤员早期急救护理的重要手段。对有外伤致明显出血者，应迅速控制伤口出血。最有效的紧急止血法是指压法，即压住出血伤口或肢体近心端的主要血管，并及时用加厚敷料包扎伤口，简易夹板固定，并将伤部抬高。

（5）F（follow）：配合医生进行诊断性操作。对有手术指征的伤员，护理人员应配合医生做好配血、皮试、血气分析、备皮、留置胃管和尿管等术前准备，对无紧急手术指征的患者予以监护或一般观察。

（四）伤病员的转运

经过初步伤情评估、实施救护后，现场除暂时留置观察一些危重伤员外，其余伤员均应迅速、安全地转运到相关医院进行进一步的专科救护。负责转运工作的救护人员应将伤员转运至相关医院。根据对伤病员初步的预检分诊结果，评估、决定转运的优先顺序、接受伤病员的医院类型以及转运车辆的种类。负责救护的人员要向相关医院通知伤员的转运情况，负责转送的人员应佩戴相应的标识，转运准备完毕后应给相关医院负责救护的部门报告车牌号、转运伤员人数、伤员的伤情等。在转运过程中，护士应承担伤员的病情观察、安全保障、生命体征的测量以及必要时建立双静脉通路和转运过程中的预检分诊等工作。

当现场环境危险或在伤员情况允许时，要尽快转运伤员并做好以下工作：①对预检分诊后待送的伤员进行复检，对有活动性大出血或转运途中可能有生命危险的急危重症者，应就地先予抢救、治疗，做必要的处理后再进行监护下的转运；②认真填写伤员转运卡，将伤员信息提交给接收的医疗机构，同时及时上报给现场医疗卫生救援指挥部以便汇总；③在转运途中，医护人员必须在医疗仓内密切观察伤员病情变化，并确保治疗持续进行；④在转运过程中要科学搬运，避免造成二次损伤；⑤合理分流伤员或按现场医疗卫生救援指挥部指定的地点转运伤员，任何医疗机构不得以任何理由拒诊、拒收伤员。

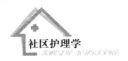

三、社区灾害恢复阶段的护理与管理

（一）灾害重建期的常见健康问题

救护人员除了在灾害发生时立即参与紧急救护工作外，还必须参与防灾计划和灾后重建。在灾害重建阶段，多数居民可过上正常的生活，医疗机构也恢复到灾前的正常业务状态。但随着重建期的延长，无论是受灾者还是救护人员，都容易出现生理、心理上的健康问题。

1. 受灾者的健康问题

灾害发生后，许多人会经历亲人的伤亡，或是自身也受到伤害，出现不同程度的情绪反应和躯体症状。医护人员应鼓励受灾者表达、宣泄自己的情绪，避免压抑自己的想法，缩短其身心复原的时间。

（1）受灾者常见的情绪反应详见表9-1。

表9-1　受灾者常见的情绪反应

情绪反应	具体表现
害怕	很担心灾害会再次发生，害怕自己或亲人会受到伤害，害怕只剩下自己一个人，害怕自己崩溃或无法控制自己
无助感	觉得人是脆弱、不堪一击的，不知道将来该怎么办，感觉前途渺茫
悲伤、罪恶感	对亲人或其他人的死亡感到难过、悲痛，觉得没有人可以帮助自己，恨自己没有能力救出家人，希望死的人是自己而非亲人，觉得自己比别人幸运而有罪恶感
愤怒	觉得上天对自己不公平，救灾的动作怎么那么慢，他人根本不知道自己的需要
重复回忆	一直想着逝去的亲人，觉得心里很空虚，无法想别的事
失望	不断地期待奇迹出现，却一次一次地失望
希望	期待重建家园，希望更好的生活将会到来

（2）受灾者的躯体症状。受灾者常见的躯体症状包括疲倦，失眠、做噩梦、心神不宁、记忆力减退、注意力不集中、晕眩、头晕眼花、喉咙及胸部梗塞感、呼吸困难，心跳突然加快、恶心、呕吐、腹泻，肌肉疼痛（包括头、颈、背痛，发抖或抽搐，子宫痉挛、月经失调等）。

2. 救护人员的健康问题

灾害现场所有人员，包括救护人员，均会经历较大的心理冲击，其经历现场的严峻环境与受灾者相同，加之超负荷的任务以及强烈的使命与责任感，使其成为典型的"第二受害者"，更容易出现因灾害所致的种种心理创伤与后遗症，主要表现在以下四个方面：

（1）生理方面。失眠、做噩梦、容易疲倦、呼吸困难、窒息感、发抖、消化不良等。

（2）认知方面。否认、自责、罪恶感、自怜、不幸感、无能为力感、不信任他人等。

（3）情绪方面。悲观、愤怒、紧张、麻木、害怕、恐惧、焦虑等。

（4）行为方面。注意力不集中、逃避、喜欢独处、常回忆起受灾情形、过度依赖他人等。

（二）灾害重建期居民的健康管理

1．长期护理

在重建期，护士需要继续关注受灾人群存在的健康问题，为灾后危重患者提供中长期护理，参与住院伤病员的救护护理。尤其要为有健康问题，但交通不便或生活不能自理的受灾者提供医疗护理上门服务、家庭访视与疾病管理等。

2．公共卫生管理

在重建社区内及时建立防疫机动队和有效的防疫体系。社区护士需要协助从事卫生防疫工作的人员，早期识别、监控、预防潜在的传染性疾病，重点对经历暴雨、洪水的地区，尤其是对灾区存放食品、饮用水的区域，下水道、卫生间和垃圾场等害虫容易繁殖的地方进行定期消毒，维护生活在受灾区域的居民的健康。

3．传染性疾病管理

社区护士督促本社区灾民注意饮食与居住卫生，尤其要强调饭前便后洗手。一旦发现灾区出现高热或腹泻等可疑传染性疾病症状的患者，应立即报告相关部门，并及时对灾民居住的场所、地面、周围环境、卫生设施采取集中杀菌、消毒等措施。

4．预防接种

对居住在集体场所、卫生环境被污染地区的居民以及有感染可能性的居民进行相应的疫苗接种，如追加接种麻疹疫苗、流感疫苗、乙脑疫苗、甲肝疫苗等，减少次生灾害的发生。

5．沟通协调

在整个救灾过程中，救护人员结合实际做好与各方面的沟通协调，可使救灾工作达到事半功倍的效果。首先是指导、协调当地以及来自其他地方的救灾人群。其次，有效使用应急通信设备，向有关部门报告灾情，并记录救灾过程中所进行的评估、干预、护理照顾和结果等信息，以利于灾害后有关政策的制定。另外，由于灾区医疗资源缺乏，可能涉及当地志愿者和各国救援人员之间的相互支持与合作，社区护士应保持与相关救灾部门、人员的沟通，在沟通过程中要尊重对方的文化、风俗和宗教信仰。

6．心理支持

为当地灾民包括政府官员及救灾人员提供广泛的社会心理及精神卫生支持，尤其要加强对弱势群体的关注。

（1）个体的心理支持。对个体的心理支持主要包括五个方面的内容：①镇静。让服务对象迅速脱离受灾现场。②认识危机。让服务对象亲述受灾经历。③理解危机。为受

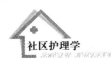

灾者解释在灾害发生时经历的那些情况是正常且无法避免的。④鼓励适应。救护人员指导受灾者缓解紧张情绪的方法，如做深呼吸等。⑤恢复或转诊。受灾者持续出现异常反应时，救护人员应促使其进一步接受专家的诊治。

（2）弱势群体的心理支持。家庭成员死亡的亲历者、老人、儿童、妇女、财产损失严重者等很难适应灾后状况，需要得到护理人员的特殊照顾。社区护士应为该类人群及其家庭提供日常生活及健康所需的各种支持，特别是为独居老人提供家政服务和健康管理。儿童对灾害的接受能力差，更容易受到心理伤害，从而在家或学校表现出行为异常。社区护士可通过接触、谈话、文字或画画等方式，使他们表达、宣泄情感，以助于恢复。在对弱势群体进行心理保护时，需要注意以下问题：①促进表达。鼓励并倾听灾后有心理障碍的患者表达和宣泄情感，用放松训练、认知和暴露疗法对创伤后有心理应激障碍者进行干预。同时，护理人员可以鼓励有相同经历的人加强沟通交流，达到"助人"和"自助"的目的。②多做解释。不批评再次出现幼稚行为的儿童，这些暂时出现的"长大又变小了的行为"是儿童对突发灾难的常见心理反应。对儿童不理解、不明白的事情，要用他们能够理解的方式解释。同时，要给予儿童积极的心理指导，树立其重建家园的信心。③及时发现。每当有重大灾情发生，人们创伤后心理应激状况的发生率普遍较高，为避免更多人群受影响，应及时发现问题，及时解决问题，社区护士应该根据他们存在的疾病、问题以及需求，为他们开展有针对性的公共卫生服务，必要时积极寻求精神科医生的救护和帮助。④积极应对。成年人应尽量避免在儿童面前表现出自己的恐惧、焦虑等情绪和行为，及时处理自己的压力，调整情绪。成年人稳定的情绪、坚强的信心、积极的生活态度会使儿童产生安全感。⑤关注儿童。如果儿童因为受灾引起的心理问题持续存在，应该及时到医院精神科或心理门诊就诊。

（3）救护人员的心理支持。应在灾害发生后 1～2 周内实施。由具有相似经历的十名左右的救护人员组成一个小组，按下列顺序组织讨论，提供一个可供人群谈论有关灾害方面经验或情绪的场所，通过交流解除压力、调节情绪，达到恢复的目的。其步骤如下：①确认事实，鼓励说出发生了什么事；②表达情感，鼓励说出自身的情感变化；③总结经验，从教训中诱导经验；④规划未来，构想新的、美好的未来。

（4）心理支持中的注意事项：①真诚对待服务对象，通过相关评估确定其受影响的程度以及自己解决问题的能力；②与受灾者形成信赖与支持关系，理智处理能做和不能做的事情；③既要倾听服务对象的诉说，又要重视其想要表达的内容；④注重沟通技巧，注意服务对象的眼神、面部表情等肢体语言，避免使用猜测语气进行提问，要采用开放式提问，使其能充分表达自己的痛苦；⑤掌握沟通重点，理解、认同服务对象的感受，肯定其长处与优点；⑥减轻对方的强迫感，不对其沉默表示不安，更不能表现出过分的同情或诱导对方负面看待现状。

7. 心理重建

灾后心理重建是一个长期的过程，勿急于求成。灾害发生后的 1～4 个月，心理援助工作开始转入中期阶段，并应持续进行到灾后至少二十年，这可视为心理援助的长期阶段。灾后心理重建中，应通过社会资源支持、培训、激励等逐渐提高受灾群众的自我效能感。灾后心理重建应重视以下几个方面的问题：

（1）心理重建要有组织、依法、专业地进行。灾害发生后应建立心理重建工作的管理机制，对心理重建工作进行统一领导和指挥，防止心理重建工作的混乱无序。在统一指导下，逐渐由"心理救援"转向"心理援助"，帮助受灾群众重塑信心。目前，许多国家和地区已经形成了一套日趋完善和成熟的灾难心理卫生服务体系，并从法律制度的角度提供保障，形成了专门的组织，储备了专业的灾后心理援助队伍，以保证灾后心理援助工作及时、长期、有效地实施和发展。

（2）要关注心理工作者自身的学习。灾后心理重建工作对于心理学专业人员而言也是新生事物。目前，灾难心理学在我国还属于一个新兴的学科。因此，从事灾后心理重建的心理工作者应保持谦虚的态度，不断学习，提升自己的专业水平。心理救援者在开展心理咨询工作的时候，一定要深入了解受灾群众的真正需求，有针对性地选择咨询技术，并根据实际情况的变化适时调整咨询方法，不能强求服从统一的标准。此外，为了做好灾后重建工作，向求助者普及心理专业知识和应对方法也是一个值得关注的问题。

（3）慎重选择心理咨询师。一般来说，从事灾后心理重建的心理咨询师应该具备以下能力和工作态度：①尊重来访者及其想法，鼓励他们充分表达自己，当来访者不同意其意见时，不表现出不高兴；②不低估来访者的感受并尊重这些感受，在来访者没有做好心理准备前，不强迫其叙述过程；③和来访者一起制订合适的治疗目标，告知治疗方法、时间长短以及衡量治疗效果的方法；④咨询师应能从专业客观的角度回答来访者提出的关于心理咨询和治疗的问题。

第三节　社区护士在灾害护理中的职责

一、社区护士在灾害护理中的地位

1. 护理工作在灾害救援中的地位

随着救援医学体系的形成和发展，护理在灾害救援中的重要性日益突出，社会对灾害护理服务的需求越来越大。在国际减灾、救灾、消灾形势日益严峻的今天，针对灾害应对和灾害救援的研究成为国内外研究的热点。既往的医学救援中，往往注重医生的作用，派出医生的数量普遍多于护士，甚至不派护士。美国"9·11"恐怖事件发生后，国际上对灾害医学有了全新的认识，面对日益频发的灾害，护士在灾前备灾、现场急救与转运、灾后康复方面都发挥着重要的作用。学者们越来越深刻地认识到护理工作是灾害医疗救援的重要组成部分，在备灾工作中发挥着不容忽视的作用。

2. 社区在灾害应对中的地位

社区是若干社会群体或社会组织聚集在某一地域内所形成的一个生活上相互关联的大集体，属于不同于政府和营利组织的第三类组织。因其不以营利为目的，致力于社区内公益性事业，熟悉社区资源，社区在应对突发公共危机事件时相对于市场体制中的企

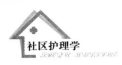

业组织和国家体制中的政府组织占有较大优势，并发挥着越来越大的作用。"将社区作为资源"已成为国际灾害应对工作中一项重要的指导方针。

3. 社区护士在灾害护理中的优势

社区护士已逐渐成为灾害护理工作中的重要救援力量。社区护士在灾害护理中具有以下优势：①熟悉社区环境，贴近社区居民，掌握大量的基础信息和资料；②能够第一时间到达灾害现场，展开初步的医学救援；③能够及时监测疫情，防止疫情蔓延；④能够及时普及卫生防疫知识，开展传染病防治工作；⑤能够进行连续性、全程性的服务，可以在整个灾害护理过程中承担伤情评估、分类、转运、联络、现场管理等工作。

二、社区护士在灾害护理中的工作内容

1. 防灾备灾阶段

（1）提供备灾减灾技能培训。组织开展灾害应对护理教育和培训，提高护士应对重大灾难的能力。可通过举办各种医学救援护理培训班和开展灾害护理继续教育，使护士尽快掌握各种应对灾害的护理知识和技术。

（2）参与备灾减灾计划制订。护士是初级卫生保健服务的直接提供者，又是突发事件中的第一应对者，应直接参与各种灾害相关计划和决策的制订。

（3）组织灾害应对宣传与演练。护士应在社区开展灾害应对教育和演练，宣传"灾害以预防为主""防患于未然"的思想；拟定各种灾害应对预案，定期组织医疗急救队伍或抗灾应急队伍，实施针对重大灾害（如地震、火灾等）的应急演练；通过组织社区居民实施紧急撤离与疏散演练，提高社区居民的防范意识，熟悉本社区紧急撤离与疏散的方案和路线。

2. 灾害应对阶段

（1）在现场进行健康状况及需求评估。在灾害救护中护士往往是首批到达灾害现场的救护人员，需要在灾害现场对自身、救援队伍及受灾者进行系统的安全与健康评估，需要判断现场暴露的化学性、生物性、放射性、核爆炸性物质，同时还要判断在突发事件中可能发生的重要传染性疾病等。

（2）参与伤员的预检分诊及转运。通过预检分诊，确定轻重缓急、救治程序，使有生命危险的伤员得到及时救治，较危重的伤员得到优先救治，一般伤员得到妥善处理。伤员经过现场以及灾区医疗站的急救、治疗之后，大部分需要转运到各医疗机构进行专科治疗。在转运过程中，护士承担的主要工作包括观察病情、监测伤员的生命体征，为重伤员、生命体征异常的伤员留置套管针，建立静脉通道等。同时，护士还要负责将受灾居民转移到安全地区，并做好转移途中的环境卫生工作，确保人员的健康和安全。

（3）对伤员进行护理救治。医疗救护队的主要任务有寻找、救护伤员，对伤员实施现场急救。灾害发生时，伤员往往成批出现，数量很难预测，伤情复杂多变。在救治条件差、时间紧、任务重的情况下，护士应以抢救生命为主，积极主动开展心肺复苏、止血、包扎、固定等基本的救护工作。同时，护士还应为伤员提供各种创伤急救护理，包

括软组织损伤、烧伤后局部的清创处理，吸痰以保持气道通畅等。

（4）为弱势人群及其家庭提供照顾。弱势人群在灾害发生后更需要护士的特殊照顾。例如，在救援护理过程中，护士为弱势人群及其家庭提供照顾，为孕产妇及新生儿、儿童及其家庭、老年慢性病患者及其家庭、精神疾病患者及其家庭提供适合的灾害护理。

（5）监督公共卫生及保障安全。随着救灾工作的不断深入，卫生防疫工作变得更为重要。护士应直接参与灾区食品、饮用水的安全监督，以及院内感染控制和灾民聚集地环境卫生的监督，如在地震重灾区设立临时疫苗接种点，有力、有序、有效地开展卫生防疫工作，以确保大灾之后无大疫。

（6）提供心理与精神卫生支持。灾害发生后，幸存者往往无法承受和接受突如其来的灾难，会出现许多心理问题，如焦虑、抑郁、恐惧、对未来与前途失去信心、对生活丧失兴趣、性格与行为发生改变等。在救援初期，救援工作的中心是抢救生命，任务繁重、时间紧迫，幸存者的心理问题容易被忽略。应注意，因短时间直接面对大量的死亡与伤残，救援人员自身也承受着巨大的压力，同样需要心理疏导。

（7）沟通协调与管理。护士在第一时间到达现场后，应有效使用应急通信设备向有关部门报告灾情，并记录突发事件之中及之后所进行的评估、干预和结果等，以利于灾后有关政策的制定。受灾居民由于卫生知识缺乏、宗教信仰问题或医疗资源缺乏等，可能与救援人员发生一些沟通上的问题。救援护士需要培训当地护士和志愿者的沟通技巧，协调各个部门机构之间的关系，保证良好的救援效果。

3. 灾后重建阶段

（1）为灾后危重患者提供全方位护理。灾后重建阶段，护士以帮助灾区医院恢复功能、建立正常的医疗秩序、护理危重患者为主，参与住院伤员的治疗护理，为其提供长期护理。

（2）为灾民及救援人员提供心理支持。重视灾后心理援助，在尽可能覆盖受影响地区所有居民的同时，重点关注特别需要帮助的一些特殊人群，如儿童、老年人、孕妇、残疾人等，同时注意救援人员的心理支持。灾后生活信心重建是一个长期、系统的工程，远比房屋、道路等硬件设施的重建工作艰巨得多。

三、社区护士在灾害护理中应具备的素质

灾害护理救援是与死神相争、与希望相伴的工作，要求参与救援的护士具备多方面的素质和能力。75％的救灾人员认为，护理人员在灾害控制管理方面的知识准备不足；还有研究者指出，过去护士缺乏灾害护理的训练，一些护士因为没有准确地评估灾害现场的危险性而遭遇伤亡。在就地抢救、转运伤员的过程中，还需要护士能采取科学、快速、有效的急救措施，抢救、维持伤员的生命，并最大限度地减轻伤员的痛苦，减少并发症的发生。

1. 高尚的道德情操

作为一名参与灾害紧急救援的护士，不但要具备过硬的业务水平，还要有救死扶伤

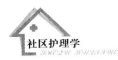

的人道主义精神、高尚的护理道德修养及献身精神；能设身处地想伤者之所想，急伤者之所急，尽可能帮助伤者；对伤员一视同仁，态度热情和蔼。对于危重患者，只要有百分之一的抢救希望，就应做出百分之百的努力。要求护理人员在险恶环境，将自身的名利与安危置于脑后，把灾民的痛苦和生命看得高于一切。忧灾民之忧，想灾民所想，视灾民如亲人，将强烈的同情心化作无私的奉献。

2. 良好的心理素质

（1）独立的思考能力。灾区伤者多，病种多，伤情复杂。医护人员要抓紧时间处理大量伤员，因此需要保持独立的思考能力，在救治过程中及时发现问题、解决问题。

（2）敏锐的观察能力。针对灾害发生后环境的特殊性，初始阶段对于灾害性质的判定往往很难，只能在救援工作开展过程中收集各种情报后才能判断，这就需要护理人员有敏锐的观察能力，随时捕捉伤员的可疑症状及现场环境的变化。这是每天在医院中进行普通的护理所不能比拟的。因此，灾害救护训练应重视各种环境因素变化对于伤者病情的影响，从而提高护理人员对异常症状的辨别能力。

（3）积极而稳定的情绪。情绪是客观事物能否满足人的主观需要而引发的一种外在表现。灾害发生时，所有卷入灾害的人都会出现情绪反应，不仅灾民会产生心理问题，即使是受过一定训练的救援人员、医护人员等，发生心理健康问题的风险性也较高。有研究表明，急诊护士出现焦虑、抑郁、压抑情绪的频率明显高于其他人。因此，灾害护理人员要学会很好地控制个人的喜怒哀乐，始终保持积极而稳定的情绪，对伤员亲切和善，使工作忙而不乱。

（4）高度的责任心和同情心。灾害发生时和发生后，灾区的生态环境往往遭到破坏，继发性灾害随时可能发生，现场往往比较混乱，人心惶惶，平日无法想象的事件随时可能发生。护理人员要具有高度的同情心和责任心，才能对现场进行冷静的观察，正确地配合其他人员进行护理工作；才能在直接与伤员接触时开展心理安抚和疏导；才能坦然面对杂乱场面，以平稳的心态紧张有序地开展抢救工作。只有这样，才能够使遇险伤员在最短的时间内得到积极有效的救治。

3. 广博的知识体系

（1）专科护理知识。在现场抢救伤员时多为口头医嘱，救援护士在及时执行医嘱的同时，须养成复述习惯，避免差错。平时加强业务学习，具备多学科知识和较强的护理基本功。在同时救治多个伤员时，不能消极等待医嘱，应积极主动地配合医生做好抢救工作，承担一定的治疗抢救任务，并且在转运途中密切观察伤员病情变化，随时注意有无威胁伤员生命的潜在问题，及时向医生汇报，做好记录。

（2）灾害护理知识。灾害的突发性、地域性等特点，决定了其伤员伤情的多样性和复杂性。进驻灾区的医疗队相对于伤员来说是远远不足的，这就要求护理人员掌握更加广泛的知识。护理人员既要熟悉灾区主要病种的护理，还要掌握灾区其他病种的护理。如地震后不但有大量的外伤患者，对于因雷雨天气引发的触电、溺水患者也要应付自如。又如洪灾之后，疫情的监测、流行病的防治将成为灾区的主要任务。面对以上问题，护理人员需要具备优良的"全科"素质。

（3）社会文化知识。了解多民族习俗，善于使用手势、表情等肢体语言进行交流；会少数民族语言，能与少数民族地区的受灾者进行有效的沟通；有较好的外语水平，能与外国受灾者进行一些简单的日常生活与护理的交流；尊重受灾者的风俗习惯及宗教信仰、饮食文化等。

4. 娴熟的操作技能

参与灾害护理的社区护理人员应熟练掌握多种护理操作技能，比如静脉穿刺，心肺复苏，导尿，吸痰、血糖仪、心电监护仪、呼吸机、除颤器的使用等，强化应急能力，进行有创护理操作时尽量减轻伤员的痛苦，为其赢得救治时机。日常生活中，护理人员被分配到具体的科室进行护理工作，而灾害发生时，护理人员的工作发生了明显的改变，如需要对伤员在伤病没有确诊的情况下进行抢救，在紧急抢救时会发生很多意想不到的问题，灾害救援时护理人员的数量无法满足伤员的护理需要等。所以，对护理人员综合急救技能的培训是非常关键的。护理人员具有扎实的基本功，具有进行各种伤病护理的能力，才能确保灾害救援中伤病护理的顺利开展。

5. 良好的沟通能力

灾害护理应急救援是一项群策群力开展的活动，护士在工作中与医生、司机、伤员及其家属有广泛的联系，能否协调好这些关系，对医务工作者内部的向心力和凝聚力、对整体救护工作的秩序和质量有很大的影响。在灾害护理救援中，救助者与被救助者的关系是灾害医学救治中人际关系的核心，两者之间良好的沟通是唯一能缓解医疗压力、提高抢救效率的方法。护士和受伤者及其家属接触得最多也最直接，因此要具备与伤员及其家属良好协调与沟通的能力。护士还应注意与急救司机的关系。转运中，司机需在全程集中注意力，这就要求护士关心和提醒司机，以便安全、快速地将伤员送往指定医疗机构接受进一步治疗。只有处理好以上各种关系，才能同心协力，把灾害护理救援工作做好。

6. 良好的身体素质

灾区一线环境恶劣、生活条件差，护理人员每天都要处理大量的伤员，不能按时休息，生活无规律，且随时都有被疾病传染或被灾害伤害的危险。若没有强健的体魄和充沛的精力，就无法履行职责、治病救人。所以，良好的身体素质是对护理人员最基本的要求。

（张利萍　张　群）

第十章　社区急救护理

学习目标

1. 掌握社区急救的概念、原则和步骤，基础生命支持的操作步骤。

2. 理解社区现场外伤五项急救技术、呼吸道异物梗阻的排除方法、洗胃术的操作步骤。

3. 了解社区急救的特点和社区急救的管理，急性中毒、意外损伤和误吸患者的社区救护。

第一节　社区急救概述

一、社区急救的概念

社区急救又称社区紧急救护、初步急救或院前急救，指对在社区内遭受各种危及生命的急症、意外创伤、中毒等患者在当时、当地提供及时、有效的基础医疗救护，包括现场初步救护、转运及途中救护。

二、社区急救的特点

1. **病种繁多**

社区疾病均未经分诊、筛选，跨学科、跨专业，要求护士专业知识广博。

2. **病情急骤，瞬息万变**

患者发病急骤，病情瞬息万变，要求护士业务水平优秀，经验丰富，判断及时、准确，处理果断、迅速，技术操作熟练。

3. **突发性强，时间紧迫**

各种急症突然发生，均难以预料，挽救生命的"黄金时间"往往就在数分钟内，时间就是生命。

4. 伤员众多，伤情严重而复杂

灾难性事故发生后往往出现大批伤员，并可造成伤员多系统、多器官、多部位的损伤，要求护士有条不紊、忙而不乱、团结协作。

5. 工作环境复杂

社区急救现场环境一般较狭窄、纷乱，要求护士适应能力强，尽力争取在各种恶劣条件下做好急救工作。

6. 流动性大

伤病可发生在医院以外的任何场合，其中以地面救护为主，要求护士随时、迅速地到达患者身边。

7. 风险大

社区急救不但存在较大的技术风险和难度，更存在人身伤害风险，要求护士树立和加强自我保护意识。

8. 劳动强度大

奔赴急救现场要经受救护车辆颠簸、携带沉重设备攀爬高层楼房或长距离徒步、搬运患者等，要求护士有坚强的意志品质和强健的体魄。

9. 急救人员少，任务重

社区急救要求护士必须具备较强的独立工作能力，同时发扬积极主动、团结协作的精神。

10. 社会性强

工作范围往往超出医学护理领域，要与社会中不同角色的人打交道，要求护士具备一定的社会经验、良好的心理素质、较强的人际沟通能力与应变能力。

三、社区急救的管理

1. 人员管理

社区卫生服务中心（站）一般设有 1~2 名经过专业急救知识和技能培训的医务人员。社区卫生服务中心急救站需 2 人以上 24 小时值班。

2. 用物管理

社区卫生服务中心（站）配置必要的抢救药品和器械，并配备急救药箱或急救包以便携带。

3. 通信管理

社区卫生服务中心（站）应设立醒目的紧急救护标识，并通过媒体、网络等使社区居民能够了解社区紧急救护的地址及电话，方便迅速联系。

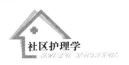

四、社区急救的原则

1. 先复苏后固定

当遇有呼吸、心搏骤停伴骨折的患者，应首先采取人工呼吸和胸外心脏按压等心肺复苏术，恢复其心跳、呼吸，而后再固定骨折部位。

2. 先止血后包扎

当遇到有大创口并伴有大出血的患者，应首先采用指压、止血带或药物止血，而后消毒并包扎创口。

3. 先重伤后轻伤

在接诊的患者中，有危重者和病情较轻者时，应优先抢救危重患者，而后抢救病情较轻的患者。

4. 先救治后转运

当接诊急诊患者时，社区护士应把握最佳抢救时机，及时给予患者有效的救护措施，维持其生命体征，而后再准备转院治疗。在转院途中，仍要积极给予抢救措施，严密观察患者的病情变化。

5. 保留离断的肢体或器官

如果伤员有离断的肢体、器官等，不要用水冲洗，应清洁保存，为后续再植手术做好准备。

6. 急救与呼救并重

有很多人在现场的情况下，救护与呼救同时进行，以尽快得到外援。在只有一个人的情况下，社区护士应当先施救后在短时间内进行电话呼救。

7. 转送与监护急救相结合

在转运途中要密切观察监护伤员的病情，必要时社区护士要协助专业急救人员进行相应的急救处理，如电除颤、心肺复苏等，以便伤员安全到达目的地。

8. 紧密衔接，前后一致

社区护士应与专业急救人员做好患者的交接工作，以防抢救措施重复、遗漏或出现其他差错，确保急救工作完善。

五、社区急救的步骤

1. 现场评估

社区护士通过看、听、闻及现场感受等对现场进行评估，以确定威胁患者生命的情况，确保自身与患者的安全。

2．急救人员自我防护

社区护士应充分利用防护设备（头盔、反光背心、防护手套、安全眼镜、防护胶靴、防毒面具等），尽量减少与避免不必要的伤亡，挽救更多的生命。

3．伤情评估

监测患者的生命体征，对昏迷的患者应检查其气道是否通畅、有无呼吸、有无颈动脉搏动及血压情况；确认患者的意识、瞳孔、肢体感觉、运动情况等。

4．伤员救护

先处理危及生命的症状，稳定患者的生命体征，再处理局部的出血、骨折等。处理措施包括通气、气管插管、胸外心脏按压、电除颤、止血、包扎、固定等。

5．请求专业援助

利用电话或可支配的人力与急救中心联系，打电话时要注意准确、简要地报告患者情况，如姓名、性别、年龄、发病时间、地点、主要症状及目前对患者的处理措施，报告人姓名及联系电话。

6．协助转运

协助转运即与专业急救人员做好交接工作。

7．伤员情况登记

伤员情况登记表应包括一般资料、受伤情况、救治情况、伤员去向、参与急救的医务人员的姓名和单位等。

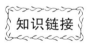

院前急救网络社区化模式

院前急救网络社区化模式是将紧急医疗救援纳入公共卫生服务项目，把急救服务和相关公共卫生服务带到居民身边，缩短急救反应时间，缩小急救反应半径，降低医疗救治费用，节约医疗资源，提高救治效率的一种急救模式。人民网2014年1月29日报道，作为全国卫生应急示范区，北京市朝阳区将在年内在全区43个街道建立急救站，率先在北京实现急救社区化。目前，其中14家社区急救站已开始运行。

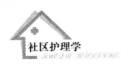

第二节 社区常用急救技术

一、心肺复苏术

（一）相关概念

1. 心搏骤停

心搏骤停是指各种原因所致的心脏突然停止搏动，有效泵血功能丧失，血液循环中断，引起全身严重缺血、缺氧。一般认为心搏骤停4~6分钟内脑细胞仍维持微弱代谢，如果积极抢救，患者脑损伤可能恢复，否则将发生不可逆的损伤。临床表现：①意识丧失或伴抽搐；②心音，颈动脉、股动脉等大动脉搏动消失，血压测不出；③呼吸停止，瞳孔散大，皮肤苍白或发绀，伤口不出血等。

2. 心肺复苏

心肺复苏（CPR）是指对心搏骤停的患者采取的人工通气、人工循环、电除颤、复苏药物的应用等一系列的急救措施，力争使其恢复自主心搏、呼吸和意识，以达到挽救生命的目的。心肺复苏包括基础生命支持、高级生命支持和持续生命支持。

（1）基础生命支持（BLS）。基础生命支持又称初步复苏或现场急救，指专业或非专业人员在没有任何急救药品和设备的情况下，进行徒手心肺复苏，目的是向心、脑及全身重要器官供氧，延长机体耐受临床死亡的时间。根据《2010美国心脏协会心肺复苏及心血管急救指南》，CPR操作顺序为C-A-B，即胸外心脏按压（C）—开放气道（A）—人工呼吸（B）。

（2）高级生命支持（ALS）。高级生命支持又称进一步生命支持，是在基础生命支持的基础上尽早应用药物，使用除颤器，建立和维持有效通气和血液循环，改善并保持心肺功能及治疗原发病。

（3）持续生命支持（PLS）。持续生命支持指复苏后的处理。重点是脑复苏、促进脑功能恢复及复苏后疾病的防治。复苏的终极目的不仅是使心搏与呼吸恢复，还在于职能的恢复，使患者有质量地生活。因此，有效的脑复苏措施必须尽早实施。

（二）基础生命支持的操作步骤

（1）识别。双手轻拍患者面颊或肩部，并在患者耳边大声呼唤。

（2）判断颈动脉搏动。在10秒内未扪及脉搏，快速检查呼吸后启动心肺复苏程序。

（3）呼救。求助他人帮助拨打急救电话，或协助救护。

（4）摆放体位。置患者仰卧位于硬板床或地上，去枕，头后仰，解开衣领、腰带。

（5）胸外心脏按压。①抢救者站在或跪于患者一侧；②双手的掌根部重叠，放在按压部位（胸骨中、下 1/3 交界处，或胸骨中线与两乳头连线的交点处），手指扣锁或伸展，但不接触胸壁；③双肘关节伸直，依靠操作者的体重、肘及臂力，有节律地垂直施加压力，使胸骨下陷至少 5 cm（成人），儿童、婴儿至少下压胸部前后径的 1/3，然后迅速放松，解除压力，使胸骨自然复位；④按压频率每分钟至少 100 次，按压与放松时间之比为 1∶2，放松时手掌根不离开胸壁。

（6）开放气道。开放气道前先清除口腔、气道内分泌物或异物，有义齿者应取下。开放气道包括以下几种方法：①仰头提颏法。抢救者一手的小鱼际置于患者前额，用力向后压使其头部后仰，另一手示指、中指置于患者的下颌骨下方，将颏部向前上抬起。②托颈压额法。抢救者一手抬起患者颈部，另一手以小鱼际部位置于患者前额，使其头部后仰，颈部上托。③托颌法。抢救者双肘置于患者头部两侧，双手示指、中指、无名指放在患者下颌角后方，向上或向后抬起下颌。

（7）人工呼吸。可使用口对口人工呼吸法（首选方法）、口对鼻人工呼吸法（适用于口腔严重损伤或牙关紧闭患者）和口对口鼻人工呼吸法（适用于婴幼儿）。在首个 30 次胸外按压后，单人抢救者开放被救者的气道，并给予 2 次人工呼吸。人工呼吸频率为每分钟 8~10 次。抢救者以保持患者头后仰的拇指和示指捏住患者鼻孔，每次吹气时间为 1~1.5 秒，使胸廓扩张。吹气毕，松开口鼻，抢救者头稍抬起，侧转换气，注意观察胸部起伏情况。

（三）基础生命支持的注意事项

（1）对于没有意识、呼吸或不能正常呼吸的成人，应首先给予胸外按压。

（2）对成人实施单人或双人抢救时按压通气比为 30∶2；对儿童或婴儿实施单人抢救时按压通气比为 30∶2，实施双人抢救时按压通气比为 15∶2。

（3）医务人员每 2 分钟交换一次按压职责，尽可能减少按压的中断，将中断时间控制在 10 秒以内。

（4）如果抢救者目睹患者发生心搏骤停且现场有自动体外除颤器（ADE），应从胸外按压开始心肺复苏，并尽快使用 ADE，每次点击后立即从按压开始心肺复苏。

（5）高质量的心肺复苏包括以足够的速率和幅度进行按压，保证每次按压后胸廓回弹，尽可能减少按压中断并避免过度通气。

（6）每 5 个按压通气循环或 2 分钟检查 1 次复苏效果。若停止按压，无颈动脉搏动，应继续进行人工呼吸与胸外心脏按压；若能触及颈动脉搏动，说明心搏已经恢复，再评价呼吸是否恢复，如果呼吸未恢复或自主呼吸微弱，则继续进行人工呼吸。

二、呼吸道异物梗阻排除

呼吸道内进入异物，可导致完全性或不完全性梗阻和通气功能障碍，如果不立即排除异物，严重者可迅即窒息、死亡。

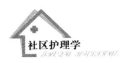

（一）成人呼吸道异物排除

最常见的是腹部冲击法，具体包括：

（1）立位或坐位的腹部冲击法。立位或坐位的腹部冲击法适用于意识清楚的患者。患者取立位，抢救者站在患者身后，一腿在前，于患者两腿之间呈弓步，另一腿在后伸直；同时双臂环抱患者腰腹部，一手握拳，拳眼置于脐与剑突之间，另一手固定拳头，并突然连续用力向患者上腹部的后上方快速冲击数次，直至呼吸道内的异物排出。

（2）仰卧位的腹部冲击法。仰卧位的腹部冲击法适用于意识丧失的患者。将患者置于仰卧位，抢救者双膝骑跨于患者双腿外侧，将一手掌根部置于患者脐与剑突之间，另一手重叠其上，并连续、快速、用力（以下同）向患者上腹部的后上方冲击数次，直至呼吸道内的异物排出。

（3）腹部冲击自救法。此法由患者自己操作，一手握住另一手的拳头，拳眼置于脐与剑突之间，向上腹部的后上方冲击（同上），反复几次，如无效果，可将上腹部抵住椅背、桌边、栏杆等，用力冲击上腹部数次，直至呼吸道内的异物排出。

（二）儿童呼吸道异物排除

（1）儿童头低俯卧拍背法。抢救者单腿跪地，将儿童腹部置于支撑腿上，使其呈头低臀高位。抢救者一手固定儿童髋部，另一手掌根部拍击（同上）其肩胛间区。通过震动及重力的作用可能使呼吸道内的异物排出。

（2）儿童腹部冲击法。抢救者取坐位，使儿童面朝前坐在自己双腿上，双手环抱其腹部，双手中指和示指并拢、重叠，置于儿童剑突与脐间，冲击其上腹部。

（3）婴儿胸部冲击法。取仰卧位，抢救者一手固定儿童头部，头后仰，使其气道开放，另一手的两指置于婴儿两乳头连线下一横指处（与婴儿胸外心脏按压的定位相同），冲击按压（同上）胸部。

（4）婴儿头低俯卧拍背法。可使儿童俯卧于抢救者一侧前臂上，并用手固定住其下颌部，呈头低臀高位，另一手掌根部拍击（同上）其肩胛间区。

（三）呼吸道异物排除注意事项

（1）清除异物。采用以上各种方法时，每拍击或冲击4～6次，均应将患者身体翻转、面部朝上，检查口腔内有无异物，如果发现异物，用示指或小指将其从患者口腔中清除。

（2）避免损伤。采用以上任何一种方法时，均必须避免冲击剑突及肋骨，以免骨折而导致脏器损伤。

（3）防止误吸。腹部冲击法也有可能造成胃内容物反流、误吸，应予注意。

三、洗胃术

口服催吐法及漏斗式洗胃器洗胃法适用于急需清除胃内容物而又无电动洗胃机时，

尤其适用于现场急救。

（一）口服催吐法

口服催吐法适用于服毒量少、意识清楚者。其操作步骤如下：

（1）体位。协助患者取坐位。

（2）准备。围好围裙，取下义齿，置污物桶于患者椅旁或床旁。

（3）自饮洗胃液。指导患者饮洗胃液，每次量为 300～500 mL。

（4）催吐。自呕或（和）用压舌板刺激舌根催吐。反复自饮、催吐，直至吐出的洗胃液澄清无味。

（二）漏斗式洗胃器洗胃法

漏斗式洗胃器洗胃法适用于急需清除胃内容物而又无电动洗胃机时，其操作步骤如下：

（1）患者取侧卧位或仰卧位，清除口腔内异物。

（2）以一手协助患者张开口唇，必要时使用开口器。

（3）另一手持漏斗式洗胃器胃管前端，缓缓插入食管内，胃管前端进入食管后，立即提高漏斗端，如果患者出现呛咳、呼吸困难，说明胃管或异物误入气道内，应立即拔除，重新插入。

（4）胃管插入深度达到 50 cm 刻度处即可。

（5）检查胃管确实插入胃内无误，抽出胃液后，可将漏斗提高，至少高出患者头部 50 cm，并将灌洗液 300 mL 缓缓灌入胃内。

（6）灌入液体后，再将漏斗放低，低于患者头部，胃内液体即可流出，胃管中段有一球囊，可以用于挤压球囊，以加快液体流出速度。

（7）胃内液体流出停止后，再将漏斗提高，继续灌入液体，如此反复洗胃。

（三）洗胃术的注意事项

（1）时机。毒物进入消化道 6 小时内均应洗胃，洗胃越早，效果越好。

（2）对象。①适应证：非腐蚀性毒物中毒，如有机磷、安眠药、重金属类、生物碱及食物中毒等。②禁忌证：强腐蚀性毒物（如强酸、强碱）中毒、肝硬化伴食管胃底静脉曲张、胸主动脉瘤、近期内有上消化道出血及胃穿孔、胃癌等。

（3）洗胃液。当毒物性质不明时，洗胃液可选用温开水或生理盐水，待毒物性质明确后，再采用对抗剂洗胃。

（4）方法。急性中毒患者应紧急采用口服催吐法，必要时进行漏斗式洗胃器洗胃，以减少毒物吸收。

（5）插管。插管时，动作要轻、快，切勿损伤食管黏膜或使胃管误入气管。

（6）观察。洗胃过程中应随时观察患者的面色、生命体征、意识、瞳孔变化、口鼻腔黏膜情况及口中气味等。第一次抽出液或洗出液应留做毒物分析。

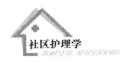
四、现场外伤五项救护技术

现场外伤五项救护技术包括通气、止血、包扎、骨折固定和搬运，均为社区急救中常用的临时急救措施。

（一）通　气

通气是指为解除引起患者气道阻塞的各种原因，使气道通畅而采取的紧急救治措施。常见的通气方法有以下几种。

1. 清除异物

清除异物适用于异物阻塞呼吸道者，一般包括手指掏出法、拍背法和腹部冲击法等。详见本节呼吸道异物梗阻的排除方法。

2. 开放气道

开放气道适用于因舌后坠致上呼吸道梗阻者，可用相关手法开放气道，包括仰头提颏法、托颈压额法和托颌法。详见本节心肺复苏术中开放气道的方法。

3. 人工气道

人工气道适用于因危重病导致气道堵塞者或患者无法自主呼吸时。人工气道是将特制的气管导管，经口腔或鼻腔插入患者气管内建立人工通道的方法，包括口咽气道、鼻咽气道、环甲膜穿刺或切开、气管插管、气管切开等。

4. 简易呼吸器

简易呼吸器是一种具有弹性呼吸球囊和附有呼吸活瓣的手挤压式人工呼吸器，简便轻巧，特别适用于现场抢救。

（二）止　血

急性大出血是患者受伤后早期致死的主要原因，在社区急救现场采取及时、有效的止血措施是挽救生命的首要环节。常用的止血方法有以下几种。

1. 指压动脉止血法

抢救者用手指按压出血部位近心端的动脉血管，使血管闭塞、血流中断而达到止血目的。这种方法是用于动脉破裂出血的临时止血措施，虽可立竿见影，但不宜持久采用，随即应根据具体情况再选用其他有效的止血方法。以下部位出血常用指压动脉止血法：

（1）头顶部出血。一侧出血，用示指或拇指压迫同侧耳前方颞浅动脉搏动点（图10-1a）。

（2）颜面部出血。一侧出血，用示指或拇指压迫同侧面动脉搏动处。面动脉在下颌骨下缘下颌角前方约3厘米处（图10-1b）。

（3）头面部出血。一侧出血，可用拇指或其他四指在颈总动脉搏动处压向颈椎方向。颈部动脉在气管与胸锁乳突肌之间（图10-1c）。

（4）肩部出血。用示指压迫同侧锁骨窝中部的锁骨下动脉搏动处，将其压向深处的第一肋骨（图10-1d）。

（5）前臂与上臂出血。用拇指或其余四指压迫上臂内侧肱二头肌内侧沟处的搏动点（图10-1e）。

（6）手部出血。互救时两手拇指分别压迫腕上横纹内、外侧（尺、桡动脉）的搏动点（图10-1f）。

（7）下肢出血。自救时双手拇指重叠用力压迫大腿上端腹股沟中点稍下方股动脉搏动处（图10-1g）。

（8）足部出血。用两手指或拇指分别压迫足背中部近踝关节处的足背动脉和足跟内侧与内踝之间的胫后动脉（图10-1h）。

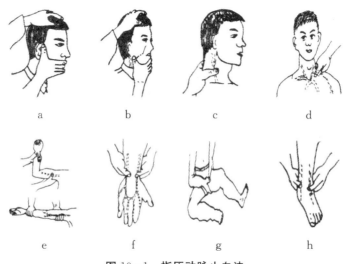

a　　　　　b　　　　　c　　　　　d

e　　　　　f　　　　　g　　　　　h

图10-1　指压动脉止血法

2. 止血带止血法

止血带止血法是用于四肢大动脉破裂大出血时的重要方法，但如果使用不当，也可造成远心端肢体缺血、神经损伤。因此在使用时应注意以下几点：

（1）扎止血带部位应尽量靠近伤口近心端，上臂和大腿都应扎在中、上1/3交界处，以免损伤桡神经。

（2）系止血带前，要用毛巾或布片、棉絮作衬垫。

（3）压力要适当，以刚达到远心端动脉搏动消失、适当止血为度。

（4）使用止血带要记录使用时间。使用时间一般不超过2~3小时，且为暂时恢复远心端肢体的供血，每隔40~50分钟松解一次，每次松解2~3分钟，寒冷季节每隔30分钟放松一次，松解期间如有少量出血，仍用指压动脉止血法。用止血带止血超过2小时者，应更换比原来高的位置结扎。松解时如仍有大出血或肢体已无保存价值，在转运途中可不必再松解止血带，以免加重失血。

（5）严禁用电线、铁丝、绳索代替止血带。

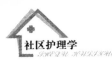

（6）松止血带前，要先输液或输血，补充有效循环血量，做好纠正休克的准备。

3. 伤口压迫止血法

伤口压迫止血法适用于小动脉、静脉、毛细血管的出血，伤口覆盖敷料、手帕后，以手指或手掌直接用力压迫，一般压迫 5~10 分钟，再选用加压包扎止血法。

4. 加压包扎止血法

加压包扎止血法适用于小动脉，中、小静脉或毛细血管的出血。方法是先将较厚的无菌敷料覆盖在伤口上，再用绷带或三角巾适当加压包扎。

5. 填塞止血法

填塞止血法常用于腹股沟、腋窝、肩部、鼻腔等部位的出血。用无菌棉或洁净的纱布填塞伤口，填满填紧后再进行加压包扎止血。

（三）包 扎

1. 包扎材料

受伤部位经有效止血后，均应及时包扎。社区急救现场常用的包扎材料多为绷带、三角巾，或就地取材，如洁净的床单、窗帘、毛巾、围巾、衣服等均可被巧妙利用。

2. 包扎方法

（1）绷带包扎法。①环形包扎法：各种绷带包扎法中最基本的一种，主要用于包扎手腕部、踝部、颈部、额部及身体其他粗细相近部位；②螺旋包扎法：主要用于包扎上、下肢；③螺旋反折包扎法：主要用于包扎前臂、小腿等粗细不等的部位；④"8"形包扎法：主要用于包扎手、腕、肘、膝、足、踝、肩、髋等关节部位。

（2）三角巾包扎法。三角巾包扎法是现场急救外伤包扎中最常用、最方便、最快捷的方法。常用的有头顶帽式、单眼、单肩、双肩、胸（背）部、腹部、上肢、膝（肘）部和手（足）部等包扎法。

3. 注意事项

包扎时应注意以下几点：

（1）动作迅速准确，不加重患者的疼痛、出血或者导致伤口污染。

（2）包扎松紧适宜，太紧可能影响局部血液循环，太松会使敷料脱落或移动。

（3）最好用消毒的敷料覆盖伤口。

（4）包扎四肢时，指（趾）最好暴露在外面，以便观察远端血供状态。

（5）应用三角巾进行包扎时，边要固定，角要拉紧，中心伸展，包扎要贴实，打结要牢固。

（四）骨折固定

1. 常用材料

最理想的材料是夹板，如现场无专业医疗使用的夹板，则就地取材，用木板、木棍、竹片、竹竿、雨伞、手杖、硬纸板、厚报纸、杂志等代替。另需准备纱布或毛巾、绷带、三角巾等。

2. 注意事项

骨折固定时应注意以下几点：

（1）开放性骨折，必须先止血、再包扎、最后固定，顺序不可颠倒。闭合性骨折直接固定即可。如有休克，应先行抗休克治疗。

（2）下肢或脊柱骨折，应就地固定，尽量不要移动患者。

（3）夹板必须扶托整个伤肢，夹板长度应包括骨折部位两端的关节。

（4）夹板等固定材料不直接与皮肤接触，要用棉垫、毛巾、衣物等柔软物垫好，尤其骨突部位与悬空部位更要垫好。

（5）肱骨或尺、桡骨骨折固定时，均应使肘关节屈曲，角度呈 80°～85°，再用悬臂带将前臂悬吊于胸前；股骨或胫、腓骨骨折固定时，均应使膝关节伸直。

（6）固定只是为了限制肢体活动，不要试图复位。如肢体过度畸形，可根据伤情沿伤肢长轴方向牵拉、旋转骨折远心端肢体，使其大致对位对线，再行固定包扎。

（7）四肢骨折固定时，应先固定近心端、后固定远心端，避免骨折部位再度移位。

（8）肢体固定时，须露出指（趾）端，以便观察远心端血液循环情况，如远心端皮肤出现苍白、青紫、发冷、麻木等表现，应立即松解，查清原因，重新固定，以免引起肢体缺血、坏死或损伤神经。

（五）搬　运

现场搬运伤员的目的是及时、迅速、安全地将伤员转运至安全的地方，防止再次受伤。使用正确的搬运方法是急救成功的重要环节，错误的搬运方法可能造成附加损伤。现场搬运多为徒手搬运，在有利于安全运送的前提下，也可以使用一些搬运工具。

1. 徒手搬运法

常见的徒手搬运法：①单人搬运法：适用于病情较轻、路程较近的患者，方法有扶持法、抱持法、背负法。②双人搬运法：适用于病情较轻、路程较远但体重较重的患者，方法有椅托法、拉车法、平抬法。③三人或多人搬运法：适用于路程较近但体重较重的患者。

2. 注意事项

搬运过程中应注意以下几点：①体位舒适安全；②固定牢固，防止再度损伤；③密切观察患者病情，尤其是损伤部位的变化；④做好抢救记录。

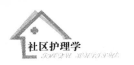

第三节　社区常见急症的救护

一、社区急性中毒患者的救护

急性中毒是指大量的毒物在短时间内进入机体内，迅速引起不适症状，产生一系列病理生理变化，甚至导致死亡。毒物进入人体的途径主要有呼吸道、消化道和皮肤黏膜等。

（一）食物中毒

引起食物中毒的因素较复杂，生活中常见的是细菌性食物中毒。食物中毒的临床表现大同小异，以急性肠胃炎多见，严重者可因剧烈腹泻、腹痛引起脱水、休克、呼吸衰竭而危及生命。

1. 社区现场救护

（1）清除毒物。中毒轻者可口服解痉剂，补液，在社区医疗机构休息观察；中毒较重时，清醒者催吐，意识不清者给予洗胃，以清除未被吸收的毒物。

（2）对症处理。为防止呕吐物堵塞呼吸道而引起窒息，应让患者侧卧，6 小时以内给予洗胃。在呕吐中，不要让患者喝水或进食，但在呕吐停止后应马上补充水分。如果患者出现抽搐、痉挛，应马上将患者移至周围没有危险物品的地方，并取筷子用手帕缠好塞入患者口中，以防咬伤舌头。当患者脸色发青、出冷汗、脉搏虚弱时，需要马上送上级医疗机构，谨防休克。

（3）留标本送检。要注意留好呕吐物或粪便标本，与紧急处理后的患者一同送医院检查，有助于明确诊断。

2. 预防指导

（1）不食用来历不明的食物、死因不明的畜禽和水产品以及不认识的野生菌类、野菜和野果。

（2）购买和食用包装食品时，应注意检查食品袋包装是否完整，是否在保质期内。

（3）烹调食物和进餐前要注意洗手，接触生肉、生鱼后需再次洗手，加工、储存食物时要做到生、熟分开。

（4）在外就餐后如果出现呕吐、腹泻等疑似食物中毒症状，要立即进行自救，可用筷子或手指刺激咽部，帮助催吐，排出毒物。同时，应及时向当地卫生行政部门报告，并保留所有剩余食物和餐具，以备核查中毒原因。

（二）一氧化碳中毒

一氧化碳为无色、无味气体，是煤燃烧不全的产物。一氧化碳中毒最常见的原因是生活煤气外漏或用煤炉取暖时空气不通畅。一氧化碳通过呼吸道进入人体后与体内血红蛋白结合，形成稳定的碳氧血红蛋白，大量的碳氧血红蛋白可使红细胞失去携氧能力，而且还影响氧合血红蛋白的正常解离，导致组织细胞缺氧。人体中枢神经系统对缺氧最为敏感，缺氧可导致神经细胞水肿、变性、坏死，出现脑水肿。心肌对缺氧也较敏感，缺氧时可表现为心肌损害和各类心律失常。

1. 社区现场救护

（1）脱离中毒环境。发现中毒后，应尽快将患者转移到空气流通处，立即打开门窗，松开患者的衣领、裤带，保持呼吸道通畅，注意保暖。

（2）对症处理。有条件时给予吸氧，促进一氧化碳的排出，应采用高浓度面罩或鼻导管吸氧。轻度中毒者经上述处理后很快就能好转，对心搏骤停者应立即进行心肺复苏。中毒较深出现昏迷者，应立即送往有高压氧舱的医院抢救。

2. 预防指导

（1）加强预防一氧化碳中毒的卫生宣传，对取暖用的煤炉要装好烟囱，并保持烟囱结构严密和通风良好，防止漏烟、倒烟。

（2）认真执行安全生产制度和操作规程，煤气发生炉和管道要经常检修以防漏气，并加强对空气中一氧化碳的检测，加强个人防护，必要时佩戴防毒面具。

二、社区休克患者的救护

休克是指机体受到不同因素刺激引起的有效循环血量锐减，导致全身微循环障碍，使维持生命的器官、组织血液灌注量不足，引起以缺血、缺氧、细胞代谢紊乱、重要器官损害为特征的危急临床综合征。

1. 社区现场救护

（1）体位。一旦确定患者发生休克，应立即采取去枕平卧位，即头和躯干抬高$10°\sim20°$，下肢抬高$20°\sim30°$。

（2）保暖。在协助更换体位的同时采取适宜的保暖措施，如将室温维持在$22\sim28℃$。加盖棉被、毛毯等保暖，及时更换被汗湿的衣物。但不能在体表加温，禁用热水袋和电热毯等。必要时，给予出现高热的感染性休克患者物理降温。

（3）通气。发生休克后，要立即松解患者的领口和衣裤，清除呼吸道异物，使其头部偏向一侧，保持呼吸道通畅。

（4）吸氧。有条件时及时给予患者吸氧，一般采取鼻导管或面罩吸氧，氧流量$2\sim4$ L/min，重度休克者$4\sim6$ L/min。

（5）扩容。有条件者要尽快建立静脉通道，及时补液，补充有效循环血容量，这是纠正休克的根本措施。

（6）止血。存在体表和四肢出血者，应首先给予加压止血或止血带止血，待休克纠正后再实施止血措施。

（7）观察。严密监测患者的生命体征、意识、皮温、尿量等。如有异常，及时对症处理。避免过多搬动患者，待病情稳定后送医院进一步救治。

2. 预防指导

（1）教育社区居民生活中要注意安全，尽量避免外伤、感染。

（2）建议社区居民尤其是心脑血管疾病患者采取健康的生活方式，并学会管理自己的情绪，用积极的心理防御机制应对生活中的各种压力。

（3）让社区居民了解休克的前期表现以及病情加重的信号，学会自救和求救。

三、社区昏迷患者的救护

昏迷是由于各种原因引起的高级神经活动的高度抑制状态，是最严重的意识障碍，表现为意识的持续中断或完全丧失，是病情危重的标志。

1. 社区现场救护

（1）体位。一般采取头高足低位，头部抬高 $15°\sim30°$，并偏向一侧。

（2）通气。为保持呼吸道通畅，应立即解开患者领口、衣裤，取下活动的义齿，清除口腔异物。出现舌后坠时，可使用舌钳或口咽管。

（3）吸氧。有条件时立即给予吸氧，一般流量为 $2\sim4$ L/min。

（4）安全。若患者出现抽搐，应防止意外损伤，如用纱布（可用手绢、布条替代）裹好的压舌板（可用勺子柄替代）置于患者上下磨牙间，防止舌咬伤。

（5）观察。密切观察患者生命体征，异常者及时给予对症处理，如给高热患者物理降温，给低温患者添加衣被等。

2. 预防指导

（1）应督促社区居民定期体检，尽早发现疾病，及早救治。

（2）建议患有全身性疾病、中枢神经系统疾病、内分泌与代谢障碍和癔症等功能性疾病的患者注意自我防护，密切观察病情，发现异常及时求救。

（3）向社区居民介绍昏迷症状的判断和自我救护方法。

四、社区意外损伤患者的救护

损伤是外界致害因子作用于人体，造成组织、器官在解剖上的破坏和生理功能的紊乱。日常生活中常见的意外损伤包括颅脑损伤、胸部损伤、腹部损伤、骨与关节损伤和皮肤损伤等。

1. 社区现场救护

（1）止血。对于出现大出血的患者，应分秒必争，立即止血并呼救。

（2）包扎。用清水、生理盐水（0.9%氯化钠溶液）或双氧水（过氧化氢溶液）冲洗创面，并用无菌纱布包扎伤口。

（3）固定。患者若出现骨关节损伤，应嘱咐患者关节制动，并给予简单固定。

（4）观察。严密观察患者生命体征，尤其关注患者血压波动情况。

（5）补液。对因大出血造成有效血容量不足者，应及时补液扩容，预防休克的发生。

2. 预防指导

（1）教育社区居民日常生活中要注意安全，尤其儿童要远离火源和热源。

（2）给社区居民普及安全用电知识，家中各种电器都要注意漏电保护。

（3）教育儿童不要将纽扣、弹珠等体积较小的物件放入口鼻玩耍。

（4）教给社区居民一些基本的急救方法，并建议其家中常备急救药物，如消毒液、绷带、无菌纱布等。

五、社区误吸患者的救护

误吸主要指气管异物堵塞，是儿童常见的意外急症。常见的气管异物包括体积较小的食物、坚果、玩具等。气管异物堵塞患者多表现为吸气性呼吸困难、口唇发绀等，如果不及时处理，可能导致患者窒息、死亡。

1. 社区现场救护措施

（1）当异物呛入气管时，不要惊慌失措，切勿用手掏或用钳子夹取，以防异物陷入更深。

（2）如患者意识清楚，应鼓励其用力咳嗽，并给予头低俯卧拍背法协助其排出异物，或采用立位或坐位的腹部或胸部冲击法协助其排出异物。

（3）如果患者已出现意识障碍，可使用仰卧位的腹部或胸部冲击法协助其排出异物。

（4）如果患者症状严重，且上述方法处理无效，应及时将其送往医院就诊。

2. 预防指导

（1）进食时不要大声说笑，应细嚼慢咽，有义齿者要将义齿固定好。

（2）当小儿在剧烈运动、哭闹、嬉笑时，叮嘱其勿将玩具、纽扣、豆子、瓜子等物品放入口中，以免误吸入气管。

（3）尽量不要给婴幼儿喂食瓜子、豆子等小粒食品，且注意勿将体积过小的玩具给婴幼儿玩耍。

（秦素霞　张　群）

配套案例

第一章　社区护理概述

案例导引 1　张大爷社区看病记

张大爷今年 71 岁，张大妈 70 岁，二老有一个女儿，45 岁，在外地工作，已结婚生子。女儿很孝顺，工作后一直劝说二老搬到她所在的城市去定居，好就近照顾，可是二老习惯了生活的城市，始终未能成行。好在二老身体素来康健，平常也能互相照顾，只是偶尔头痛脑热有点麻烦。二老退休前都是工厂工人，目前居住的仍是之前的单位房，邻居都是熟人，住着很舒服，但就是地方比较偏远。二老节约，平时出门都是坐公交车，但距离最近的医院也需要转两次车，来回光坐车就要近 3 个小时，所以，每次去医院看病都让二老很头疼。

案例导引 1.1　从未进去过的社区医院

后来，在张大爷家附近开设的社区卫生服务中心改变了这一切。某个寒冷的冬天，张大爷早上起床时觉得头痛且全身无力，大妈一摸大爷额头，是滚烫的，肯定是发烧了。怎么办呢？大爷说没事，就随便吃点家里的感冒药吧，过两天就好了，但大妈觉得毕竟年龄大了，还是去医院看看。但天气太冷，且大爷实在没有力气，很不愿意大老远去医院。大妈灵机一动建议道："要不我们去那个社区医院（居民们对社区卫生服务中心的简称，下同）试试？"大爷终于同意了。社区医院就设在他们住房旁边的小区商品房的一楼，走路过去只需要 5 分钟。大妈搀扶着大爷来到了社区医院，导医护士亲切地接待了他们。大妈问护士："请问这个社区医院是这个小区的吗？那我们住在旁边，不住在这个小区的能在这里看病不？"护士一边说"可以啊，只要是这个社区的都可以"，一边把二老带到旁边的全科门诊室。

请问：

（1）何为社区？

（2）构成一个社区需要具备哪些要素？

（3）社区可以帮助老百姓做些什么？

案例导引 1.2　原来还可以节约钱

全科门诊的医生认真地对大爷进行了诊治，鉴于大爷体温过高（39.8℃）且已持续了较长时间，已出现脱水，医生决定为大爷降温，同时适当补液。"啊，这里可以输液吗？"大妈问医生。"可以啊，"医生边开医嘱边回答，"我们这里可以提供的服务多着呢，而且社区现在实行'零差率'药品，基本药品比医院便宜呢！""这里的药比医院便宜，真的吗？"医生非常肯定地点点头，并说："外面大厅墙上的基本药品名单里的药都属于'零差率'药品，社区都是按药的进价卖的。"离开全科门诊室并缴费取药后，二老在导医护士的带领下找到了在社区医院里间僻静的输液室。虽然这个社区医院开业已经有好几个月了，但是住在旁边的二老只是常从门口经过，这还是二老第一次走进社区医院。

请问：

（1）何为社区卫生服务？

（2）社区卫生服务中心的医生为什么叫全科医生？其机构和人员是如何配置的？

（3）社区卫生服务中心可以为社区居民提供哪些服务？分别针对哪些居民？

案例导引 1.3　麻雀虽小，五脏俱全

二老到达输液室后，等待输液的时间里，大妈不禁向大爷感叹："刚才医生说得没错，这个医院真的面积不大（只有一层楼，由十多个小房间组成），但功能很全呢（沿途经过了化验室、预防接种室、妇女保健室、健康教育室和康复室）！"这话刚好被前来输液的社区护士听到，她边准备输液用品边说："是啊，我们这里有些护士刚来时都不太适应呢，因为这里和医院的护理工作差别有点大。""你们在这里工作恐怕要轻松些吧？我看都没多少病人。""啊，不轻松呢，只是忙的事情不太一样，我们不止管病人，社区的所有居民我们都要管的。"

请问：

（1）何为社区护理？

（2）社区护理和临床护理有何异同？

（3）社区护理工作包括哪些？有哪些常用技术和工作方法？

案例导引 1.4　从未这么快速便捷地看过病

"啊，护士的工作不就是打针输液吗？没生病的人不需要吧？"大妈嘀咕道。护士笑笑，继续边忙边聊："社区护士的工作才远不止打针输液呢，我们现在的工作重点是预防保健。"大妈点点头，又摇摇头。说着话，液体已经输上了，大爷因为虚弱说想睡会儿，护士看出了大妈的疑惑，转身从大门右边的宣传架上取了社区医院的服务项目和老年保健的健康教育单递给大妈，大妈刚好边守大爷边看宣传单。半个小时后大爷醒来时体温已经降了下来，他自己也感觉好了很多，而且这次看病从大爷离开家到输完液回到家，不到 2 个小时。对于这次轻松、有效、省钱更省时的看病之旅，二老非常满意，说："以后看病就这儿了。"

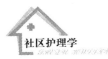

请问：

（1）何为社区护士？

（2）要成为社区护士需满足哪些基本条件？

（3）社区护士在社区护理工作中有哪些职责？需要具备哪些能力？

第二章　社区护理基本理念

案例导引 2　不再左右为难

今年 32 岁的王浩是企业里的一名职工，平时工作非常忙，每周还要上一次夜班。因为经济原因，王浩带着妻儿和家人一起生活，四世同堂，共 6 口人，家庭成员包括外婆（83 岁，患老年期痴呆 10 余年，老伴 3 年前去世）、父亲（62 岁，已退休 2 年）、母亲（60 岁，家庭主妇）、妻子（28 岁，企业职工）、儿子（6 个月）。结婚以来，全家人相处还算和睦。尤其是宝宝的出生，为全家人带来了更多的欢乐。按全家人协商的计划，正在休产假的妻子负责照顾宝宝，王浩下班时间协助妻子、父母照顾外婆和做家务。就这样，3 个月过去了，全家人忙而有序，外婆和宝宝都被照顾得不错。

案例导引 2.1　外婆该去养老院吗

宝宝 3 个月了，王浩妻子 120 天的产假也快要结束了，关于外婆和宝宝的照顾问题，全家出现了很大的分歧。父母的意见是请个保姆负责照看孩子，母亲协助保姆继续照顾外婆，家务由其他人分担；但妻子不放心让保姆照看孩子，希望能暂时把外婆送到养老院去，待宝宝满 3 岁上幼儿园之后再接回来；母亲坚决反对送外婆去养老院，双方僵持不下，谁也说服不了谁。王浩夹在母亲和妻子之间，左右为难，不知道该怎么做才好。

请问：

分别从个人、家庭和社区的角度分析，王浩的家庭及家庭成员分别存在哪些健康问题？分别有哪些症状和相关因素？

案例导引 2.2　外婆走丢了

宝宝 4 个月时，妻子上班去了，保姆也还没请，父母承担起了照顾外婆和宝宝的任务及家务。妻子上班后的一个月时间里，家里连续发生了三件让人头疼的事，让王浩焦头烂额：父亲太过劳累导致风湿性关节炎复发；母亲太忙乱对宝宝照顾不够仔细，导致宝宝不小心被开水烫伤了右手手背；最糟糕的是，某天上午母亲带着宝宝和外婆一起出去散步时，母亲为安抚突然哭闹的宝宝，忽视了跟在旁边的外婆，外婆竟然走丢了。这个家庭面临前所未有的困难。

请问：

针对王浩的家庭及家庭成员的健康状况，个人、家庭和社区可分别提出哪些一级预防、二级预防和三级预防措施？

案例导引 2.3　老年人也有日托中心

幸运的是，外婆走丢后当晚就被好心人送到了派出所；宝宝的伤势也无大碍，在社区卫生服务中心做简单处理后很快恢复了。可是，以后的日子又怎么办呢？愁眉不展的王浩偶然听说附近新开了个老年人日托中心，这个日托中心隶属于其家所在社区的卫生服务中心，专门帮助工作日家里无人照顾的老年人，价格不贵，环境和服务都不错。王浩觉得这个中心不错，于是向家人建议将外婆送到这个日托中心试试。这次母亲没再反对，因为这个中心和养老院比，离家近、费用较低，而且晚上和周末也都是在家住，外婆适应起来应该容易些。但由于外婆的情况比较特殊，不知道外婆是否符合日托中心的入住要求。

请问：

（1）如何理解社区健康护理？

（2）影响一个社区健康的因素通常有哪些？

（3）社区老年人日托中心属于哪类影响因素？对社区健康可能会有哪些影响？

案例导引 2.4　严谨的老年人日托程序

王浩带着母亲去日托中心了解情况，社区护士热情地为他们介绍了日托中心的入住程序：首先，需要申请人提出入住的书面申请；其次，由社区医生和护士对申请人家庭进行访视，通过访视对老年人本人的入住意愿、健康状况、自理能力和老年人家庭的结构、功能、沟通交流情况、经济状况做出综合判断，由社区医生和护士共同评估老年人情况是否适宜入住日托中心；最后由日托中心电话通知申请人是否通过申请。按照以上程序，外婆通过了日托申请的第二天，王浩迅速为外婆办理了日托手续。

请问：

（1）何为家庭？

（2）家庭评估的内容包括哪些？

（3）与家庭相关的护理形式有哪些？在本案例中涉及哪种形式？应用此形式时应注意些什么？

（4）对于该案例中外婆的照顾方式，你是否有其他建议？

案例导引 2.5　在日托中心，外婆适应得不错

第一天王浩和母亲一起送外婆去社区日托中心时，母亲心情有些沉重，觉得对不起外婆，而且还担心外婆不适应日托中心的生活。母亲提出留在中心观察半天外婆的情况，中心同意了母亲的请求，王浩请了半天假回家照顾宝宝。中午母亲回来了，看起来神情轻松了许多，她说，日托中心对患病的外婆考虑得很周到，在把外婆介绍给其他老年人时，也特别介绍了外婆的病情，请大家能多担待些。在其他老年人的感染下，外婆很快融入了这个集体生活，看起来比在家里还开心。当晚接外婆回家后，外婆本人也说自己喜欢和日托中心的老年人们在一起，全家人的心终于放下了。

请问：

（1）为什么在此案例中护士将外婆称为"患者"而非"病人"？二者有何异同？

（2）何为以人为本的患者照顾方法？在此案例中是否有体现？对此你是否还有其他建议？

（3）为什么说进入患者的世界是以人为本的患者照顾方法的第一步？你能试着感受此案例中外婆的内心世界吗？

第三章　社区健康档案的建立与应用

案例导引 3　档案背后

小于是某市社区卫生服务中心负责收集辖区居民健康资料的护士。小于对收集到的资料进行汇总分析后发现，该社区居住者年龄集中在 25～45 岁，多为公司白领，独居和同居比例较高，以家庭为单位的居住者只占总居住者的约 30%，远低于其他社区。该社区居民整体的健康状况突出表现为亚健康人群所占比例高达 82%，超过 WHO 的全球性调查结果（75%），其中年龄在 30～40 岁的女性人群亚健康比例高达 95%。这类人群表现出易疲劳、食欲不振、头痛头晕、记忆力下降、心情郁闷等症状，又查不出器质性病变，其中疲劳为最突出的表现。在收集资料的过程中，有两位处于亚健康状态的女士（"30 岁就大把掉头发的李女士"和"40 岁的年龄 50 岁的身体的王女士"）的情况让小于印象非常深刻。或许她俩的故事能为我们解开那些健康档案数字背后的奥秘。

案例导引 3.1　30 岁就大把掉头发的李女士

第一次对李女士进行家庭访视收集健康资料时，小于发现李女士即使在家里也是一身时髦的名牌衣物，面部妆容精致，但却掩饰不住她眉宇间透露出的疲惫与憔悴。在交谈中小于得知她是一位典型的高级白领，毕业于国内名牌大学，受过良好的教育，凭着优秀的外语水平就职于一家跨国公司，收入不错，但工作压力较大。她常抱怨："感觉很累！件件事都累，每天下来都疲惫不堪，逐渐对一切失去兴趣。我的世界很灰，有时候甚至想到死，一了百了。"一向信心十足的她，甚至对自己的工作能力产生了怀疑。更让她感到无奈的是，她感觉心理上非常孤独。"今年我已经 30 岁了，想起事业无进展，爱情没着落，年龄逐年增大，新人又层出不穷，我就感到一阵恐慌。"她夜间常失眠，早上没有动力起床，大把掉头发，对烟酒依赖加重，表现出典型的亚健康症状。

请问：

（1）为什么要为社区居民建立健康档案？

（2）采用入户调查的方式收集此案例中李女士的健康资料时应注意些什么？

（3）小于在建立社区健康档案时应注意些什么？

案例导引 3.2　40 岁的年龄 50 岁的身体的王女士

相比李女士，王女士的亚健康症状没那么典型，容易被忽视。小于在与王女士及其丈夫的交谈中得知，王女士 40 岁，企业高层领导，平时因为工作过于紧张常觉得疲劳、乏力。近几年总疑神疑鬼，感觉丈夫有外遇，丈夫换件干净衣服她也要询问半天；对下属失去耐心，一点小毛病就忍不住大声呵斥。丈夫认为她进入了更年期，暗示她去医院做检查。她接受建议，到社区卫生服务中心做了体检，对心肺功能、平衡感、柔韧度、耐力、爆发力、敏捷度等 7 个方面进行评估后得出结论：她的体质年龄为 50 岁，比实际年龄整整大了 10 岁。

请问：

（1）常见的社区健康档案包括哪些类型？

（2）小于应为王女士建立哪种类型的健康档案？为什么？

案例导引 3.3　健康档案——发现居民健康问题的第一手资料

小于将收集的居民健康资料进行了整理，为社区居民个人和家庭建立了电子健康档案，以家庭为单位进行保存，并对存在健康问题的居民档案进行分类汇总。社区医生对小于整理好的档案资料进行了分析，按照这些共同问题的严重性和普遍性，安排后期主动对各类存在健康问题的患者进行干预，比如针对该社区比较集中的居民亚健康问题，社区医生除了制订相应的健康教育计划，交给健康教育护士执行外，还专门联系问题较突出的家庭预约家庭访视，以期能帮助这些患者改变不良的生活习惯和教给其应对压力的方式，从而改善其健康状况。

请问：

（1）建立社区健康档案的程序是怎样的？

（2）社区健康档案应如何进行管理？

（3）你能否对以上案例中两位女士的亚健康问题提出其他干预措施？

第四章　社区健康促进与健康教育

案例导引 4　没那么简单

小于是某社区卫生服务中心的资深护士，28 岁，主管护师，对工作认真、积极，深受大家喜爱。一年前，因为工作需要，该中心拟设立一个专门的健康教育护士岗位，经考察，拟抽调小于专门负责此项工作。性格开朗且口才不错的小于认为，健康教育很简单，就是动动嘴皮子的事，于是欣然接受，她的社区健康教育之旅正式开始。社区健康教育工作是不是真的如乐观的小于以为的那样简单呢？

案例导引 4.1　失败的健康教育

小于上岗后接到的第一个健康教育任务，是给该社区内一所初中的在校学生举办一次"预防青少年吸烟"的健康教育讲座。工作积极的小于开始了相关的准备工作，查阅资料，准备讲座幻灯片，这些工作进行得都很顺利。可是接下来的工作，小于犯难了。该项工作是当地卫生和教育管理部门共同组织的，目的是降低青少年吸烟率，促进社区

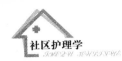

青少年健康。出发点肯定是好的，可是麻烦在于上级部门要求该健康教育工作要在当年完成（12月底前），因为这是年初就拟定的计划，拖到第二年不太好。可是这一个月时间正是学生积极准备期末考试的时间（12月），学校希望能把时间调到次年春季开学时。所以，问题来了，怎么办呢？小于为此事焦头烂额，找学校协调无数次，学校终于同意配合工作，并为小于安排好了教室和学生。小于松了口气，按照计划，讲座终于开始了，大礼堂里座无虚席且鸦雀无声。小于对学校的安排很满意，她打算好好展示下自己的健康教育能力，可是接下来经历的情景让她不知道该开心还是难过。严格来讲，小于的健康教育资料准备充分，讲解思路清晰、深入浅出、诙谐幽默，光从讲来看，真的算一次相当不错的健康教育讲座。可是，令人遗憾的是，在整个讲座过程中，大部分同学连头都没抬过，提问时更是没有一个人回答。孩子们埋着头，是在玩手机吗？不，在做自己的考试复习题呢！虽然她理解快要考试的孩子们争分夺秒学习的心情，可是这毕竟是她的第一次健康教育。这次经历让小于沮丧了很长时间。

请问：

（1）何为健康促进？

（2）健康促进、健康教育和卫生宣传间有何区别和联系？

（3）本案例中小于遇到的哪些问题属于健康促进的范畴？

（4）社区护士在健康促进中承担着哪些职责？

案例导引 4.2　准备好了，就成功了一半

不服输的小于并没有因此而气馁。她开始恶补社区健康教育相关知识，学习别人的健康教育经验。随着对社区健康教育工作了解的逐渐深入，小于的健康教育工作方式也有了很大的转变。比如，最近小于负责辖区内 23 位糖尿病患者的健康教育工作，她不再是准备好健康教育讲座内容就通知大家来听讲座，而是先制作了健康教育需求调查问卷，问卷内容包括患者希望学习的知识、教育方式和方便参加的时间，通过电话方式与各位患者沟通，把这些资料汇总分析后，再根据分析结果制订健康教育计划，重点围绕患者们普遍关注的问题准备健康教育讲座内容，在多数患者选定的时间为讲座时间后，再次打电话给选择其他时间的患者解释协商。经过耐心细致的准备，讲座当天，除了一位家里临时有事的大妈外，其他 22 位都准时来了。大家都听得非常认真，在讨论环节气氛也非常好。大家都主动交流经验，还提出希望这样的讲座能经常举办。做了一年多的健康教育护士，小于慢慢明白了，健康教育没那么简单，需要用心才能做好。

请问：

（1）何为健康教育？

（2）社区健康教育的基本原理有哪些？

（3）城市社区健康教育包括哪些内容？

（4）农村社区健康教育与城市社区健康教育有何异同？

第五章　社区人群保健指导

案例导引5　都不容易

家住某市的小女孩婧儿1岁半了，她生活在一个很幸福的家庭里，家里有爷爷、奶奶、爸爸、妈妈、表哥（乡下姨妈家孩子，寄住在婧儿家方便上学）和婧儿共6口人。爷爷奶奶都已退休，爸爸是教师，妈妈是技术员，家庭经济状况尚可，全家人都有医保；家人间相处融洽，很少有矛盾发生；全家人都比较重视保健，尤其重视对爷爷奶奶以及婧儿的照顾。即便如此，在过去的一年里，这个家庭中的每个成员还是或多或少地遇到了一些健康问题。

案例导引5.1　救命的铁钩

婧儿1岁时，主要由爷爷奶奶照顾起居。某天下午，奶奶在厨房准备晚餐，爷爷在客厅陪着婧儿玩耍，中途爷爷去上了个厕所，出来时婧儿已经不见了。爷爷吓坏了，赶紧到处寻找。看到打开的窗户，爷爷猛然想起，自己家没有安防盗栏，而沙发就在窗子边上，婧儿会不会是从窗子那里爬出去了呢？爷爷赶紧叫上奶奶爬上窗台去看，一眼就看到了挂在窗外墙面上距窗口20厘米处一个突出的看起来很坚实的铁钩上的婧儿。还好有这个铁钩，否则，后果不堪设想。爷爷伸手把婧儿抱上来，发现婧儿身上的刮痕正渗着血。爷爷奶奶一边给婧儿父母打电话，一边带着婧儿步行10分钟到达了所在地的社区卫生服务中心。社区护士迅速对婧儿的伤口进行了清创包扎，此时，婧儿父母也匆忙赶来了。社区护士从爷爷处了解了婧儿受伤的经过后，对爷爷奶奶和爸爸妈妈进行了婴幼儿照顾中的安全教育。

请问：

（1）社区儿童最常见的健康问题有哪些？社区护士应从哪些方面给予保健指导？

（2）在日常生活中，应从哪些方面注意儿童的安全？请举例说明。

案例导引5.2　保护好心灵的窗户

婧儿的表哥15岁，正上初三，是个勤奋好学的好孩子。小学毕业后，他和很多成绩优异的乡下孩子一样，考取了城里的重点初中，其学校距离婧儿家骑自行车只需要15分钟。为了便于照顾年幼的侄儿，婧儿爸妈主动提出让婧儿表哥寄住到自己家。婧儿表哥和大家相处融洽。由于正值初三，家庭作业成堆，婧儿表哥在做作业时太过专注，忽略了眼睛的休息和保护，所以，年前他发现自己眼睛越来越疲劳，甚至开始看不清距离较远的物体。爸爸妈妈带表哥去社区医院检查视力，发现表哥的视力确实存在下降的情况，但注意休息和定期做眼保健操是有可能好转的，所以还暂时不需要戴眼镜。

请问：

（1）社区青少年最常见的健康问题有哪些？社区护士应从哪些方面给予保健指导？

（2）本案例中，导致婧儿表哥出现视力问题的原因有哪些？在生活和学习中，青少

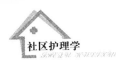

年应如何保护视力、预防近视？

案例导引 5.3　关于产后抑郁症，你知道多少

婧儿的妈妈，30 岁，技术员，性格内向温和，对爷爷奶奶也很孝顺，只是收入比爸爸少很多。家人并没有因此而责怪妈妈，但内向的妈妈心里是自卑的。爷爷奶奶在妈妈怀孕前曾无意中说起更希望将来能有个孙子，这话不小心被妈妈听到了。怀孕后，妈妈也一直希望自己怀的是男孩，但事与愿违，生下来是个女孩。孩子眉清目秀，很是可爱，爷爷奶奶都很喜欢，早把当初说的"希望有个孙子"的话抛诸脑后。大家一起为孩子取了小名婧儿。婧儿出生后，家中非常忙乱，关于照顾孩子的问题，两代人之间多少存在些观念差异。妈妈孝顺，多半听奶奶的，但私下里还是会有些怨言。尤其是当全家人都将精力主要用在照顾孩子上，忽略了对产妇的照顾时，妈妈心里还是会觉得不舒服。但性格原因，她没说出来，只是在心里默默地将这一切的原因归咎于自己生的是个女儿，想着如果生的是个儿子，家人对她的态度会不一样。久而久之，妈妈出现了失眠、焦虑、情绪低落、食欲不振等明显的产后抑郁症状。

请问：

（1）社区成年女性最常见的健康问题有哪些？社区护士应从哪些方面给予保健指导？

（2）本案例中，导致婧儿妈妈出现产后抑郁的原因有哪些？

（3）在产后家庭访视中，社区护士应如何指导产妇预防产后抑郁的发生？

案例导引 5.4　不容忽视的男性中年期危机

婧儿的爸爸，36 岁，律师，性格外向，能干，事业心很强，由于当律师，应酬较多，偶尔吸烟，疏于运动锻炼，身高 1.72 米的爸爸体重有 90 公斤，啤酒肚特别明显。爸爸以往的身体看起来康健，但去年有一段时间爸爸接手了一个挺大的案件，连续加班，工作压力非常大，不久后，爸爸出现了比较严重的头痛。他一开始并没有引起足够的重视，等到已经因为头痛不能坚持工作时，才抽出半天时间去社区卫生服务中心做了检查，发现血压高，连续监测几天都如此，被诊断为高血压。

请问：

（1）社区成年男性最常见的健康问题有哪些？社区护士应从哪些方面给予保健指导？

（2）本案例中，导致婧儿爸爸出现高血压的原因有哪些？

（3）婧儿爸爸的情况是否属于亚健康？社区护士应如何指导社区成年男性预防亚健康状态的发生？

案例导引 5.5　老年期痴呆前期的爷爷

婧儿的爷爷 74 岁，奶奶 70 岁，除婧儿爸爸外，还有三个年长的女儿，四个孩子都很孝顺，两位老人也觉得生活幸福。只是自从年前婧儿从窗户那里爬出去受伤之后，爷爷的精神状态逐渐开始变得不好，常常自言自语，记忆力明显下降，还常常独坐家里发呆。家人都很担心爷爷，在社区护士进行家庭访视时，经过了解，认为爷爷的情况比较像老年期痴呆前期症状。社区护士针对爷爷的情况提出了预防老年期痴呆和日常照顾方面的建议。

请问：

（1）社区老年人最常见的健康问题有哪些？社区护士应从哪些方面给予保健指导？

（2）本案例中，导致婧儿爷爷出现老年期痴呆前期症状的原因有哪些？在日常生活中应该如何预防老年期痴呆的发生？应如何照顾老年期痴呆患者？

（3）我国的养老护理事业发展现状如何？你有哪些建议？

第六章　社区慢性病患者的护理与管理

案例导引6　一个高血压患者的自述

活了四十多个年头的我，从来就不相信自己会患上高血压，可偏偏这病还是让我给碰上了。很小的时候，常看到父母每天都要从一个小药瓶里取出几片放进嘴里。我挺好奇，有次就问父亲他们吃的是什么药，为什么天天都要吃它。父亲告诉我那是降压药，治高血压的，不吃就会头晕头痛，那是我第一次知道了高血压。十几年过去了，我已经大学毕业参加了工作，接着又成了家，有了自己的事业。远在老家的父母常常给我打电话或写信，要我注意身体，特别是高血压，叫我定期去医院检查身体，量一下血压，因为他们怕高血压这个病会遗传给我。老人放心不下自己的孩子是正常的。可我的身体一直好得很，并没有高血压的相关症状，我以为他们是多虑了。我总是劝他们放心，很乐观地告诉他们，得什么病都有可能，但我绝不会得高血压。我并不胖，也没说谎，我的身体确实一直很好，连感冒也很少来"光顾"我。单位组织的几次体检，我是不多的一点问题也没有的几位中的一位。我对父母说，我的身体壮得跟一头牛一样。

案例导引6.1　为什么会得高血压？是遗传还是生活方式

大概因为太大意、太过于相信自己的身体，后来的几次单位体检，我觉得自己没什么不适便借口工作太忙没去医院。那几年单位忙于重组改建，上上下下的确是忙得不可开交，人就跟机器一样，很少休息。渐渐的，我偶尔也觉得自己有点头痛头晕，腰酸背痛，还会失眠。我以为是工作太忙的缘故，没特别留意，直到有天夜晚加班时突然晕倒在办公室里，同事们手忙脚乱地将我抬到了医院。医生一番检查后皱着眉头对我说："怎么回事？血压 170/118 mmHg，高血压啊，还挺厉害的，应该注意休息啊。"我才晕了，真的不相信自己也患上了高血压，便请求医生再给我量一下血压。没错，的的确确是高血压，难怪这段时间妻子说我脾气暴躁老是和她吵架呢，不曾想这都是高血压惹的祸啊！

请问：

（1）何为慢性病？高血压是否属于慢性病？为什么？

（2）为什么高血压被称为人类健康的无声杀手？

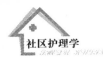

（3）高血压的高危因素有哪些？

案例导引 6.2 为控制好血压，我能做些什么

得了高血压的事，我没敢告诉父母，一来怕他们知道后为我担心，二来我觉得自己还是有信心能够治好这个病的。只是我有点后悔当初没听父母的话，没关心过自己的血压。好在发现得及时，跑了好几家医院，医生都建议我进行中西医结合治疗，并叮嘱我按时长期服药。我听从了医生们的建议，首先戒掉了烟酒，每天进行适量的体育运动，然后推掉不必要的应酬。没法拒绝的应酬，对高盐、高脂的食品就绝不动筷子。我自己买了一台血压测量仪，按时给自己测量，做到心中有数。这样坚持一年多下来，我发现自己的高血压没有进一步发展，血压基本上稳定在 156~165/105~115 mmHg，这让我欣喜不已。我相信自己再努力下去，就一定能够治好高血压。改变生活方式又坚持服药三年多后，我终于在医院的一次体检中，第一次测得收缩压小于 140 mmHg，舒张压小于 90 mmHg。医生说我的血压已经正常了，但还不能松懈，还要坚持服药并保持规律的生活，防止血压反弹。我当然是一点也不敢大意，很多人得了高血压都难以治好，我得将这种幸运保持到最后。

请问：

（1）社区护士应如何对高血压患者进行健康指导？

（2）社区常见的慢性病还有哪些？社区护士应如何进行健康指导？

案例导引 6.3 高血压也是生活方式病

到目前为止，我还没搞明白自己原本这么好的身体究竟是如何患高血压的，到底是因为遗传还是因为我自己生活无规律。我曾经查过资料，遗传的因素不是没有，父母有高血压病史的比没有的患病概率多了近一倍，但更多的是由不良的生活习惯导致的。现在要彻底搞清楚病因对我已不太重要，重要的是要养成良好的生活习惯和正确对待高血压的心态，我有信心最终战胜它。

请问：

（1）何为生活方式病？常见的生活方式病有哪些？

（2）作为社区医护人员，应如何指导社区居民养成良好的生活习惯以预防或控制高
    血压等生活方式病？

第七章 社区康复护理与临终关怀

案例导引 7 反哺

浩浩的父母在生下他不久后就遭遇车祸不幸离世了。爸爸是独子，之后的日子只有浩浩和爷爷奶奶相依为命。爷爷奶奶很疼爱浩浩，尽全力弥补浩浩父爱母爱的缺失。浩浩从小也很孝顺，奶奶至今记得，当时他们家住在没有电梯的六楼，有次被爷爷背上楼时，浩浩对爷爷说："爷爷，等您老了，我也来背您。""爷爷强壮得很呢，不用浩浩

背。"爷爷也笑着答道。当时只当是玩笑。那年，浩浩 3 岁，爷爷 50 岁。

一晃，15 年过去了，原本强壮的爷爷被一场突如其来的脑出血击垮了，当时浩浩正在准备填高考志愿。爷爷的抢救很及时，捡回了一条命，但留下了右侧肢体瘫痪和失语的后遗症。之后，为了便于将来就近照顾爷爷，成绩很好原打算报外地重点大学的浩浩毅然报考了当地离家较近的一所专科学校。那年，浩浩 18 岁，爷爷 65 岁。

案例导引 7.1　从被爷爷背到背爷爷

待爷爷病情稳定出院时，医生建议爷爷继续坚持到社区卫生服务中心做康复护理。浩浩立刻带着爷爷的病历找到附近的社区医院打听爷爷能否到那里做康复护理。从爷爷家步行到社区医院只需十来分钟，社区康复医生接待了焦灼的浩浩，并在看完爷爷的病历后认为爷爷可以在社区医院做康复护理，但具体计划要等家庭访视了解了爷爷的情况后再一起商定。

当天下午，社区康复医生和护士按预约时间到浩浩家对爷爷的情况进行了评估，制订了爷爷的康复训练计划（从第二天开始，第一个月每天一次，之后根据恢复情况递减次数；其余时间家属按照康复护士示范定期给患者按摩并教他说话），自此，爷爷开始了长达一年的康复训练。为了便于爷爷活动，奶奶给爷爷买了轮椅，可是，爷爷家还是在那个没有电梯的老房子里，每天早上浩浩上学前都把爷爷背下楼，然后奶奶推爷爷到社区医院做康复，中午浩浩放学后再把爷爷背回家。在爷爷做康复训练的日子里，浩浩的生活就是"背爷爷—上学—教爷爷说话—帮爷爷按摩"，周而复始。

3 年后，浩浩专科毕业了，在家附近的工厂找了个技术员的工作，收入不高但浩浩很满意，因为可以继续就近照顾爷爷。爷爷在医护人员的专业帮助和奶奶、浩浩的悉心照顾下，心态很好，身体也恢复得不错，不仅能说简单的话，还能在奶奶的搀扶下慢慢上下楼梯。浩浩还是坚持背爷爷，怕爷爷自己走不小心摔着了，浩浩的生活变成了"背爷爷—上班—教爷爷说话—帮爷爷按摩"，虽然辛苦，但大家都很满足。那年，浩浩 21 岁，爷爷 68 岁。

请问：

（1）何为社区康复护理？

（2）社区康复护理的对象有哪些？

（3）社区护士在康复护理中可以做哪些工作？

（4）脑卒中患者的社区康复护理措施和其他患者有何异同？

案例导引 7.2　带爷爷去他想去的地方

浩浩在工作和照顾爷爷之余还学会了开车，他希望有一天能亲自开车带出行不便的爷爷出去旅游。爷爷的右侧肢体活动能力日渐好转，能说的话也越来越多了。只是胃口一直不太好，还偶尔说胃疼。浩浩说带爷爷去医院检查，爷爷就说没事，不愿意去。又过了一段时间，爷爷消瘦得越加厉害，而且开始频繁呕吐。浩浩不顾爷爷的反对带爷爷到医院做了检查，爷爷坚持和浩浩一起去看结果。"胃癌晚期，"医生说，"而且癌细胞已经通过血液转移至肝脏和肺。"浩浩顿时泪如雨下，爷爷却出奇的平静，好像早就知

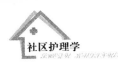
道似的。浩浩马上要求住院治疗，但爷爷这次无论如何也不答应。拗不过爷爷，爷孙俩回了家。

回家后，爷爷给大家开了个会，用他有限的话语表明了自己的态度。他说自己不想去医院住院治疗，觉得那样太痛苦，想开开心心地和家人在一起度过剩下的日子。另外，他还有一个心愿，就是想尽快出发，再回自己千里之外的农村老家看看。一开始，奶奶和浩浩都不同意，求着爷爷接受治疗，但爷爷的态度很坚决。浩浩不得已开始着手回老家一事。他到单位请了一个月的长假，带着爷爷到熟悉的社区医院开了些对症治疗的药物，并向护士请教照顾爷爷的方法。社区护士耐心地向浩浩交代爷爷衣食住行中的注意事项，浩浩用本子一一记下。他取出了所有的积蓄买了一辆国产车，并办好了手续。奶奶也在此期间收拾好了出远门的用物。爷爷的身体状况越来越不好，但心情却很好。

浩浩小心翼翼地开车带着爷爷奶奶向爷爷的老家进发，经过5天的颠簸，终于到达爷爷的老家。爷爷虽很疲惫，但难掩回老家的喜悦。3天后，爷爷的病情越加严重，甚至开始呕血，爷孙三人不得不立即启程返家。在回家的路上，爷爷叫浩浩停下车，断断续续艰难地表达出这些年，他很满足，不难过，希望他走后他们也能开心着好好生活的意思后便微笑着永远离开了。爷爷离开后，奶奶很难过，浩浩却很坚强，一是他懂了爷爷的选择，他们要听爷爷的话好好生活；二是因为他现在成了家里唯一的支柱，他不能倒下。那年，浩浩24岁，爷爷享年71岁。

请问：

（1）何为临终关怀？

（2）爷爷是否属于我国临终关怀的对象？为什么？

（3）晚期癌症患者的临终关怀措施有哪些？

（4）社区护士应如何帮助临终患者的家属？

第八章　社区传染病的预防与护理

案例导引8　抗击"非典"——一场没有硝烟的战争

就目前所知，造成全球"非典"灾害的病毒为冠状病毒，该类病毒感染脊椎动物，与人和动物的许多疾病有关，具有对胃肠道、呼吸道和神经系统的嗜性，代表株为禽传染性支气管炎病毒。除此之外，还有人冠状病毒、鼠肝炎病毒、猪血凝性脑脊髓炎病毒、猪传染性胃肠炎病毒、初生犊腹泻冠状病毒、大鼠冠状病毒、火鸡蓝冠病毒、猫传染性腹膜炎病毒等。人冠状病毒是引起人类呼吸道疾病的病原体。儿童的冠状病毒感染并不常见。但是，5~9岁儿童有50%可检出中和抗体，成年人中70%中和抗体阳性。冠状病毒感染分布在全世界各个地区，我国以及英国、美国、德国、日本、俄罗斯、芬兰、印度等国均已发现被本病毒感染的人群。在美国华盛顿地区，连续4年的血清流行病学研究表明，冠状病毒占成年人上呼吸道感染的10%~24%。在美国密歇根州开展的一次家庭检查结果表明，冠状病毒可以感染各个年龄组的人群，0~4岁占29.2%，

40 岁以上占 22％，在 15～19 岁年龄组发病率最高。冠状病毒也是成年人慢性气管炎患者急性加重的重要病原。据科学家研究，此次引发严重急性呼吸综合征（SARS）的病毒属于一种新型冠状病毒，一种 RNA 病毒，与现在已有的冠状病毒比较，其核苷酸水平的相似性极差。当 RNA 病毒（比如 HIV 病毒和流行性感冒病毒）在活细胞内迅速增殖（基因组复制和病毒体装配）时，它们可以在短期内较容易地在不同组织中改变其遗传结构，变异性极强。

案例导引 8.1　2003 年，那些谈"非典"色变的日子

"非典"即传染性非典型肺炎，又称严重急性呼吸综合征（SARS），以发热、干咳、胸闷为主要症状，严重者出现快速进展的呼吸衰竭，是一种新的呼吸道传染病，极强的传染性与病情的快速进展是此病的主要特点。2003 年 4 月 16 日，世界卫生组织宣布，一种新型冠状病毒是 SARS 的病原，并将其命名为 SARS 冠状病毒。该病毒很可能来源于动物，由于外界环境的改变和病毒适应性的增加而跨越种系屏障传染给人类，并实现了人与人之间的传播。首发病例，也是全球首例于 2002 年 11 月出现在广东佛山，并迅速形成流行态势。

据世界卫生组织 2003 年 8 月 15 日公布的统计数据，截至 8 月 7 日，全球累计"非典"病例共 8422 例，涉及 32 个国家和地区。自 7 月 13 日美国发现最后一例疑似病例以来，没有新发病例及疑似病例。全球因"非典"死亡 919 人，病死率近 11％。

统计结果显示：中国内地累计病例 5327 例，死亡 349 人；中国香港 1755 例，死亡 300 人；中国台湾 665 例，死亡 180 人；加拿大 251 例，死亡 41 人；新加坡 238 例，死亡 33 人；越南 63 例，死亡 5 人。2003 年 8 月 16 日下午 4 时，卫生部宣布全国非典型肺炎新发 0 例，至此，全国共确诊非典型肺炎病例 5327 例，死亡 349 人。

请问：

（1）何为传染性疾病？有何特点？

（2）传染性疾病的流行需要哪些条件？

（3）可以从哪些途径控制传染病的流行？

案例导引 8.2　以生命书写大医精诚的白衣天使们

在抗击"非典"的战场上，广大医务工作者发扬白求恩精神，无私无畏，冲锋在前，用生命谱写了救死扶伤的壮丽篇章。

在玉兰花开的时节，广东省中医院护士长叶欣永远离开了人世，她牺牲在抗击"非典"的战场上。她留下了一句令人刻骨铭心的话："这里危险，让我来。"把风险留给自己，把安全留给病人，这是无数医务工作者崇高精神的体现。正是有了一大批白衣战士的顽强奋战，"非典"蔓延的势头才得以遏制，人民群众才得以安享宁静的生活。

邓练贤：广东首位殉职的医生。2003 年 4 月 21 日下午 5 时 40 分，冲锋在抗击"非典"最前线而被感染的中山大学附属第三医院传染病科党支部书记邓练贤不幸逝世，终年 53 岁。这是广东省在抗击"非典"战斗中第一位因公殉职的医生。

卫保周：奋战在"非典"防治一线的洛阳市市直机关第二门诊部 51 岁的副主任医

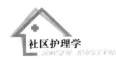

生卫保周，因劳累过度，心脏病复发，于5月29日牺牲在她热爱的岗位上。5月23日，卫保周主动请求加入洛阳市驻乡镇卫生院防治"非典"医疗队，带病工作，一直战斗到倒下的一刻。卫保周曾说过："抗击非典，我不能当逃兵。"

王晶：32岁的北京大学人民医院护士王晶，同"非典"病魔抗争了一个多月后，于5月27日下午与世长辞。在这次抗击"非典"的战斗中，她义无反顾地投入到这场没有硝烟的战争中，忠实履行着一名白衣天使的职责。在她病重期间，来自广东、北京的著名专家多次对王晶进行了会诊，经过全力抢救，还是没有能够挽留住她年轻的生命。中共北京大学人民医院委员会决定授予王晶同志优秀共产党员的光荣称号。王晶曾说过："我是一名护士，作为护士我就是要把病人护理好。"

谢婉雯：谢婉雯是因救治"非典"病人而染病殉职的首位香港女医生，被视为香港的"南丁格尔"。其逝世唤起了香港人在逆境中团结求生的精神。谢婉雯的生命永远凝固在年轻的35岁。5月22日，香港特区政府以最高规格的仪式为无私救人、英勇抗炎而殉职的谢婉雯举行了葬礼，并称她是"香港的女儿"。香港特别行政区长官董建华发表声明说："谢婉雯医生在帮助他人时表现出高度的专业精神和勇气，我相信全港市民都不会忘记她无私的奉献。"

请问：

（1）在传染病防治过程中，医护人员面临着哪些危险？

（2）一位优秀的传染性疾病医护人员应具备哪些素质？

（3）医护人员在治疗传染性疾病患者时应如何进行自我保护？

案例导引8.3　支援小汤山——中国人民解放军白求恩军医学院

小汤山在北京市的正北方，西北距昌平卫星城东南10公里，南距亚运村17公里，东距首都机场16公里，总面积70.1平方公里，常住人口4.5万，辖24个行政村、3个居委会，辖区内有中央、市、区属单位120余家。这个素有"温泉古镇"美称的京北重镇，因为2003年"小汤山非典定点医院"的存在，一夜间被世界知晓。"小汤山非典定点医院"，这座7天7夜赶建而成的占地2.5万平方米的临时建筑曾被世界卫生组织的专家称为"世界医疗史上的奇迹"。

中国人民解放军白求恩军医学院（以下简称白求恩军医学院）是伟大的国际主义战士白求恩大夫亲自创建的，是中国共产党创建最早的军队医学院校。在抗日战争、解放战争、抗美援朝、对越自卫反击战中，在邢台、唐山地震等灾难发生时，一批批白求恩军医学院的弟子出色地完成了党和人民赋予的重任，多次受到党和国家领导人的接见与表彰。在"非典"疫情肆虐之时，1200多名军队白衣战士云集北京小汤山，白求恩军医学院院长张雁灵临危受命，出任小汤山医院院长兼党委书记，并与学院派出的第一批队员一起，与无情的SARS病毒展开顽强斗争。

2003年5月25日深夜，当白求恩军医学院接到总部关于再次组建医疗队奔赴小汤山的通知后，连夜从2600多名志愿者中挑选了28人组成素质过硬的医疗队。队员由学院附属医院、门诊部、教研室的医生、护士和工作人员组成，他们都有着丰富的临床经验。为确保圆满完成这一特殊任务，白求恩军医学院26日召开动员大会，并集中对医疗队成员进行专业强化培训，包括对"非典"病人的临床诊断、治疗、抢救，传染病的相关知识和自身防护知识、技术，将全体队员调整到最佳精神状态。学院还为医疗队成员配置了手提箱、提包以及便携式生活用品等，保证全体队员轻装上阵。2003 年 5 月 28 日上午，在白求恩军医学院白求恩铜像前，第二批即将奔赴小汤山的 28 名医疗队队员庄严宣誓：到抗击"非典"的第一线实践白求恩精神，对病人满腔热忱，对工作极其负责，对技术精益求精……

请问：

（1）小汤山镇是否符合我国学者对社区的定义？为什么？

（2）"小汤山非典定点医院"是否属于基层卫生服务机构？为什么？

（3）社区护士在传染病的防控中可以做些什么？

第九章　社区灾害护理

案例导引 9　第 42 届南丁格尔奖获得者——杨秋

杨秋是来自四川省都江堰市向峨乡卫生院的一名普通护士，因为在 2008 年四川汶川"5·12"大地震中的出色表现获得 2009 年第 42 届南丁格尔奖。2008 年汶川地震发生后，身在受灾较为严重的都江堰市向峨乡，杨秋来不及照顾女儿的安危，第一时间加入抗震救灾队伍之中。在紧张的救援中，突然得知女儿遇难的消息，杨秋顿时犹如万箭穿心。可是，这个年轻的母亲顾不上料理女儿的后事。直到 5 月 18 日，她女儿 6 岁的生日这一天，她才赶到殡仪馆见了女儿最后一面。

案例导引 9.1　遇地震紧急返院参加救援

2008 年 5 月 12 日，跟随市疾控中心的专家进行交叉检查时，走在莲月村水库边上的杨秋突然看到周围的房屋在眼前瞬间倒塌，扬起漫天灰尘。"不好，是地震。"被迷住眼睛的杨秋突然清醒过来，她的叫喊声引起了同行人的注意，没有人敢乱动。这时，空旷的地方成了最佳的避难场所。"我要回医院看看，不知道同事们怎么样了。"杨秋心里忐忑不安，卫生院老旧的门诊楼是否能够经受住地震的考验？卫生院里大部分护士都到都江堰参加护士节活动去了，一部分医护人员下乡检查去了，医院里留守的同事是不是安然无恙？杨秋已不敢想象，看着尘雾弥漫的前方，她坚定地对同行人说道："我一定要回去。"杨秋用最快的速度从莲月村赶了回去，走到街上，杨秋不禁倒吸一口冷气，昔日人来人往的街道已成为一片废墟，到处都是哀号声，她的脚步不由自主地加快。"天啦，怎么会这样？"看着眼前的景象，杨秋无法与现实联系起来。上午分配工作时，她还和同事一起从门诊楼一起出来，而现在，眼前除了乡镇卫生院标准化建设新修的住院楼孤零零地立在那里外，周围全是废墟，废墟中还包括了有数百名学生上课的向峨中学。

请问：

（1）何为灾害？常见的灾害有哪些？如何分类和分级？地震是否属于灾害？

（2）杨秋是否属于社区护士？社区灾害护理与一般的急救护理工作有何区别？

（3）何为灾害准备阶段？在此阶段，为降低随时可能发生的灾害造成的伤害，社区护士可以做些什么？

案例导引 9.2 　失爱女，悲痛藏心里，救人冲前面

一路小跑，杨秋穿过惊魂未定的人群，来到卫生院所在地。所有留院的医护人员已经开始抢救伤员，杨秋二话没说，加入向峨中学的救援行动中。这个时候，她甚至没有想起同在一个单位的丈夫曾宽建来。没有合适的工具，平时为病人输液的手便成了她救人的工具，边刨边哭，不是因为手疼，而是为了压在废墟下的孩子们。一个孩子得救了、两个孩子得救了，而她的手指开始麻木，尖利的钢筋、带钉的水泥板，受伤的手有些不听使唤。一心救人的杨秋，脑海里只有"救人，再救人"这个念头，其余已经不容考虑了。忘我工作的杨秋，浑不知她在新建小学读学前班的爱女，因为此次地震而永远地闭上那双美丽的大眼睛。"杨秋，你们组成医疗组，让男医生在上面组成抢救组，你们主要负责对病人的初期救治。"在都江堰参加学习的院长杨吉太赶回来了，并随即让医护人员组成两个组。由于医院门诊大楼已经倒塌，除了住院楼的药房里还有药外，大部分药品被埋在废墟中。而地震刚过，作为唯一立起来的楼，谁进去都必须克服心理上的恐惧，万一地震又来了该怎么办？而此刻，杨秋没有犹豫。

5月12日下午6时，杨秋埋头工作在救人的第一线时，旁人带回来的消息让她差点崩溃。"杨医生，新建小学倒塌了，你的女儿有事没有？"杨秋听到这个消息时，安慰自己，有那么多的老师和好心人，女儿应该没有事。愣了一会儿后，杨秋又投入到救治工作中去了。晚上8时许，杨秋终于和丈夫曾宽建赶到新建小学。然而，奇迹没有发生在爱女身上。"女儿是被断裂的梁砸中的。"杨秋说这话时，抬头望着天，她害怕自己忍不住掉下泪水。她无法想象，上班之前还抱着自己亲了一口的乖女儿，怎么说没就没了呢？

当杨秋夫妻二人亲手从废墟里找到女儿的遗体时，作为一个母亲，杨秋失声痛哭。然而，当殡葬车开过来时，杨秋将女儿的遗体放进车里后，泪水一抹，毅然决定同丈夫曾宽建回到医院，继续抢救被掩埋在向峨中学废墟下的孩子。

案例导引 9.3 　控制灾区疫情，帮助灾区妇女再生育

失去女儿后，工作仿佛成了杨秋忘却悲痛的唯一方法，她连续6天战斗在抢险工作第一线。如果不是女儿班主任的电话，她已经忘记了5月18日是女儿火化的日子。而那天，也正是女儿的生日。匆匆见过女儿最后一面后，杨秋又回到了工作岗位。而这时，她主要的工作是配合部队医疗队伍对向峨乡各村组进行消毒。记者看见杨秋时，清瘦的脸，深陷下去的眼窝，正诉说着她身体的疲惫，没有一丝笑容的脸上，则刻着深埋在心底的悲痛。她正趁着难得的休息时间，简单地对已肿得不成样子的双脚进行恢复性按摩。每天忙着工作，夫妻俩见面时只是相望一眼，而后又匆匆擦肩而过。"我现在是给部队医疗队带路，深入向峨乡各个村组进行消毒。每天从早上出发，下午回到医院，大概要步行几十公里。"杨秋用平静的语调讲述着自己的工作，作为一个女人，每天这

样高强度的工作让她有些吃不消。"我不能看到乡亲们再因为防疫不力而遭受到第二次伤害。"杨秋说，"现在苦累都不算什么，我要让乡亲们都清楚明白，只要有我们医护人员在，大灾之后有大疫的说法将不攻自破。"

杨秋还负责帮助指导百余名灾区妇女成功再生育。地震后，许多失去儿女的灾区妇女面临再生育，杨秋成了她们最知心的护士。"没人比我更能理解她们心中的痛，也许我不是专业的心理医生，但是我知道什么才是她们最需要的。"杨秋说。有一个30来岁的妇女，好不容易怀上了孩子，却两次流产，到后来都快绝望了。杨秋见她这样，就一直开导安慰她，让她把心情放松，把身体养好。在她无微不至的关怀下，这位妇女终于又怀上了小孩。据悉，地震后，杨秋已经帮助指导了百余名当地妇女成功再生育，是当地人眼中名副其实的白衣天使。

请问：

（1）何为灾害急救应对阶段？在此阶段，社区护士的工作内容有哪些？

（2）社区护士在此阶段的救护中有何特殊优势？

（3）为能胜任此阶段的灾害救援工作，社区护士应具备哪些核心能力？

第十章　社区急救护理

案例导引 10　远亲不如近邻

小王，36岁，主管护师，本是某市三甲医院急诊科的一名经验丰富的急救护士，后来因工作需要被调往某社区卫生服务中心工作。该中心是我国"急救社区化"模式在该市试点的43个急救站之一，中心有急救医生3名，急救护士3名，急救车1辆，配套设施齐备，分成3组轮流值班，每组医生、护士各1名。小王后来了解到，6人中只有她和另一位医生有急诊科工作经验，其余都是原社区卫生服务中心的医护人员，急救经验不足。小王心里开始犯嘀咕：有必要在每个街道都设一个急救站吗？这么一个经验不足的急救队伍怎么工作？急救车放在那儿会不会成为摆设？没想到，这些问题很快就有了答案。

案例导引 10.1　新车上岗救一人

上岗后第三天的上午10点，正是一天中患者最多的时候，小王在急救站值班。突然，从输液室传来呼救声，77岁的孙老太太输液时出现大汗、头晕，很快就休克了，陪着输液的老伴儿急得大声喊医生护士。奔跑过来的急救医生一检查，老太太心率达到180次/分，必须马上送大医院！小王和医生把老人扶上车，司机已经发动了急救车，没用半分钟，车就冲出了中心，直奔最近的中心医院。从发车到停在中心医院门口，总共用时3分钟。就在这3分钟内，小王持续监测孙老太太的生命体征并做好记录，同时，社区医生初步了解到，孙老太太有高血压病史，早上吃了降压药，怀疑是急性阵发性心动过速，车上医生迅速将这些情况通过电话告知中心医院，中心医院急诊科做好了接收孙老太太的准备。车一停，一刻没耽误，孙老太太被推进了抢救室。由于急救车就

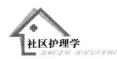

在身边，孙老太太从发病到进入抢救室只用了不到 10 分钟。如果在以前社区里没配备急救车时，居民拨打 120 后，急救车最快也得 10 分钟后才能赶到，再送到医院就得用时近 20 分钟。当时，小王算有点懂了，原来，社区急救站的主要作用是为院内急救争取时间。可新的疑问又来了：我们总是这么打"前战"，那我的急救技术会不会生疏了呢？

请问：

（1）何为社区急救？

（2）你认为强调社区急救工作有何意义？

（3）社区急救有何特点？

案例导引 10.2　时间就是生命

四天后的下午 4 点，又是小王值班，附近小区的马大爷突然晕倒了，老伴儿赶紧拨打 120。120 指挥调度中心的显示屏上，小王所在社区急救站的急救车正在待命，停在社区，这是离马大爷家最近的一辆急救车。小王和医生接到急救指令后迅速坐急救车赶到只有几百米外的马大爷家，医生判断马大爷出现了心搏骤停，应立即实施心肺复苏，经抢救，2 分钟后，马大爷的心搏和自主呼吸恢复，二人快速将马大爷搬运至救护车上，赶赴附近的中心医院，在车上的医生迅速了解了马大爷的病情并电话告知中心医院，小王除继续监测马大爷的生命体征并记录外，还迅速为马大爷建立了静脉双通道。这一次，从马大爷家发车开到中心医院门口，用时仅 5 分钟。现在，小王又明白了点，原来社区急救是要用到技术的。可是难道给医院急救科打"前战"就是社区急救的全部吗？小王觉得这样似乎成就感不高呢？

请问：

（1）社区急救中常用的急救技术有哪些？

（2）在社区中实施这些急救技术时有哪些特殊性？一般如何解决？

案例导引 10.3　社区急救站——居民的好邻居

熟悉工作后，小王逐渐明白了，给医院急诊科打"前战"确实不是社区急救的全部。在社区这个特殊的环境中，还有很多日常生活中的急救工作可以由社区卫生服务中心独立完成。比如，送完马大爷的当天傍晚 7 点，120 中心又接到了该社区居民黄大姐打来的电话，说自己母亲在吃饭时不小心被饭粒呛住，出现了呼吸困难，情况非常危急。小王和医生接到 120 中心通知，来不及启动救护车，立刻跑步冲到距离社区医院 200 米左右的黄大姐家。只见大妈意识清楚，面色发绀，呼吸急促，小王立刻协助医生轮流为大妈实施坐位腹部冲击法。经过数次努力，大妈气管里的异物终于排出，大妈的呼吸困难症状马上得到了缓解，在场所有的人都松了口气。这一次，从小王接到 120 中心电话到离开黄大姐家，仅用时 12 分钟。那一天开始，小王开始为自己能成为一名社区急救护士感到骄傲。同时，社区急救中心运行以来的光荣事迹已经在社区中广泛传颂，大家对社区急救站逐渐熟悉起来，纷纷夸赞社区急救站是大家的"好邻居"。

请问：

（1）社区常见的急症有哪些？

（2）在常见的社区急症救护中，社区护士承担着哪些责任？应具备哪些基本素质？

（张　群）

相关量表

量表一　新生儿家庭访视记录表

姓名：

性　　别	0 未知的性别　1 男　2 女 9 未说明的性别　　　　　□	出生日期	□□□□ □□ □□
身份证号		家庭住址	

父亲	姓名	职业	联系电话	出生日期
母亲	姓名	职业	联系电话	出生日期

出生孕周_____ 周	母亲妊娠期患病情况　1 糖尿病　2 妊娠期高血压 3 其他_____　　　　　　　　　　　□
助产机构名称_____	出生情况　1 顺产　2 胎头吸引　3 产钳　4 剖宫　5 双多胎 6 臀位　7 其他_____　　□/□
新生儿窒息　1 无　2 有 （Apgar 评分：1 分钟 5 分钟　不详）　　　□	是否有畸形　1 无　2 有_____　　　　　　　□

新生儿听力筛查　1 通过　2 未通过　3 未筛查　4 不详　　　　　　　□
新生儿疾病筛查　1 甲状腺功能低下　2 苯丙酮尿症　3 其他遗传代谢病_____　□

新生儿出生体重_____ kg	目前体重_____ kg	出生身长_____ cm
喂养方式　1 纯母乳　2 混合　3 人工　□	＊吃奶量每次_____ mL	＊吃奶次数_____ 次/日
＊呕吐　1 无　2 有　　　　　　□	＊大便　1 糊状　2 稀　□	＊大便次数_____ 次/日
体温_____ ℃	脉率_____ 次/分钟	呼吸频率_____ 次/分钟

面色　1 红润　2 黄染　3 其他_____	黄疸部位　1 面部　2 躯干　3 四肢　4 手足　□
前囟_____ cm×_____ cm　1 正常　2 膨隆　3 凹陷　4 其他_____　　　□	
眼外观　1 未见异常　2 异常_____　　□	四肢活动度　1 未见异常　2 异常_____　□
耳外观　1 未见异常　2 异常_____　　□	颈部包块　1 无　2 有_____　　　　　□
鼻　1 未见异常　2 异常_____　　　　□	皮肤　1 未见异常　2 湿疹　3 糜烂 4 其他_____　　　　　　　　□

口腔　1未见异常　2异常＿＿＿＿＿　□	肛门　1未见异常　2异常＿＿＿＿＿　□
心肺听诊　1未见异常　2异常＿＿＿＿＿　□	外生殖器　1未见异常　2异常＿＿＿＿＿　□
腹部触诊　1未见异常　2异常＿＿＿＿＿　□	脊柱　1未见异常　2异常＿＿＿＿＿　□
脐带　1未脱　2脱落　3脐部有渗出　4其他＿＿＿＿＿＿＿＿＿＿　□	
转诊建议　1无　2有 原因： 机构及科室：＿＿＿＿＿＿＿＿＿＿＿＿＿＿＿＿　□	
指导　1喂养指导　2发育指导　3防病指导　4预防伤害指导　5口腔保健指导　□/□/□/□/□	
本次访视日期　　年　月　日	下次随访地点
下次随访日期　　年　月　日	随访医生签名

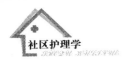

量表二 老年人生活自理能力评估表

评估事项与评分标准	程度等级				判断评分
	可自理	轻度依赖	中度依赖	不能自理	
(1) 进餐：使用餐具将饭菜送入口、咀嚼、吞咽等	独立完成	—	需要协助，如切碎、搅拌食物等	完全需要帮助	
评分标准	0	0	3	5	
(2) 梳洗：梳头、洗脸、刷牙、剃须、洗澡等	独立完成	能独立地洗头、梳头、洗脸、刷牙、剃须等，洗澡需要协助	在协助下和适当的时间内，能完成部分梳洗活动	完全需要帮助	
评分标准	0	1	3	7	
(3) 穿衣：穿衣裤、袜子、鞋子等	独立完成	—	需要协助，在适当的时间内完成部分穿衣	完全需要帮助	
评分标准	0	0	3	5	
(4) 如厕：小便、大便情况及自控	不需协助，可自控	偶尔失禁，但基本上能如厕或使用便具	经常失禁，在很多提示和协助下尚能如厕或使用便具	完全失禁，完全需要帮助	
评分标准	0	1	5	10	
(5) 活动：站立、室内行走、上下楼梯、户外活动	独立完成所有活动	借助较小的外力或辅助装置能完成站立、行走、上下楼梯等	借助较大的外力才能完成站立、行走，不能上下楼梯	卧床不起，活动完全需要帮助	
评分标准	0	1	5	10	
总分					

注：该表为自评表，根据表中五个方面进行评估，将各方面判断评分后汇总；总分0~3分为可自理，4~8分为轻度依赖，9~18分为中度依赖，大于等于19分为不能自理。

参考文献

［1］ 黄惟清. 社区护理学［M］. 北京：人民卫生出版社，2004.

［2］ 郑修霞. 妇产科护理学［M］. 2 版. 北京：人民卫生出版社，2000.

［3］ 李继坪. 社区护理［M］. 北京：人民卫生出版社，2004.

［4］ 李小妹. 护理学导论［M］. 2 版. 北京：人民卫生出版社，2006.

［5］ 李明子，黄惟清. 社区护理学［M］. 北京：北京大学医学出版社，2008.

［6］ 李春玉. 社区护理学［M］. 2 版. 北京：人民卫生出版社，2008.

［7］ 赵秋利. 社区护理学［M］. 2 版. 北京：人民卫生出版社，2007.

［8］ 杨锡强. 儿科学［M］. 6 版. 北京：人民卫生出版社，2006.

［9］ 崔焱. 儿科护理学［M］. 4 版. 北京：人民卫生出版社，2006.

［10］ 金宏义. 重点人群保健［M］. 北京：人民卫生出版社，2005.

［11］ 洪戴玲. 儿科护理学［M］. 北京：北京大学医学出版社，2004.

［12］ 黄力毅. 儿科护理学［M］. 北京：人民卫生出版社，2004.

［13］ 林菊英. 社区护理学［M］. 2 版. 北京：科学技术出版社，2001.

［14］ 李宁. 护理诊断手册［M］. 北京：科学技术文献出版社，2001.

［15］ 朱丽萍. 社区孕产妇健康管理［M］. 北京：北京大学医学出版社，2008.

［16］ 李芬. 社区育龄期及更年期女性健康管理［M］. 北京：北京大学医学出版社，2008.

［17］ 朱艳. 传染病护理学［M］. 郑州：郑州大学出版社，2013.

［18］ 金中杰. 内科护理［M］. 2 版. 北京：人民卫生出版社，2008.

［19］ 吴光煜. 传染病护理学［M］. 2 版. 北京：北京医科大学出版社，2010.

［20］ 杨绍基. 传染病学［M］. 7 版. 北京：人民卫生出版社，2008.

［21］ 朱念琼. 传染病护理学［M］. 2 版. 南京：江苏科学技术出版社，2001.

［22］ 刘建芬. 社区常见疾病、传染病及急症的护理、管理与救护［M］. 北京：中国协和医科大学出版社，2006.

［23］ 孙曙青. 家庭应急救护［M］. 2 版. 杭州：浙江大学出版社，2012.

［24］ 李小寒. 基础护理学［M］. 5 版. 北京：人民卫生出版社，2012.

［25］ 游志斌. 当代国际救灾体系比较研究［M］. 北京：国家行政学院出版社，2011.

［26］ 崔秋文. 国际地震应急与救援概览［M］. 北京：气象出版社，2004.

［27］ 岳茂兴. 灾害医学的定义及其主要研究方向［J］. 世界急危重病医学杂志，2006，

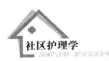

3（5）：1476－1479.

［28］南裕子，渡边智慧，张晓春，等. 日本灾害护理学的发展与现状［J］. 中华护理杂志，2005，40（4）：263－265.

［29］张春梅，李春玉. 我国青少年灾害急救教育研究现状［J］. 护理研究，2007，21（4C）：1035－1037.

［30］郭正阳，董江爱. 防灾减灾型社区建设的国际经验［J］. 理论探索，2011（4）：121－123.

［31］WEINER E，IRWIN M，TRANGENSTEIN P，et al. Emergency preparedness curriculum in nursing schools in the united states［J］. Nursing Education Perspectives，2005，26（6）：334－339.

［32］SCHMIDT C K. American red cross nursing：essential to disaster relief［J］. American Journal of Nursing，2004，104（8）：35－38.

［33］卢光明，赵炜，黎檀室. 灾难医学模式探讨［J］. 解放军医院管理杂志，2006，13（1）：65.

［34］汤金洲，郭照江，王山青. 灾害医学救治中的人际关系［J］. 医学与社会，2001，14（5）：44.

［35］汤金洲，郭照江. 灾害医学紧急救治中的伦理冲突［J］. 中国医学，2001，28（2）：28.